自主神经与心血管疾病

主　编　汤宝鹏　芦颜美

科学出版社
北京

内 容 简 介

　　大多数心血管疾病与自主神经失衡密切相关。本书着重阐述自主神经与心血管疾病的相关性和当前研究进展，包括三部分，第一部分为心血管疾病与自主神经的关系；第二部分为与其他疾病相关的心血管疾病和自主神经的关系；第三部分为自主神经干预防治心血管疾病。

　　本书内容涵盖机制探讨、临床研究发现、可能的干预措施，以及基础实验设计范例和结果展示，适用于心血管方向专职基础研究人员及研究生的基础学习，也可作为基础医学院本科阶段的学习参考资料。

图书在版编目(CIP)数据

　自主神经与心血管疾病/汤宝鹏，芦颜美主编. —北京：科学出版社，2020.10
　　ISBN 978-7-03-065977-4

　Ⅰ.①自… Ⅱ.①汤… ②芦… Ⅲ.①心脏血管疾病–研究 Ⅳ.①R54

　中国版本图书馆 CIP 数据核字(2020)第 165089 号

责任编辑：李　玫/责任校对：杨　赛
责任印制：赵　博/封面设计：龙　岩

科学出版社 出版
北京东黄城根北街 16 号
邮政编码：100717
http://www.sciencep.com

北京凌奇印刷有限责任公司 印刷
科学出版社发行　各地新华书店经销
*
2020 年 10 月第 一 版　　开本：787×1092　1/16
2020 年 10 月第一次印刷　　印张：11 3/4
字数：270 000
POD定价：　78.00元
(如有印装质量问题，我社负责调换)

编著者名单

主　编　汤宝鹏　芦颜美

副主编　周贤惠　李耀东　张　玲　邢　强

编著者（以姓氏笔画为序）

布阿杰尔古丽·纳斯尔　　叶　坤

加依娜·加尔肯　邢　强　刘佳琦

汤宝鹏　孙华鑫　芦颜美　李　锴

李耀东　杨建中　杨思源　张　玲

张小雪　张文慧　张保俭　张格格

张银玲　张疆华　陈思婷　欧贤红

尚　帅　迪拉热·太外库力

周贤惠　周啸啸　孟庆军　娄　雪

祖克拉·吐尔洪　顾　琦　徐树东

商鲁翔　梁小燕　董震宇　虞　彬

樊永强　穆耶赛尔·玉苏普　魏　猛

序

　　自主神经系统是调节内脏活动的神经组织，是神经系统的重要组成部分，包括交感神经系统和副交感神经系统两部分。自主神经系统受大脑皮质和皮质下自主神经中枢控制、管理各器官的平滑肌、腺体及器官活动等，其支配目标、方式、幅度通常不受主观支配，一旦出现调节失衡，便形成自主神经性疾病。

　　心肌、血管平滑肌、心脏电传导等心脏生理活动在很大程度上取决于自主神经系统调节平衡，自主神经调节失衡可引起结构重构、电重构和神经重构，进而引发一系列心血管疾病。因此，加强对自主神经系统功能与调节体系的基础与临床研究，对防治心血管疾病十分重要。近年来，有关自主神经与心血管疾病的相关研究已越发引起国内外同仁高度关注，其研究成果也多有报道。如能将多层面、多视野、多角度的研究成果进行梳理、提炼，并形成理论与实践体系，或许更能科学地把握自主神经活动和心血管疾病间的内在联系，以利于探索出自主神经性心血管疾病的有效防治方法。

　　由汤宝鹏教授等主编的《自主神经与心血管疾病》，是一部从基础到临床，从理论到实践，集国内外专家研究之大成，融入作者科学分析、推理、提炼，上升到理性层面的力作。该书从多个层面，从宏观到微观，系统地介绍了自主神经解剖、生理、病理；自主神经调节的平衡与失衡；以及神经纤维、受体、信号通路、微观运动间的生理与病理发现、规律，进而形成和催生了新的心血管自主神经的调节理论和策略。捧读全书，仿佛走进了一座由神经纤维编织而成的华丽迷宫，其上下左右相互交织，错综复杂，琳琅满目，然跟随作者厘清思维路径，则可从容徜徉其间，品味其中的神秘、自然与归宿。

　　我赞美作者的博学，全书内容极其浩繁，似看到他们在无数繁星点点的夜晚挑灯夜战，查阅文献，细品深思，从中提炼出所需的学术元素；我赞美作者的睿智，各章节编排自成体系，然又围绕主题展开，于细微处可见整体，透阅整体而见细微，相得益彰；我赞美作者的勤勉，其间也融入了他们自己的理论与实践。

　　作者成书之余，邀我作序，权当先睹为快，故欣然受命。精读细品，感到字里行间均跳跃着深邃的学术元素，闪烁着作者的智慧火花；其文字之精练、图表之精美、编排之科学、逻辑之严谨，令我获益匪浅。基于此，我乐意向广大读者推荐，深信读者定会爱不忍释。

黄从新

武汉大学人民医院　教授

2020 年 5 月

前　言

在研究自主神经与心血管疾病关系近 15 年之际，我们将团队的研究成果撰写成书，分享给正在从事科研的医务工作者及准备从事此项研究的学生，期望他们通过阅读此书，有所启发和收获。此书凝结了我们团队所有成员的心血，每一章节都是经实践检验的成果。本书的出版是我们学习和工作的记录与见证，真心希望读者能够从中获益。

本书的部分内容已在公开刊物上发表，但大部分为未发表的内容。本书共分为三部分。第一部分为心血管疾病与自主神经的关系，其中包含最常见的冠心病、高血压、心律失常、心力衰竭及神经血管性晕厥等。第二部分为与其他疾病相关的心血管疾病和自主神经的关系，包含近些年越发引起重视的阻塞性睡眠呼吸暂停和心房颤动、抑郁、自身抗体和心律失常等。第三部分为自主神经干预防治心血管疾病，包含颈部交感神经节干预、低强度迷走神经刺激、心脏神经节丛干预、脊神经刺激、身心干预等调节自主神经功能的治疗技术。附录部分为我们团队研究自主神经与心血管疾病的基础实验范例，供正在撰写论文的学生参考。

本书的撰写得到了来自各个单位同仁的帮助。感谢武汉大学人民医院余锂镭教授团队的协助！感谢西南医科大学（原泸州医学院）李妙玲教授、欧贤红教授的协助！感谢新疆医科大学参与写作的所有导师及研究生！感谢新疆医科大学心电生理与心脏重塑重点实验室！

汤宝鹏　芦颜美

新疆医科大学第一附属医院

2020 年 6 月 8 日

目　录

第一部分 心血管疾病与自主神经的关系

第1章 自主神经与冠心病

"自主神经系统"（autonomic nervous system，ANS）一词最早由 Langley 于 1921 年提出。自主神经系统由交感神经系统和副交感神经系统组成，除骨骼肌外，为身体所有部位提供神经控制。在神经激素系统中，自主神经系统在机体生理及病理活动中起重要作用。心脏自主神经失衡与急性心肌梗死（acute myocardial infarction，AMI）患者死亡率的增加有关，同时也在心肌缺血再灌注（ischemia reperfusion，I/R）损伤的发病机制中起重要作用。交感神经系统和副交感神经系统之间的不平衡会加速心肌重构恶化，交感神经介导的电解质紊乱产生促心律失常作用，会诱发危及生命的心律失常。长期自主神经功能紊乱可导致能量耗竭，代谢紊乱，使冠心病的发病率和死亡率大幅升高。

一、冠心病的心脏自主神经机制

心脏神经系统包括交感神经系统和副交感神经系统，它们按需共同调节心脏功能。心脏的交感神经主要来自左、右侧星状神经节，心脏副交感神经起自延髓的迷走神经。心脏内交感神经和副交感神经的分布各不相同。交感神经的支配从心房到心室、从心底到心尖，呈梯度递减趋势。因此，心房的交感神经比心室的分布更密集，但是在心室底部也分布有很厚的交感神经网络。副交感神经纤维在心脏的分布更不均匀，窦房结（sinuatrial node，SAN）和房室结（atrioventricular node，AVN）比心房的分布更为密集，此外，右心室比左心室更为密集，左心室内膜比右心室内膜更为密集。固有的心脏神经节和中间神经元处理交感神经系统、副交感神经系统及心肌感觉神经元的信息，并向其他心脏神经节发送投射物。交感神经系统的作用主要是通过神经递质去甲肾上腺素对 α 肾上腺素能受体、β 肾上腺素能受体，以及神经肽 Y 和甘丙肽在内的共递质的作用来介导。增强交感神经刺激可增加 SAN 的放电，增强 AVN 的传导，导致心率和收缩力增加。副交感神经系统的作用主要是通过胆碱激活毒蕈碱和节前烟碱受体介导，释放乙酰胆碱，减少动作电位频率，导致心率和收缩力降低，同时扩张冠状动脉，对心血管系统产生保护作用。增强的副交感神经刺激对心脏的影响通常是抗心律失常和抗颤动，在冠状动脉粥样硬化时，乙酰胆碱（acetylcholine，ACh）可诱发严重的血管痉挛，加重心肌缺血。而交感神经激活通常是促心律失常的。人类的衰老与生理功能和调节，以及自主神经系统密切相关，增龄能显著降低心脏副交感神经活动和心率的心脏迷走神经压力反射控制。在老年人中，心脏迷走神经控制的减少与心脑血管死亡率的增加有关。年龄和自主神经功能之间也存在性别选择性的交互作用。性激素可能在这方面起作用，研究显示在绝经后接受激素替代治疗的妇女中，自主神经的控制性似乎比那些没有接受激素替代治疗的妇女更高。

（一）交感神经功能亢进与心肌缺血

心脏交感神经系统（sympathetic nervous system，SNS）以去甲肾上腺素（noradrenaline，NE）作为神经递质，增加心率（变时）和传导速度，以及心肌收缩力。心脏的交感神经主要来自左、右侧星状神经节，心脏的副交感神经活动是通过起自延髓的迷走神经介导的。心脏交感神经与副交感神经的分布存在房室差异，左右两侧交感神经和迷走神经对心功能的调节各有侧重。右侧交感神经兴奋时以增加心率为主，左侧交感神经兴奋时以加强心肌收缩力的效应为主；右侧迷走神经主要支配窦房结，左侧迷走神经主要支配房室交接区。当一种或一侧神经受损或功能低下时，存在代偿效应，而且这种代偿效应并非一成不变的，其具有增龄性改变，心脏迷走神经随着年龄的增长，功能逐渐减弱。急性心肌梗死的成功再灌注可以减轻心肌缺血损伤，但恢复血流也可能导致不必要的心肌I/R损伤，这种损伤可导致交感神经张力过度激活和迷走神经活动减弱。睡眠时迷走神经功能占优势，临床资料表明，冠心病心绞痛主要发生于快速眼动睡眠（rapid eye movement sleep，REM）期，在严重的冠状动脉狭窄和变异性心绞痛患者中，心肌缺血和心律失常事件常在夜间发生。但是，REM存在交感神经张力和心率的周期性增加，这就可能出现各种室性心律失常。切除双侧星状神经节后，冠状动脉血流和心率的改变不再出现，这是因为肾上腺素能神经活性的增加起到了最重要的作用。交感神经系统的激活是炎症反应的一个关键因素，且与梗死范围有关。在急性心肌缺血的早期也有报道，过度的交感神经驱动似乎与心律失常发作、心室颤动和猝死有关。交感神经过度激活除了造成心脏局部的炎症反应以外，同时还影响循环血中免疫细胞的应答。

（二）迷走神经功能调节与心肌缺血保护

研究显示，心脏迷走神经张力过低是诱发心肌缺血的独立危险因素，与心血管疾病的发生、发展及预后密切相关，心肌缺血发生前60min，心脏迷走神经活动持续降低，通过体外刺激、药理性干预等可提高迷走神经张力，发挥显著的心血管保护作用。越来越多的证据表明，电刺激迷走神经可有效减少急性I/R损伤引起的心肌梗死（myocardial infarction，MI）的梗死面积，通过增加交感神经活性来预防心肌I/R损伤时的室性心律失常，这提示迷走神经活动增强可能是减轻心肌I/R损伤的潜在治疗策略。迷走神经刺激（vagus nerve stimulation，VNS）可通过降低交感神经系统活性和增加迷走神经张力两种工作机制来调节心脏自主神经失衡。事实上，一些实验研究已经证明VNS对心肌

I/R 损伤有益。交感神经阻滞可导致迷走神经活动相对增强。然而，目前还没有交感神经阻滞与 VNS 的比较研究，也没有交感神经阻滞与 VNS 联合治疗急性心肌 I/R 损伤的比较研究，因此需要进一步的研究来证明其效果。在临床上，急性心肌梗死并伴有心律失常的患者常使用 β 受体阻滞剂治疗，在阻断交感神经末梢释放儿茶酚胺的同时可提高迷走神经作用，减少急性心肌梗死猝死率。心肌 I/R 损伤具有氧化应激、炎症反应、细胞内 Ca^{2+} 超过负荷，并通过细胞凋亡和坏死迅速进入不可逆的细胞死亡期。因此，VNS 可以通过干预心肌 I/R 损伤的一些关键介质，如降低线粒体功能紊乱、抗炎、抗氧化应激、抗凋亡和抗心室重构等，从而减轻心肌 I/R 损伤程度。

（三）缺血心肌的抗炎机制

缺血性心脏病存在炎症反应，在心脏 I/R 损伤模型中，损伤的心肌组织会释放炎症因子到循环血。过度激活的交感神经能够激活 β 受体，造成心脏局部促炎因子（TNF-α、IL-1β、IL-6 和 IL-18）表达和分泌，导致炎症反应增强，从而进一步引起心脏损伤。大量研究表明炎症细胞及相关信号通路的激活可促进动脉粥样硬化血栓的形成，并加重斑块的不稳定性。急性心肌梗死等心脏疾病均可引起心脏局部或外周循环血中炎症因子增加。交感神经过度激活还可以介导循环血中免疫细胞的应答。免疫细胞主要表达 β2 受体，β 受体激动剂可发挥抗炎作用，在治疗心肌梗死后单核或巨噬细胞、中性粒细胞及肥大细胞的心脏浸润及早期修复中必不可少。迷走神经兴奋对炎症反应起抑制作用，目前已知的迷走神经系统的抗炎机制主要是 α7nAChR 机制和非 α7nAChR 依赖的抗炎机制。α7nAChR 激动剂能明显降低血清中 TNF-α 及高迁移率族蛋白 1（high-mobility group box 1，HMGB1）水平，以及心肌梗死的梗死面积。

（四）心肌梗死与心脏自主神经重构

心肌梗死后出现自主神经损伤、坏死、再生及重构的病理过程，同时还具有心脏电稳定性改变。交感神经重构包括去神经支配、神经再生和过度再生。心肌梗死时心脏交感神经发生沃勒变性，随后神经膜细胞增殖和轴突再生导致心脏神经分布不均，交感神经"芽生"及神经分布密度不平衡导致心肌细胞离子通道改变，从而引起致命性心律失常。心肌梗死的梗死区可引起交感神经纤维的局部去神经支配现象，造成心肌电不均一性，还会导致心律失常的易感性及发生率增加。去神经支配和过度再生是心律失常发生和患者猝死的重要原因。另外，心肌梗死后迷走神经出现的损伤、坏死、再生及重构也可导致心电稳定性发生变化，心肌梗死猝死患者心脏迷走神经密度降低，这些变化是引起室性心律失常及猝死率增加的重要原因。

1. 交感神经重构与电重构　大量的动物实验及人体研究已证实，心脏交感神经极易发生缺血性损伤，在损伤后交感神经的修复十分活跃，发生去神经支配现象，同时梗死区域远端的非梗死区域发生心肌不均一去神经支配及神经再生，甚至部分心肌出现过度再生。此时，梗死区和非梗死区之间的心外膜周边区在愈合期易形成折返环路，这是触发心律失常的重要位点。在局部心肌交感神经去神经支配的部位，儿茶酚胺对神经缺失部位的刺激作用增强，在正常神经的支配区域与去神经支配区域间存在交感神经递质浓度梯度变化，使心肌的动作电位复极及兴奋过程出现差异，从而导致心律失常。心肌梗死后神经生长因子（nerve growth factor，NGF）释放与表达增加是梗死后交感神经生长的主要机制，研究显示，在梗死区域 NGF 明显增加，神经生长在梗死后 1 周达到高峰，此后 1 个月 NGF 仍处于高水平。

交感神经对电重构的问题，主要是通过对细胞钾离子通道和钙离子通道的影响。在心外膜周边区，非梗死区均有显著的电重构。心外膜周边区交感神经再生、神经递质浓度增加、心肌离子通道重构引起细胞离子电流的改变（I_{Ca}、I_{to}、I_{Ks} 等）可导致非梗死区和梗死区之间的细胞静息电位保持水平，但 0 期去极化速度和幅度，以及动作电位时程和有效不应期（effective refractory period，ERP）明显不同，进而出现不均一的电重构，容易触发心律失常，这是心肌梗死后心律失常发生的重要原因之一。

2. 受体与交感神经重构　交感神经分节前神经纤维和节后神经纤维。节前神经纤维释放乙酰胆碱等神经递质，节后神经纤维释放去甲肾上腺素，通过肾上腺素能受体（adrenergic receptor，AR）活化靶器官发挥相应的作用。肾上腺素能受体可分为 α 受体亚型和 β 受体亚型两种。α 受体亚型主要分为 α_1 和 α_2 两型，β 受体亚型可分为 β_1、β_2 和 β_3 三型。在心脏中 3 种 β 受体亚型均存在，其中 β_1 受体数量最多，β_1 和 β_2 受体激活可导致心律失常。交感神经活性增加时，通过 β 受体介导激活信号转导通路，引起离子改变，使心律失常发生率增加。β_3 受体具有调节细胞膜离子电流的作用，可轻微延长动作电位时程。β 受体阻滞剂通过降低交感神经张力、减慢心率、降低体循环血压和减弱心肌收缩力，来减少心肌耗氧量和改善缺血区的氧供，缩小梗死面积，降低复发性心肌梗死、再梗死、心室颤动及其他恶性室性心律失常的发生率，对降低急性死亡率有肯定的疗效。同时，β 受体阻滞剂还能有效预防和逆转急性心肌梗死后左心室重构、胶原重构、电重构和交感神经重构等。

3. 自主神经重构的神经生长因子调节　心脏神经系统的去神经再支配过程是由化学引诱剂和化学驱避剂共同作用的，神经生长因子（NGF）作为化学引诱剂起着关键作用。心脏的自主神经重构与 NGF 表达和释放密切相关。在心力衰竭大鼠模型中，心肌 NGF 水平在去甲肾上腺素的刺激下降低，从而降低了心肌交感神经分布密度。相关研究表明，心肌梗死后心肌 NGF 立刻增加，在梗死灶周围和非梗死区均出现 NGF、GAP-43 上调，梗死灶周围 NGF、GAP-43 表达显著高于非梗死区，并且及时地控制 NGF、GAP-43 表达可能有利于控制心肌梗死后交感神经再生与重构。

神经营养因子如 Sema3a 作为一种化学驱避剂，可防止神经支配。临床上，Sema3a 基因的多态性与不明原因的心脏性心律失常有关。同样，大鼠梗死边缘区的 Sema3a 过表达可降低交感神经支配。持续性梗死后交感神经失神经的机制是硫酸软骨素蛋白多糖和神经蛋白酪氨酸磷酸酶受体 σ 结合的排斥作用，神经蛋白酪氨酸磷酸酶受体 σ 是依赖配体轴突生长的关键调节因子。除了心肌层面的神经重构外，缺血性和非缺血性心肌病还与星状神经节的重构相关。心外神经节重构在调节室性心律失常中起重要作用。将 NGF 注入星状神经节，促进交感神经萌动，可增加犬室性心律失常和心脏性猝死（sudden cardiac death，SCD）的发生率。此外，在心肌梗死背景下，心内神经节内的神经元对各种刺激（如预负荷降低）的反应能力也发生了改变。神经化学引诱剂和化学驱避剂之间的平衡决定了心脏神经的再生，破坏这种有序的分子平衡和改变神经分布密度可导致致命性心律失常，甚至心脏性猝死。

4. 心脏交感神经的功能重构　心脏交感神经在发生形态学重构后，会出现相应的功能重构，因交感神经自身对心肌缺血十分敏感，当冠状动脉供血不足，或冠状动脉痉挛，或冠状动脉闭塞而引起心肌缺血或缺血性坏死时，交感神经可能会出现损伤、坏死、再生及重构。

（1）交感神经去支配及高支配现象：神经对 NE 的摄取是一个能量依赖过程，需要氧气才能正常发挥作用。研究发现，在心肌缺血期间摄取的机制受到损害时，神经比心肌对缺氧更为敏感。在体心脏的交感神经可通过 ^{131}I 间位碘苄胍扫描而显示，当心肌细胞出现交感神经去支配状态时，心肌局部 ^{131}I 间位碘苄胍的摄取减少；当心肌局部出现交感神经受损后的新生和高支配时，心肌局部 ^{131}I 间位碘苄胍摄取增加。发生心肌梗死时，在心肌局部梗死中心区可出现 ^{131}I 间位碘苄胍摄取减少，称为交感神经去支配，但心肌梗死周围区域的心肌出现交感神经再生，称为交感神经的"芽生"，应用 ^{131}I 间位碘苄胍扫描时可出现 ^{131}I 间位碘苄胍摄取增加，提示交感神经的再生活跃，证实在心肌梗死中心区的周围已出现交感神经高支配现象。AMI 后自主神经系统的神经支配和功能发生改变。犬的开创性临床前研究表明，永久性冠状动脉左前降支闭塞导致梗死区和邻近边缘区交感神经丧失。

（2）交感神经的其他功能重构：交感神经的其他形式的功能学重构如下。①交感神经的芽生现象明显强于迷走神经的芽生现象，这能使局部交感神经的调节作用从弱变强；②交感神经高支配现象出现时，其支配的心肌组织对儿茶酚胺的敏感性也增强；③交感神经高支配现象存在不对称性，即左侧交感神经出现高支配现象时，QTc 间期增加更明显，2 相折返引起的室性心动过速（ventricular tachycardia，VT）及心脏性猝死更高发，而右侧交感神经出现高支配现象时，其表现与左侧交感神经出现高支配现象不同。

二、心肌梗死后的自主神经重构与室性心律失常

急性心肌梗死患者有 20% 的可能发生频发室性心律失常，在住院期间，急性心肌梗死后发生心室颤动和室性心动过速的患者，30 天内的死亡率分别为 31% 和 24%。心肌梗死患者发生室性心律失常多是由心脏电活动紊乱引起的。

（一）交感神经与冠心病室性心律失常

急性心肌缺血和心肌梗死常引起心脏交感神经的过度激活，作用于 β 受体可增加钙内向电流，提高浦肯野纤维的自律性，增加早期后除极（early after-depolarization，EAD）和延迟后除极（delayed after-depolarization，DAD）的产生，从而导致心律失常的产生及持续。β 受体的作用通路是交感神经引发的心脏电生理改变的主要原因，心交感神经张力增加与心律失常明显相关。在心肌梗死后心肌损伤区域交感神经与副交感神经重构，导致两者分布不均，促使室性心律失常发生。交感神经的过度再生引起交感神经活性增加，失神经超敏反应及电重构过程加剧了电不稳定性，容易引起折返性心律失常，折返环多在梗死区周边。交感神经重构、电重构和解剖组织重构三者之间相互作用，多种离子通道和转运蛋白的表达和功能异常，导致组织异质性增加、传导减慢、不应期异质性

和异位电活动，从而导致心肌梗死后心律失常的发生。近年来有研究表明，刺激肾交感神经可增加左侧星状神经节活性，并显著增加室性心律失常的发生，通过干预肾交感神经或左侧星状神经节活性可明显减少心肌梗死后室性心律失常的发生。

（二）心肌缺血坏死与交感神经的变性、生长和重构

心肌缺血和心肌梗死后，心肌缺血坏死区域的心脏神经纤维均发生缺血性变性、坏死、再生等变化。交感神经的缺血坏死可导致去神经支配，而在梗死边缘区则发生神经"芽生"，再生神经纤维的直径粗，分布密度大，并可向梗死区延伸，这导致在同一支配区域出现了去神经支配、正常神经支配和高神经支配三种不同的神经支配。交感神经兴奋时，同一区域的儿茶酚胺类物质浓度不均衡，从而使跨室壁复极离散度增加，增大心脏电生理异质性，促进折返的形成和触发活动，进而诱发室性心律失常。心肌梗死边缘区组织由于高交感神经支配，当交感神经激活后通过释放去甲肾上腺素，与肾上腺素能受体结合，从而降低窦房结细胞除极阈电位，激活 Ca^{2+} 电流，增加 Ca^{2+} 内流，促使早期后除极或延迟后除极的发生，减少复极化 K^+ 电流密度，使动作电位时程延长，增加室性心律失常的易感性。

心肌交感神经重构的同时可导致电重构。交感神经过度再生引起交感神经活性亢进，梗死区周围心肌对儿茶酚胺类介质反应增加，以及心肌细胞本身离子电流的降低或通道动力学改变，从而引起电重构。研究显示，Liu 等在高胆固醇血症兔中进行的研究发现，兔的心肌交感神经再生增加，Ca^{2+} 电流增加，发生神经和电重构。AMI 后早期梗死区和梗死边缘区可出现 I_{NaN}、I_{toN}、I_{krN}、I_{lksN}、I_{Ca-L} 等通道离子流降低及通道动力学改变，由于心肌梗死后心肌能量代谢障碍，需要 ATP 的 Na^+-K^+ 泵活性下降，引起钾通道功能活动及心肌复极时间异常，心肌细胞内 Na^+ 浓度增加，Na^+-Ca^{2+} 交换增多，导致细胞内 Ca^{2+} 浓度增加，心肌自律性增高。此外，梗死边缘区心肌细胞的动作电位时程和有效不应期长于正常心肌细胞，而 0 期去极化的最大速率和传导速度却降低，在复极化过程中，动作电位时程的差异与复极电流的不同密切相关，心肌复极化离散度增加，为诱发折返性心律失常提供基质。在犬梗死后模型中，证实了左侧星状神经节注入 NGF 诱导神经芽生和分布密度增高，同时表现有 QT 间期延长，导致室性心动过速和心室颤动发生率的增加，是诱发心脏性猝死的重要机制。另外，边缘区出现明显的胶原沉积及纤维化，导致心肌梗死后梗死区、梗死边缘区和非梗死区的离子流变化不均一，出现电生理异质性，增加折返激动易感性，进而易发生室性心律失常。

（三）冠心病心肌缺血后交感神经致心律失常发生的机制

缺血性心脏病室性心律失常发生的机制主要包括三方面：一是心肌基质异常，如心肌梗死后产生的组织重构过程，形成大量瘢痕，导致折返环产生，进而造成心律失常；二是心肌的易损性异常，如心肌缺血引起离子通道的改变，以及离子通道的动力学异常，使心肌的电活动不稳定；三是自主神经功能异常。正常情况下，心脏接受交感神经和副交感神经支配，两者相互协调，维持稳定，但在心肌缺血时产生的神经活性异常、神经重构及组织重构，与致命性心律失常和猝死的危险性增加密切相关。

交感神经密度增加，使局部组织交感神经递质浓度也随之增加，这些神经递质可以使心肌离子通道发生重构，包括增加 L 型钙通道密度，减少复极 K^+ 电流密度等，使交感神经高密度部位的动作电位延长，从而出现不均一性电重构。在心肌梗死等器质性心脏病患者中，交感神经生长后释放过多的去甲肾上腺素，使原有异常复极更加离散。去甲肾上腺素、神经肽 Y 等神经递质还可以导致局部血管收缩、心肌缺血及心肌室性心律失常易感性增加。另外，当动作电位延长，L 型钙通道密度增加时，交感神经刺激使心肌内 Ca^{2+} 负荷增加，可以导致触发性心律失常。

交感神经去支配使儿茶酚胺对神经缺失局部心肌的刺激作用增强，正常神经支配区域与去支配区域存在的交感神经递质浓度梯度将使心肌复极，兴奋过程出现差异，导致心律失常的发生。交感神经去支配的心肌在缺血时表现为更明显的微小坏死，心肌冬眠及白细胞浸润，提示完整的交感神经功能在心肌缺血时具有抗氧化应激功能。

交感神经重构长期作用还可以使心室发生组织重构。局部去甲肾上腺素高水平可以使心肌细胞凋亡、坏死，诱导心肌外胶原的沉积，交感神经还参与心肌内肥大细胞激活局部组织肾素-血管紧张素系统的过程，交感神经的异常生长与变性可以直接参与心肌炎性反应，交感神经的异常生长与变性可以直接参与心肌炎性反应的发生与发展。因此交感神经重构有可能作为心律失常机制之一，与心肌的电重构和组织重构相互作用，促进室性心律失常基质的进展。

心脏交感神经过度再生易化室性心律失常可能是多因素交互作用的结果，心肌梗死后心肌组织出现空间异质性电重构。在瘢痕边缘的心肌，多种离子通道和转运体的密度发生变化，其中心肌 L 型 Ca^{2+} 电流密度不均一增加及 K^+ 电流密度不均一下降，使心室复极离散度增加，部分区域传导减慢，造成心肌细胞钙超载，易化后除极，进而触发并诱发室性心律失常。由于心肌组织中交感神经密度增加，交感神经兴奋时，心肌组织内去甲肾上腺素含量增加，神经肽 Y 等交感神经递质也相应增加。这些神经递质通过其对钙离子通道、钾离子通道、氯离子通道及 Ca^{2+} 转运体的作用，加重已升高的心室复极离散度，从而易化室性心律失常。此外，心肌梗死后心内膜下浦肯野纤维出现电重构，其外向 K^+ 电流、内向整流 K^+ 电流及 L 型 Ca^{2+} 电流均减弱，交感神经递质可通过对浦肯野纤维 K^+ 通道的进一步抑制，以及 L 型钙通道的激活和增强其自律性及触发活动，易化室性心律失常。心肌梗死也可造成梗死区域及梗死远端区域心肌不均一去迷走神经化，使心脏整体的迷走神经张力下降，从而增加室性心律失常易感性。心肌梗死后反映迷走神经张力的指标[压力反射敏感性和心率变异性]显著下降的患者，室性心律失常的发生率显著高于上述指标正常的患者，这一结果印证了之前的论断，但心肌梗死后迷走神经重构的特征及其易化室性心律失常的机制有待探究。

交感神经形态学及功能学的重构包括交感神经去支配和高支配两种，其能造成局部心肌组织之间交感神经密度较大的差别，形成心律失常发生的基质。同时，交感神经高支配现象发生后，可诱导局部心肌对儿茶酚胺产生超敏现象，导致不同区域的心肌交感兴奋性离散度增加及交感神经高支配现象伴发的不对称性等，这些都是构成触发、启动，甚至维持恶性室性心律失常的重要因素。

（四）迷走神经与冠心病室性心律失常

兴奋迷走神经可以降低心率，减弱交感神经活性，降低心肌耗氧量，促进能量储存，恢复动脉压力感受器敏感性，抑制炎症因子表达与释放，使 NO 信号通路正常化，抑制细胞缝隙连接重构，进而延长不应期，提高心室颤动的阈值，增加心电的稳定性，阻止恶性心律失常的发生。学者普遍认为迷走神经主要调节心房复极水平。最近的研究表明，心室存在毒蕈碱受体，迷走神经通过释放乙酰胆碱激活的内向整流钾通道，以调节心肌的动作电位，抑制心肌收缩力。既往的研究认为迷走神经在心室肌无直接作用，只有当儿茶酚胺类物质激活，迷走神经才能发挥抗肾上腺素的作用，但是目前更多的研究表明迷走神经的作用与儿茶酚胺无关，这种活性可能会减少肾上腺素诱导的早期后除极和延迟后除极，降低致死性心律失常的危险。大量研究显示，约 1/3 的缺血性心脏病的迷走神经活动减少，约 1/3 的患者在不稳定型心绞痛和心肌梗死的急性期，心脏迷走神经活动进一步降低。因此，副交感神经张力降低可增加急性心肌缺血时心律失常的危险性。当心肌缺血时，迷走神经对心室的作用减弱，交感神经作用增强，因而容易导致心律失常。心肌缺血时，心肌的 ACh 增加而 NE 无明显变化，提示短暂的缺血可促进 ACh 释放，但不能改变心肌 NE 释放。

心肌梗死后，心脏不同区域出现不同程度的迷走神经去支配、交感神经去支配及交感神经过度再生。这种心脏自主神经的不均一性重构加重了心肌梗死后心肌的电生理异质性，导致室性心律失常易感性增加。多种干预自主神经重构的方式能有效预防及治疗心肌梗死后室性心律失常，但是目前关于心肌梗死后自主神经功能紊乱的机制还未完全阐明，有待进一步的研究论证。

三、冠心病的自主神经功能的预测与评估

临床上常用心率变异性（heart rate variability，HRV）、压力反射敏感性（baroreflex sensitivity，BRS）、窦性心率振荡（heart rate turbulence，HRT）、运动后心率恢复（heart rate recovery，HRR）、心率减速力（deceleration capacity of rate，DC）、微神经造影、儿茶酚胺直接测量、肌肉交感神经活动（muscle sympathetic nerve activity，MSNA）等可以研究自主神经活动及其对心血管疾病的影响。由于交感神经和副交感神经平衡的持续变化，窦性心律在平均心率附近出现波动。因此，测量自主神经功能最简单的方法是评估静息心率，静息心率被认为主要反映副交感神经张力。

（一）冠心病与心率变异性

心率变异性是心率节奏快慢随时间所发生的变化，是评估心脏自主调节的无创方法，也是目前研究最为广泛的测量心脏自主神经功能的方法。应该强调的是，心率变异性并不是定量地测量自主活动，而是提供心脏自主调节变化的定性指标。整个 24h 心电图记录的心率间隔通常用于临床试验中心率变异性的评估，较短的记录也可能提供重要信息。心率变异性可以从时域和频域进行分析，也可以用非线性方法进行分析。简单地说，心率变异性减弱反映了交感神经张力增高和（或）迷走神经张力降低。心率变异性

减弱提供了传统危险因素之外的预后信息，并与心脏病患者死亡率增加相关。心率变异性是在 NN 间期（QRS 波群间期）进行的测量，其中低频变异成分对应交感神经活动，高频变异成分对应副交感神经或迷走神经活动。总的来说，心率变异性的增加与发病率和死亡率的改善有关。研究表明，心率变异性是心肌梗死死亡率的准确预测因子。

（二）冠心病与窦性心率振荡

窦性心率振荡被认为是自主神经功能的另一种无创、可重复的测量方法。窦性心率振荡可量化自发性室性期前收缩后心率的短期变化，并与压力感受器敏感性（血压变化）密切相关，压力感受器敏感性是自主神经功能的另一种测量指标。然而，与大多数对压力感受器敏感性的评估不同，窦性心率振荡不需要干预，因为它可以仅从心电图记录中测量。非缺血性扩张型心肌病患者的 Meta 分析发现，自主神经标志物（心率变异性、压力感受性）均不能预测室性心动过速或心室颤动型心脏性猝死。这可能是由于潜在的疾病病理，即缺血性与非缺血性，或是由于这些自主神经标志物只是集中在窦房结而不是受干扰的自主神经功能。

（三）冠心病与运动后心率恢复

运动后心率恢复（post-exercise heart rate recovery）也可评估自主神经功能，对预测总死亡率和突发性心脏病死亡率也有意义，但目前缺乏关于自主神经测试的预测价值及哪种测试组合适合哪种临床条件的数据。与自主神经系统功能研究相比，在激发条件下考虑自主神经系统试验的风险预测能力是很重要的。此外，运动后心率恢复作为风险预测因子，需要对不同自主神经系统参数进行前瞻性评估。

（四）冠心病与心率减速力

心率减速力是近年来迷走神经功能状态定量检测的方法之一，也是进行 24h 心率整体趋向性分析和减速能力测定，定量评估受检者迷走神经张力，进而筛选和预警猝死高危患者的一种无创心电技术，迷走神经是心脏的减速神经，其兴奋性增加时心率变慢，心率减速力增加。较低的心率减速力是心肌梗死患者猝死与全因死亡的较强预测指标，心率减速力较好（>4.5ms）者，全因死亡的危险程度十分低；相反，心率减速力较差（<2.5ms）者，即使左心室射血分数（left ventricular ejection fraction，LVEF）>30%，死亡危险程度也比心率减速力较好者高出近 2 倍。因此，心率减速力预警死亡的敏感性较高，其检测结果的特异性和稳定性优于 LVEF 和全部窦性心搏 RR 间期的标准差（standard diviation of NN intervals，SDNN）。所以，心率减速力能十分准确地识别心肌梗死后的猝死低危患者。

（五）冠心病与 QT 间期

QT 间期是心室开始去极化到完全复极化的时间，QT 间期延长与心肌梗死后猝死的风险有关，而猝死与交感神经异常分布有关，因此交感神经重构可能会引起心室复极化异常，进而导致心律失常。在犬的房室传导阻滞（atrioventricular block，AVB）和心肌梗死模型中研究 QT 间期的变化，结果显示左右交感神经节存在功能不对称性，即左交感神经节注射 NGF 可延长 QT 间期，增加心律失常；右交感神经节注射 NGF 可缩短 QT 间期，减少心律失常。而且研究人员还指出心肌梗死后神经生长导致的心律失常与 QT 间期延长密切相关。另外研究人员在同样的模型中还发现 T 波改变和自发性室性心动过速之间有联系，T 波经常在室性心动过速发生之前发生改变，反映了心室复极化的异常。因此，T 波改变也可以成为自发性室性心动过速的一个预测因素。

（六）自主神经与 QRS-T 夹角

QRS-T 夹角分为平面 QRS-T 夹角和空间 QRS-T 夹角。平面 QRS-T 夹角为心电向量图中 QRS 波最大向量与 T 波最大向量之间的夹角，是一个无创性心电向量学指标。它的变化可反映心室除极向量和复极向量之间的关系，从而产生一系列临床变化及预测意义。若 T 波向量在 QRS 波最大向量的顺时针方向即为正夹角，反之为负夹角，单位为度（°）。通过矩阵转换的方法从 X、Y 及 Z 轴上得到 QRS 波与 T 波的平均振幅，进而可以计算出 QRS-T 平面夹角，或通过计算 QRS 波与 T 波平均向量的余弦得出平面 QRS-T 夹角。平面 QRS-T 夹角正常值为 0°～90°。空间 QRS-T 夹角是指 QRS 波空间向量与 T 波空间向量之间的夹角。它是三维空间的一个指标，需要专业的软件及足够的心电向量学知识，不易从常规 12 导联心电图上获得。空间 QRS-T 夹角的正常值为<105°，105°～135°为临界值，>135°为异常值；儿童空间 QRS-T 夹角正常值为 14.1°±8.0°。QRS-T 夹角的影响因素包括：①生理因素，如年龄、性别、种族、体型、身高；②病理因素，如心室肥厚、室内传导阻滞、心肌缺血、心功能不全等。QRS-T 夹角在男性、黑种人、肥胖者及身高较矮的人群中偏高。

（七）QRS-T 夹角与心肌缺血

心肌缺血后，心室的复极过程不能按正常的顺序进行，而由心内膜向心外膜复极，QRS-T 夹角增大，超过 90°甚至达到 180°。一项对 187 例有冠状动脉病变的患者进行为期 8 年随访的研究显示，QRS-T 夹角增大是心因性死亡的独立预测因子，同时发现，T 波向量环形态指标 Tavplan 的增加与新发的心肌梗死有相关性，可预测未来的心肌梗死发生率，一项对 126 例急性冠脉综合征患者、658 例非 ST 段抬高型心肌梗死患者，以及 5376 例正常人的研究发现，复极和除极的方向是空间 QRS-T 夹角增大的决定因素。根据除极、复极方向的正常区域将伴有或不伴有 ST 段抬高型心肌梗死的除极与复极分为正常组和不正常组两组。正常组起始和终末 QRS-T 夹角是不随心率改变而发生改变的，但急性冠脉综合征组起始和终末 QRS-T 夹角的改变却与心率相关，其相关系数为 0.33。急性冠脉综合征患者起始及终末复极、除极方向彻底不同，它们方向的不同源于急性冠脉综合征患者 QRS-T 夹角增大，而平均 QRS-T 夹角却未体现出差异。

（八）QRS-T 夹角与心脏性猝死的预测

QRS-T 夹角反映了心室除极过程均质性干扰的传播方向，即心电活动的综合矢量，它是一个对整体人群及特殊人群心脏性猝死危险分层有效、敏感的工具，用于预测心律失常性猝死。一项关于普通中年人群的大样本研究显示，在为期30年的随访中，发现有2%的受试者QRS-T夹角大于100°，心律失常性猝死的风险增加。

从运动试验的角度研究QRS-T夹角，发现反映除极波和复极波空间差异的TCRT（空间R波最大向量与T波夹角的总余弦值）和QRS-T夹角在运动和恢复阶段有明显的频率依赖性。心因性死亡的危险因素包括男性、运动后心率恢复、基础ST段下移等；猝死的危险因素包括男性、最大心率、运动后心率恢复、基础ST段下移。从运动试验中测得的TCRT、QRS-T夹角及运动终止后1min心率等数值比以前的心电图危险信号的预测价值更高。更多、更详细的关于QRS-T夹角的预测价值还有待进一步的研究，但就现有的研究而言，QRS-T夹角是一项很有研究前景的预测心因性死亡甚至心脏性猝死的无创性预测因子。

四、冠心病的心脏自主神经干预治疗

近年来随着对自主神经重构、电重构及心肌组织重构，以及三者之间关系的认识的深入，有学者提出了以调节心脏自主神经的办法治疗心律失常，通过β受体阻滞剂、RASS系统阻滞剂、他汀调脂类药物等药物干预交感神经，治疗交感神经重构所致的心律失常。通过干预迷走神经，减慢心率，拮抗交感神经亢进，增加冠状动脉储备，减少濒死心肌区域盗血，提高氧供，改善心肌能量代谢，挽救濒死心肌，对减少室性心律失常、延缓心功能恶化、降低死亡率有重大的临床意义。

（一）抗肾上腺素干预

急性心肌缺血引起交感神经活性增加，是应用β受体阻滞剂所致。β受体阻滞剂对心肌梗死后患者的保护作用已经得到广泛的认可，β_1受体阻滞剂如美托洛尔可直接与心肌细胞上β_1肾上腺素能受体结合，可对抗交感神经活性，降低心肌细胞的兴奋性，减缓心率，降低氧耗，使心肌复极化进程趋于同一。另外，亲脂性β受体阻滞剂能有效通过血脑屏障，阻断中枢的β受体，产生中枢性保护作用，从而降低交感神经的张力，降低血浆中NE的水平，增加心脏迷走神经的兴奋性，同时在心肌梗死中使用β_1受体阻滞剂可缩小梗死面积，改善心肌重构，使心肌结构和功能趋于正常，减少心律失常的发生。有研究显示，心肌梗死后β_1受体密度显著下降，β_2受体密度增加，β_2受体与心肌梗死后心律失常密切相关，据此有学者提出使用选择性β受体阻滞剂在对抗心律失常方面优于非选择性β受体阻滞剂。另外，研究表明左侧心脏交感神经在心室水平数量居多，具有较高的致心律失常作用，在使用肾上腺素受体阻滞剂的基础上切除左侧心脏交感神经进行干预，可显著降低心脏性猝死的发生率。有研究显示，美托洛尔可促进心肌梗死周边区域交感神经再生。虽然近年来研究显示β受体阻滞剂能给心肌梗死患者带来生存率改善的益处，但在心肌梗死急性期何时开始使用一直存在争议。

（二）副交感神经电刺激

近年来人们越来越关注调节自主神经的非药物手段，如迷走神经刺激（vagus nerve stimulation，VNS）、经皮耳迷走神经刺激（transcutaneous auricular VNS，taVNS）、脊

髓电刺激（spinal cord stimulation，SCS）和神经节丛刺激（ganglionated plexi stimulation，GPS）可提高迷走神经的活动。VNS 是临床上广泛应用的一种常用设备，其理论基础在于增加副交感神经活性，拮抗心脏交感神经，导致心率降低和动作电位持续时间延长，进而预防心律失常。另外，VNS 可以减轻心肌损伤，促进受损心肌恢复。采用 VNS 可引起窦性心律减慢，其减慢程度取决于 VNS 的刺激强度。据报道，在心肌梗死后心肌 I/R 期间，低水平 VNS 可减少室性心律失常发作。除了降低心率和减少交感神经输入到心脏，VNS 还可抑制促炎细胞因子，在缺血过程中保留连接蛋白-43，抑制线粒体通透性转换孔的开放，使 NO 信号通路正常化，并抑制氧化应激和细胞凋亡。研究数据表明 VNS 可以改变心脏病潜在的病理生理学。在某些情况下，如 β 受体阻滞剂突破、药物治疗不耐受和置入式心律转复除颤器（implantable cardioverter defibrillators，ICD）休克史，左心交感神经切除术（left cardiac sympathetic denervation，LCSD）被认为是室性心动过速或心室颤动患者可行的治疗选择。LCSD 可防止心脏释放去甲肾上腺素，提高心室颤动阈值，却不损害心肌收缩力或降低心率。

SCS 已广泛用于治疗难治性心绞痛，但研究数据表明，SCS 也可抑制心房和心室心律失常。研究表明，SCS 可完全抑制室性心动过速或心室颤动发作，这是因为 SCS 可以恢复交感神经和副交感神经之间的不平衡，这种不平衡与交感神经调节减少，HRV 降低，并抑制左侧星状神经节有关。SCS 还可降低基质的脆弱性，因为 SCS 也可显著降低 T 波交替频率。这些研究表明，SCS 在预防心律失常方面是安全、有效的。刺激颈动脉窦（carotid sinus，CS）治疗的前提是刺激颈动脉窦可引起传入性压力反射放电到孤束核，这可以表现为血压升高。导致这一表现的机制是交感神经刺激的反射减少，相应的副交感神经活动反射增强，因此血压的升高与心率的降低有关。缺血时，低水平的颈动脉窦刺激（carotid baroreceptor stimulation，CBS）可减少早期心室收缩、室性心动过速或心室颤动。低水平颈动脉窦对室性心律失常的保护作用的潜在机制是交感神经退缩、迷走神经增加，以及抑制炎症氧化应激和凋亡。

越来越多的证据表明，调节自主神经系统是治疗心律失常的有效方法，同时还可以保持心脏的基本综合反射控制。自主神经系统复杂，临床表现多样。仅凭临床病史可能不足以确定根本原因，必要时还可进行特定的自主神经测试。由于自主神经测试的有效性在不同的人群中没有标准化，这对实现临床诊断是一个障碍。随着调节自主神经系统的不断发展，旨在确定疗效，以及优化刺激参数、患者选择和护理标准的更大规模的研究可能会取得进展。

（三）去神经消融

除 LQT3 和 Brugada 等少数疾病外，降低交感神经活性有望减少结构性心脏病患者的室性心律失常和心脏性猝死。人们对旨在调节交感神经平衡的介入性手术，如左侧星状神经节切除术和左侧心脏交感神经切除术越来越感兴趣。介入性手术可显著减少心肌交感神经递质水平，减少其对心肌的电不稳定性，减少神经再生，可以用于 β 受体阻滞剂治疗效果不佳或有禁忌的心肌梗死患者。此外，左侧星状神经节切除术可有效减少交感神经对心脏的支配，还可显著降低心肌梗死患者心脏性猝死的发生风险。

（四）其他治疗

其他调节自主功能的药物还有醛固酮受体阻滞剂、血管紧张素转化酶抑制剂、血管紧张素受体阻滞药、胆碱酯酶抑制剂和 M 受体激动剂等。醛固酮受体阻滞剂可减少心脏神经再生，降低心肌去甲肾上腺素水平，提高心肌梗死后患者的心室颤动阈值。血管紧张素转化酶抑制剂和血管紧张素受体阻滞药可提高中枢向心脏发放迷走神经活性的水平，降低室性心律失常的风险。胆碱酯酶抑制剂和 M 受体激动剂等拟胆碱能药物尽管可以增强心肌的迷走效应，但严重的胃肠道反应限制了其在临床中的使用。最新的研究表明，他汀类药物及鱼油可增强副交感神经活性，减弱交感神经活性，降低心肌梗死后患者心脏性猝死的发生率。除此之外，在 $C_8 \sim T_4$ 节段行硬膜外麻醉可充分阻滞双侧交感神经，预防心肌梗死后心室颤动的发生。在 T_1、T_2 节段进行脊神经刺激，可通过迷走神经引起心脏副交感神经张力增强，预防室性心律失常。鞘内注射 α_2 受体阻滞剂可乐定可减少血液儿茶酚胺类介质水平，减少心肌梗死后室性心律失常。

总之，神经重构、电重构和组织重构导致的心脏自主神经控制失衡是缺血性心脏病室性心律失常发生的重要机制。干预或调节心脏自主神经功能，将成为预防和治疗缺血性心脏病的重要理论基础和研究方向。

第2章 自主神经与高血压

长期以来，生理学研究已经证实无论是在休息的时候还是在响应环境刺激的时候，自主神经系统在调节心血管功能和控制血压方面发挥着关键作用。实验和临床研究证实，人类高血压的起源、进展和结局与心血管自主神经功能失调，特别是交感神经部分的异常激活。回顾近年来关于在原发性高血压中肾上腺素能和迷走神经异常的文献，重点强调了它们作为高血压状态的启动因子和放大因子的作用。我们将讨论这些异常的可能机制，以及它们在高血压引起的心血管损伤的发展和进展中的重要性。最后，我们还将讨论当前旨在纠正高血压状态下药物干预和非药物干预引起的交感神经和迷走神经心血管的改变。

高血压是由交感神经和副交感神经的心血管调节紊乱引起的，是心血管研究中最广泛认可和验证的假说之一。它的提出是基于自主神经在心血管系统的稳态控制中起着基础性作用的论证。在高血压动物模型中，交感神经活动的增加和迷走神经心脏张力的降低都与高血压的发生和维持有关，并且其作用扩大到高血压相关后遗症。尽管经历了更漫长和更困难的过程，现在已有证据表明，类似的自主神经改变可能有因果关系或共因作用。

我们讨论心血管自主调控变化的可能机制和证据，它们促进慢性高血压状态并导致其临床并发症，以及引起心脏和体循环的功能和结构变化。最后，我们考虑药物和非药物治疗高血压对自主心血管控制的影响。我们的焦点仅限于原发性高血压或原发性高血压的状况，而不涉及高血压的第二种形式——继发性高血压，因为继发性高血压仅占高血压总患病率的一小部分，并且其原因不包括中枢或自主神经反射的改变。除此之外，记录继发性高血压伴随交感神经和副交感神经对心血管控制改变的文献较少，并且结论仍有争议。

一、高血压前期的自主神经功能异常

在有高血压家族史的血压正常的个体的血浆中反复出现肾上腺素能神经递质、去甲肾上腺素和肾上腺素水平异常升高。此外，这些异常可在刺激自主心血管控制的运动过程中检测到。对各种实验室应激源的升压反应也被研究并用于预测高血压的随后发展。在一种更精确的实验方法（测量去甲肾上腺素在其少量放射性标志物输注后的清除）中，去甲肾上腺素的增加不是由于组织对其清除减少，而是神经有效连接处的溢出率增加，从而增加了交感神经末梢去甲肾上腺素的释放。最后，在旨在量化神经节后交感神经向骨骼肌循环及包括血压正常控制的微神经影像学研究中，不仅在有高血压家族史的患者中，在患有白大衣高血压（white coat hypertension，WCHT）和隐性高血压（masked hypertension，MH）的患者中交感神经猝发的数量和幅度也升高（图 2-1），即患者患上真正的高血压的风险也明显升高。因此，毫无疑问，因为遗传背景或特定的血压表型，中枢性交感神经过度驱动存在于易患高血压的个体中。有趣的是，这种交感神经亢进很可能伴随着心脏迷走神经受损。这种损害的证据来自对高血压患者血压正常的后代的研究。在这一组研究中，RR 间期的频谱分析显示心率的低频波动减少，也就是已知的反映窦房结迷走神经调节的心率变异性的组成成分波动减少。因此，即使还没有发现明显的血压异常，具有患高血压风险的个体也可能有自主神经的功能改变。这表明自主神经在高血压疾病的发展中起着致病作用。

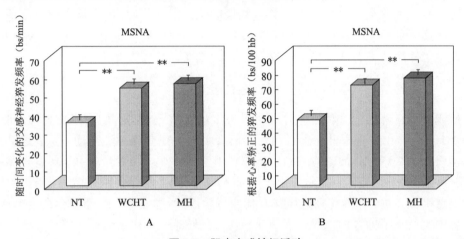

图 2-1　肌肉交感神经活动

A. NT、WCHT、MH 随时间变化的交感神经猝发频率；B. NT、WCHT、MH 根据心率校正的猝发频率。此图是正常血压受试者（NT）和年龄匹配的白大衣高血压（WCHT）和隐性高血压（MH）患者的腓神经显微神经学记录。WCHT 与 NT 相比，MH 与 NT 相比，差异均有统计学意义，**$P<0.01$。数据以 $\bar{x} \pm s$ 表示。改编自 Grassi 等（美国心脏协会，2007）

二、高血压前期的自主神经功能障碍

多项证据进一步表明自主神经功能障碍在高血压中的致病作用或共同致因作用。这些证据表明青年高血压患者和高血压早期患者也有交感神经增加和心脏迷走神经驱动减弱。多年前进行的开创性研究明确表明，在患有所谓的多动综合征（即收缩压升高、心排血量增加和静息性心动过速）的年轻患者中，心率的加快依赖于迷走神经对窦房结的抑制作用减弱，因为静脉注射阿托品（阻断迷走神经末梢突触后膜的 M 受体）使心率和血压恢复到正常值。在随后的研究中，还获得了紧张性迷走神经心脏抑制减少的证据，在这些研究中，与年龄匹配的对照组（无高血压青少年）相比，临界高血压青少年患者（实验组）因阿托品引起的心率增加可能性较低。最后，在临界高血压患者中副交感神经控制下腺体分泌轻度减少，如唾液流量，表明在早期高血压中，副交感神经损害并不局限于心脏或心血管系统；相反，它涉及所有副交感神经相关的功能。除了副交感神经兴奋性改变，早期高血压的特征还有交感神经活性增强和交感神经对心血管的影响。几年前的研究已证明，对临界高血压患者静脉注射普萘洛尔可造成更大程度的心率减慢，这证明初始高血压状态在更大程度上与窦房结交感神经张力有关。放射性标记去甲肾上腺素的研究已扩展至临界高血压，这是在高血压前期观察到的。高血压中枢性肾上腺素能驱动增强的直接证据来自正常血压偏高或临界高血压的年轻人传出节后交感神经纤维的显微神经学记录，其中交感神经对骨骼肌的驱动是增强的。

有趣的是，在高血压早期，静脉输注儿茶酚胺的升压反应增强，而在临床型高血压患者中，心脏和血管水平的 β 肾上腺素能受体密度较高。这些观察表明，早期高血压伴发的肾上腺素能亢进不仅有中枢成分，也有外周成分，可进一步放大肾上腺素能兴奋性刺激的心血管效应。然而，这种情况在疾病的后续阶段可能会发生改变，因为交感神经驱动的永久性增加会导致肾上腺素能受体密度下调，这可能是部分抵消交感神经过度激活的结果。在第 1 阶段高血压中已观察到外周 β 肾上腺素受体密度下调，因此产生了一个假设，即发生导致能量平衡的改变，有利于体重增加。

三、原发性高血压状态下的交感神经过度激动

研究人员已经通过多种技术在几种已确定的高血压状态下测量了交感神经驱动。如表 2-1 所示，在高血压男性患者和女性患者中均发现交感神经活动亢进，尽管高血压女性患者的交感神经活动程度仅在疾病的晚期才明显。在青年、中年和老年高血压患者，妊娠高血压患者，以及收缩期-舒张期高血压或单纯收缩期高血压患者中已发现有交感神经亢进；在既有高血压又有代谢危险因素（如肥胖、代谢综合征或糖尿病）的患者中也发现了同样的情况。这些观察得出的结论是，在高血压患者中，交感神经亢进是普遍现象，与高血压状态伴随的各种临床表现无关。确实，在包括匹配对照的研究中，肥胖的高血压患者的交感神经活动明显比瘦者高，这可能是因为肥胖通常伴随着胰岛素抵抗状态，从而提高了循环胰岛素的水平，而胰岛素的交感神经刺激作用是有文件记录的（请参见"高血压患者自主神经功能改变的机制"）。由于肥胖症、代谢综合征和糖尿病在人群中都具有很高的患病率，并且经常与高血压相关，因此，与对更多特定患者进行的研究相比，高血压患者的交感神经活动程度更高。

表 2-1　以血压升高为特征的病症与交感神经激活的关系

条件	血浆去甲肾上腺素	肌肉交感神经活性	去甲肾上腺素溢出
高血压（女性）	↑	↑	NA
收缩性舒张性高血压	↑	↑	↑
单纯收缩期高血压	↑或=	↑	↑或=
高血压（青年人）	↑或=	↑	↑
高血压（中年人）	↑或=	↑	↑或=
高血压（老年人）	↑	↑	=
无昼夜俯卧高血压	↑或=	↑	NA
高血压与肥胖	↑	↑	↑
高血压与代谢综合征	↑或=	↑	↑
高血压与心力衰竭	↑	↑	↑
高血压与肾衰竭	↑	↑	NA

续表

条件	血浆去甲肾上腺素	肌肉交感神经活性	去甲肾上腺素溢出
妊娠高血压综合征	↑或=	↑	NA
真顽固性高血压	↑或=	↑	NA

↑. 增加；=. 不变（与正常血压对照组比）；NA. 未评估

四、交感神经激活与高血压严重程度

高血压的肾上腺素过度激动并不稳定，而是伴随着疾病过程中可能出现的血压升高和从简单到复杂的阶段进展。肾上腺素释放与血压值之间的关系如图 2-2 所示，该数据是从血压正常的人和血压轻度升高且血压升高程度明显的人的交感神经交通微神经图中获得。与正常血压组相比，在血压轻度升高和明显升高的两种高血压情况下，神经突触的数目逐渐增加。当神经交通被量化为突发幅度，并针对心率的组间差异进行调整时，情况也是如此。其他研究表明，交感神经兴奋通常在复杂的高血压阶段比在非复杂的高血压阶段更明显。尽管人们都知道非杓型高血压患者的心血管风险比杓型高血压患者的心血管风险更严重，但事实上，交感神经放电在血压下降迟钝的高血压患者和夜间血压正常的患者中没有发现差异。然而，对于类似的血压升高，有肾功能受损的高血压患者交感神经过度活跃，并伴随肾功能的逐渐恶化及血压的逐渐升高。同样，与相应的对照组相比，交感神经激活在高血压伴有左心室肥大、左心室舒张功能受损、收缩性心力衰竭（图 2-3）和晚期 Lown 类室性心律失常四种疾病的患者中更为明显。此外，与所谓的顽固性高血压患者相比，对降压药物有足够的降压反应的高血压患者的肌交感神经放电要少得多，在这种情况下，尽管顽固性高血压患者使用多种降压药治疗，但高血压状态严重到足以阻止有效的血压下降。因此，有一致的数据表明，肾上腺素能神经系统的激活可以从轻度的高血压状态演变为更严重的高血压状态，也就是说，它随着血压的升高、器官损伤的发展及临床上的明显出现而增加肾病或心脏疾病，甚至是治疗无效。

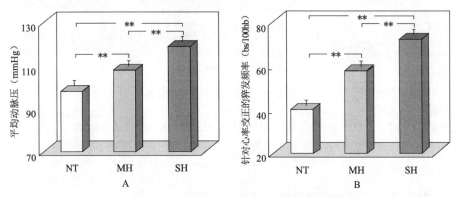

图 2-2　平均动脉压和肌交感神经活动

A. 平均动脉压；B. 肌肉交感神经活动。用腓神经微血管测量法测定；NT. 血压正常者；MH. 年龄匹配的中度原发性高血压患者；SH. 更严重的高血压患者。MH 与 NT 相比，SH 与 NT 相比，差异均有统计学意义，**$P<0.01$。数据以 $\bar{x} \pm s$ 表示

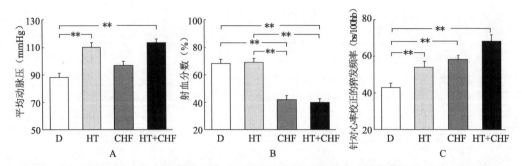

图 2-3　平均动脉压、左心室射血分数、肌肉交感神经活动

A. 平均动脉压；B. 左心室射血分数；C. 肌肉交感神经活动。D. 正常血压对照组；HT. 高血压患者；CHF. 充血性心力衰竭。注意 HT 合并 CHF 患者 MSNA 显著增加。D 与 HT 相比，D 与 CHF 相比，D 与 HT+CHF 相比，差异均有统计学意义，**$P<0.01$。数据以 $\bar{x}\pm s$ 表示

　　尽管可获得的证据很少，且已经出现明显的初始功能障碍，类似的进行性激活仍可解释自主神经系统副交感神经部分的高血压相关改变。这可以从以下发现进行推断：从正常血压到轻度和较严重的血压升高，分别对压力感受器刺激（baroreflex activation therapy，BAT）、失活的心动过缓和心动过速的反应逐渐减少（图 2-4A），这是由心率控制的主要机制所致。由于这些反应在很大程度上被阿托品降低，甚至被取消，其机制很可能是心脏迷走神经调节的进行性损害。

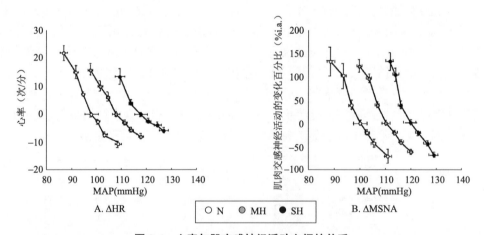

图 2-4　心率与肌交感神经活动之间的关系

A. 心率（ΔHR），单位为次/分；B. 肌肉交感神经活动（ΔMSNA），以积分活动的变化百分比（%i.a.）表示。本图表现的是正常血压受试者（N）、中度原发性高血压患者（MH）和较重度原发性高血压患者（SH）对苯肾上腺素或硝普钠引起的平均动脉压（MAP）逐步升高和降低的反应变化。注意：压力反射控制心率从正常血压状态逐渐降低到轻度和重度高血压状态与 MSNA 压力反射调制不变有关。数据以 $\bar{x}\pm s$ 表示

五、交感神经激活的区域分布

　　尽管仅在有限的研究中进行了研究，但似乎清楚的是，与高血压期相关的交感神经过度激活并没有均匀地分布在全身。相反，区域差异是如此之大，以至于在某些区域有明显的标记，而在其他区域则很少甚至根本没有标记。例如，放射性标记研究表明，在

已建立的高血压中，去甲肾上腺素向脑、冠状动脉和肾循环的溢出增加，但内脏和肺血管区域却没有。在交感神经交通的微神经测量中，高血压患者的皮肤神经冲动没有增加，而在肌肉中则有所增加。然而，这种差异似乎并不是高血压状态所特有的，因为肌肉交感神经冲动增加但皮肤交感神经冲动正常，在其他几种临床情况下也会发生，如心力衰竭、肝硬化、肥胖、阻塞性睡眠呼吸暂停和代谢综合征（图 2-5）。因此，我们可以推测，在以整体交感神经驱动增强为特征的疾病中，皮肤交感神经冲动是次要的，不是身体调节的关键需要，它通过快速改变皮肤血管的血管舒缩张力来迅速散热，从而保持有效的体温控制。

但是，高血压中发生的区域性交感神经驱动的异质性也适用于心脏，因此必须考虑外周血循环。与血压正常的对照组相比，尽管幅度很小，高血压患者的心率显著升高。鉴于高血压患者典型的心脏压力反射控制明显受损，迷走神经对窦房结的影响降低的可能性最大。然而，先前提到的 β 受体阻滞剂较小的心动过缓效应和心脏去甲肾上腺素溢出的增加共同提示了心脏交感神经驱动增加的额外参与。研究表明，无论是在健康人中，还是在患有高血压和其他疾病的人中，心率与肌交感神经流量和血浆去甲肾上腺素都有显著的相关性。因此，就其交感神经驱动而言，心脏似乎至少在定性上反映了几个重要血管区正在发生的变化。

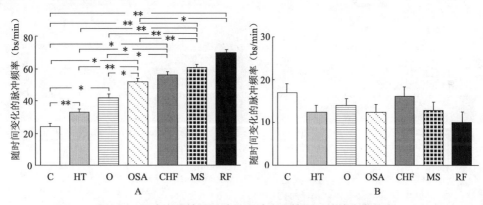

图 2-5　肌肉交感神经活动和皮肤交感神经活动的突发频率

A. 肌肉交感神经活动；B. 皮肤交感神经活动。C. 健康对照组；HT.高血压；O. 肥胖；OSA. 阻塞性睡眠呼吸暂停；CHF. 充血性心力衰竭；MS. 代谢综合征；RF. 肾衰竭。注意，在所有这些临床情况下，显著的肌肉交感神经激活与正常的皮肤交感神经流出相结合，表明区域交感神经活动的异质性行为。C 与 HT、O、OSA、CHF、MS、RF 各组相比，差异具有统计学意义。**组间比较 $P<0.01$，*组间比较 $P<0.05$。数据以 $\bar{x} \pm s$ 表示

六、交感神经活动、器官损害与心血管并发症

有联系并不一定意味着有因果关系，所以一个重要的问题是，交感神经活动的增加伴随着高血压严重程度的逐渐增加是否反映了它的致病作用。在动物模型中已经证明，交感神经影响导致或至少有利于心脏和血管结构或功能的改变。这些研究还表明，这种情况与血压变化无关，例如，①在血管平滑肌细胞培养物中加入去甲肾上腺素或肾上腺素后，细胞复制增加，这是导致动脉粥样硬化斑块形成的一系列事件的关键步骤；②在兔实验中，完整的颈总动脉壁厚明显大于对侧的慢性神经支配血管；③在大鼠实验中，

长期使用非降压性化学交感神经切除术后，颈动脉可扩张性增加；④慢性输注降压剂量的去甲肾上腺素会增加大鼠的心肌细胞体积并导致心肌肥大。

有证据表明，交感神经可影响器官的损伤程度。在一组接受掌筋膜挛缩症手术治疗的患者中，在不改变血压的情况下，臂丛麻醉后同侧桡动脉僵硬明显减轻。应用膝关节镜手术或单侧腰交感神经节切除术治疗外周动脉疾病的患者，在行下段脊髓半麻醉后，同侧股动脉僵硬程度降低，其僵硬程度与血压无关。最重要的是，交感神经活动可能直接或间接预测心血管发病率和死亡率。一方面，交感神经活动与血压变异性有关，并且可能是血压变异性的决定因素，血压变异性本身是一个独立于平均血压值的心血管危险因素。另一方面，虽然没有关于高血压的研究，交感神经亢进，如血浆去甲肾上腺素测量、全身性去甲肾上腺素释放检查或显微神经学检查，已知是心力衰竭、终末期肾衰竭、主要心律失常、阻塞性肺病或急性卒中后心血管相关病态或致死事件的独立预后因素（图2-6）。

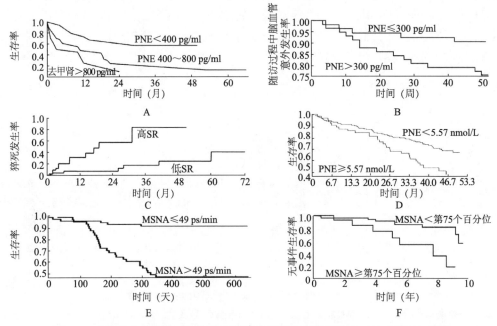

图 2-6　充血性心力衰竭、急性缺血性卒中及肾衰竭患者的 Kaplan-Meyer 曲线

A、C、E. 充血性心力衰竭；B. 急性缺血性卒中；D、F. 肾衰竭。MSNA. 肌肉交感神经活动；PNE. 血浆去甲肾上腺素；SR. 去甲肾上腺素的心脏外溢率。需要注意的是，在调整混杂因素后，交感神经激活度越高，生存率越低，猝死或心血管并发症的发生率越高

七、高血压患者自主神经功能改变的机制

有研究人员已经提出了几种机制来解释原发性高血压患者的交感神经过度驱动（图2-7）。一个吸引人的假设是，过度驱动依赖于对环境刺激的过度肾上腺素反应，最初导致更大的血压变异性，然后导致持续的高血压状态。尽管这一假设在高血压的实验模型中得到了支持，在这种模型中，诱导的慢性应激可导致血压永久性升高，在人类试验中没有类似的证据。人类很难定义现实生活中的应激，可用于研究其长期影响的可标准化和可复

制的实验室应激操作的可用性也有限。也有学者认为，交感神经过度驱动源于动脉压力感受器的抑制作用减弱，因为这些压力感受器所在的动脉壁的细胞损伤或硬化减弱了它们对血压变化的反应性。然而，在几种动物中，动脉压力感受器去神经之后，血压变异性明显增加，长期平均血压值很少或没有变化。因此，这种反射机制被认为更多地涉及血压稳定，而不是其平均水平的确定。此外，在高血压患者中，动脉压力感受器反射失去了大部分控制心率的能力，但它继续有效地调节血压和交感神经活动（图 2-4B）。这些观察结果削弱了压力感受性反射假说，当然还不能完全排除压力感受器在因交感神经激活而引起高血压的可能机制。如图 2-4 所示，反射机制将血压稳定到较高状态有两个原因：第一，随着血压的升高，压力反射施加的血压和交感神经调节的范围也随之增大；这种复位现象有助于将血压和交感神经活动稳定在较高的数值。第二，当高血压相关的舒张功能障碍和左心室肥厚减少这些反应刺激（心脏容积和心肌收缩力的变化）时，心脏牵张受体的抑制作用减弱可能有利于交感神经驱动的增强。

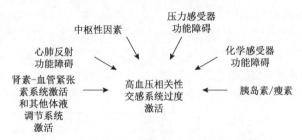

图 2-7　高血压交感神经激活机制的示意图

其他可能的机制是缺血性缺氧对化学感受器的刺激，传入交感神经纤维的影响增加，以及交感神经系统与参与心血管调节的代谢和体液系统之间的相互兴奋影响。化学感受器刺激很早以前就被认为是引起高血压的原因。最近研究发现，缺氧对睡眠呼吸暂停患者交感神经活性的增加很重要，睡眠呼吸暂停综合征通常与肥胖相关，而且在高血压患者中也非常普遍，这加强了缺氧作为潜在的交感刺激因子作用的证据。对传入交感神经纤维作用的假说的验证，最初是基于对它们的刺激或移除它们对动物心血管效应而提出的，也来自对患有顽固性高血压的人类肾去交感神经（切断从肾到大脑的传入信号）的降压效果的观察。最后，动物和人的研究证实胰岛素和瘦素增加节后交感神经刺激作用，而中枢和外周交感神经刺激作用也是由血管紧张素 Ⅱ 促进的。在这些情况下，神经系统刺激与症状以一种正反馈关系相互作用。因此，在原发性高血压中，有几种机制能够潜在地激活交感神经影响，但在高血压的不同阶段，每种机制的相对重要性是不同的。虽然有学者已经声称交感神经亢进可能是原发性高血压患者最早的异常，但交感神经活性相对于其他改变的时间序列尚未得到确凿的证实。

八、药物和非药物抗高血压治疗中的自主改变

有几项研究测量了抗高血压药物治疗期间的交感神经活性或对心血管的影响。交感神经活性通常在服用降压药物后的头几天增加，包括那些具有中枢或外周交感神经缓和作用的药物。这可以归因于动脉压力感受器的卸载对血压的急性下降所带来的反射激活。

然而，在长期降压药物治疗期间，最初的急性激活消失（因为压力感受器被重置到治疗所达到的较低的血压值），交感神经活性恢复到更类似于未经治疗时的水平。交感神经活性不能完全恢复到噻嗪类利尿剂和钙通道阻滞剂（尤其是短效药物）的预处理状态。因此，与未经治疗的状态相比，这些药物的使用表现为进一步程度的慢性交感神经激活。α肾上腺素能受体阻滞剂的情况也是如此，其给药与中枢交感神经驱动的反射性增加（即对中枢交感神经驱动的反射性兴奋作用被α受体阻滞剂对外周神经的抑制作用所抵消）和明显的心脏刺激有关。相比之下，中枢药物的情况不是这样。然而，这些药物不能恢复血压正常的个体的交感神经活动特征。也就是说，交感神经亢进和副交感神经损害在高血压患者中仍然明显，应用这些药物有效降低了高血压患者的血压，提高了交感神经活性，减少了副交感神经的损害。如图 2-8 所示，无论哪种情况，血压的下降都伴随着肌肉交感神经流量的减少和调节交感神经驱动的压力感受器激活或卸载能力的增强。然而，图 2-8 又显示，这些自主改变并不是通过干预所有生活方式都能实现的。也就是说，在已确定的高血压病例中，限制饮食似乎进一步改变了神经系统的平衡，即损害了反射交感神经控制，并伴随着进一步增加骨骼肌循环的症状性突发次数。当钠限制明显时，这种效果也很明显，但即使在适度低钠摄入量（80 mmol/d）时也存在。这表明，像日常生活中通常实施的低钠饮食，会加剧高血压症状。最近，两种侵入性方法——持续的颈动脉压力感受器刺激和肾去交感神经术被提出作为治疗顽固性高血压患者有效降压的方法。通过置入装置刺激双侧（最近是单侧）颈动脉压力感受器可以长期（4 年）降低血压。

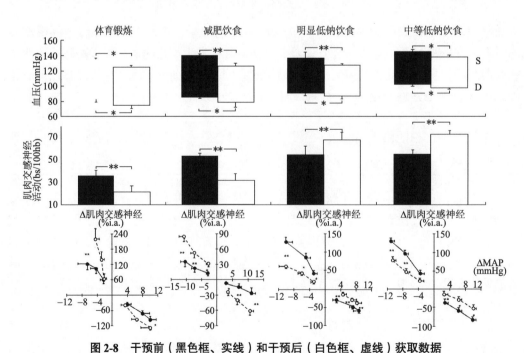

图 2-8　干预前（黑色框、实线）和干预后（白色框、虚线）获取数据

体育锻炼、减肥饮食、明显低钠饮食和中等低钠饮食对收缩压（S）、舒张压（D）、肌肉交感神经活动（MSNA，中枢）和 MSNA 压力反射敏感性的影响。**组间比较 $P < 0.01$，*组间比较 $P < 0.05$

正如预期的那样，降压效应伴随着交感神经活性的降低，但没有或者只是轻微伴随心动过缓。双侧肾神经消融（通过提供高频电流或超声波的导管）同样被发现在类似的慢性基础上可以降低血压。然而，也有阴性结果的报道。例如，最近的一项随机试验显示，肾去交感神经术对白大衣高血压和动态血压的影响在治疗 6 个月后并不明显优于设计合理的对照组（即开腹并未进行肾去交感神经术）。在一些研究中，该方法对肌肉交感神经活动没有影响，肌肉交感神经活动的变化与血压变化之间的联系也是微乎其微。因此，肾去交感神经术是否有效，以及治疗效果在多大程度上可以用交感神经失活来解释，仍需进一步研究。

九、结论

肾上腺素能过度驱动是自主神经失调的主要诱因。研究表明，肾上腺素能激活在疾病过程中出现得较早，并且随着高血压状态的加重而变得更加明显。也有研究表明，肾上腺素能机制也参与靶损伤或 GAN 损伤的发展，这在高血压患者中可以经常检测到。综上所述，本章讨论的结果为通过药物治疗和非药物治疗寻求交感神经失活的理论基础，旨在降低升高的血压值和保护患者免受高血压相关并发症的影响。然而，值得强调的是，关于高血压相关肾上腺素能激活的病理生理和临床方面仍然存在许多问题。例如，在临床环境中，识别交感神经过度活动的致病作用高于其他潜在致病因素的高血压患者是困难的。此外，在怀疑或确认交感神经过度活动的患者中，几乎不可能在多种潜在的候选机制中检测到准确的患病机制。关于肾上腺素能过度驱动的预后的重要性，特别是关于它对心血管发病率和死亡率的独立影响，已经在几种疾病中得到了证明，但从未在高血压患者中进行研究。关于抗交感神经药物在高血压治疗中的保护作用，尽管大规模试验中关于抗交感神经药物在高血压治疗中的保护作用令人失望，但又有大量的数据表明交感神经亢进与高血压的出现、严重程度的加重及高血压相关心血管疾病风险的出现有关，因此，这些都证明在进一步的研究中解决这个问题是合理的。

第3章 心脏的自主神经调控在慢性心力衰竭治疗中的应用

慢性心力衰竭（chronic heart failure，CHF）是多种心血管疾病的终末阶段，发病率很高。全球有超过 2600 万 CHF 患者，我国目前有约 450 万 CHF 患者。CHF 是导致 65 岁以上患者住院的首要原因，CHF 死亡率占心血管全因死亡率的 1/3，5 年生存率小于 50%，给社会带来巨大的经济负担。CHF 的交感神经张力增加，肾素-血管紧张素-醛固酮系统（renin-angiotensin-aldosterone system，RAAS）激活，目前尽管临床使用的 β 受体阻滞剂、血管紧张素转化酶抑制剂、血管紧张素受体阻滞药和醛固酮受体阻滞剂等药物在一定程度上可以改善患者症状，但 CHF 患者仍有很高的死亡率。防治 CHF 的器械治疗如置入性心脏复律除颤仪和心脏再同步化治疗，虽取得了一定疗效，但由于置入后并发感染的问题及高昂的费用所致的经济负担等，应用仍存在一定的局限性。近年来，CHF 的自主神经干预治疗已逐渐兴起，一些临床前研究及临床试验显示了自主神经干预可在一定程度上改善 CHF 患者的症状和预后。

一、心脏的自主神经系统解剖与生理

心脏自主神经系统主要包括交感神经系统和副交感神经系统。心脏的交感神经系统起自 C_7、$T_1 \sim T_5$ 脊髓旁侧的交感干，投射到星状神经节、颈上纵隔、颈中纵隔、颈下纵隔和内源性心脏神经节的节后神经元。心脏的副交感神经系统主要起自延髓的背核和疑核，后沿双侧迷走神经走行及双侧颈部下行入胸腔，胸内神经节主要位于肺静脉、下腔静脉，以及左心房下部的交界处及房室沟的脂肪垫中，由此发出节后纤维进入心肌组织，并集中在窦房结和房室结周围。交感神经系统促进心脏的正向的变时、变力、变传导，包括提高心率、增加心室收缩力及增加房室传导速度；而副交感神经系统主要发挥心脏抑制功能，包括降低心率、抑制心室收缩及增加静脉容量。交感神经系统和副交感神经系统相互作用，共同维持心血管系统电传导和血流动力学稳定。Armour 等将心脏的自主神经控制分为三级：第一级是中枢神经系统神经元（包括脊髓和由高级中枢调控的脊髓神经元）；第二级是周围神经元，包括心外胸内神经节丛，如星状神经节；第三级是内源性心脏自主神经系统。三级神经共同作用，调节心脏电传导和机械收缩，维持心排血量。周围神经元起着整合输入和输出的作用，其遍布所有胸内神经节及心源性心脏自主神经系统，接受来自心脏和血管的传入信号，在自主神经系统的平衡中发挥着重要的作用。

二、慢性心力衰竭和自主神经功能紊乱

慢性心力衰竭（CHF）时心排血量减少激活多个心血管反射（动脉压力感受器、静脉压力感受器、心肌内受体）和神经激素轴激活（肾灌注减少导致肾素-血管紧张素-醛固酮系统刺激），最终导致交感神经系统的激活。收缩性 CHF 患者早期就有交感神经系统活性增加及副交感神经系统活性减弱。增加的交感神经输入最初通过正性肌力作用和变时作用维持心排血量以满足各器官的需求，但是随着时间的推移，持续的交感神经系统激活和副交感神经系统抑制导致进行性心功能障碍、恶性心律失常的易感性增加、心脏神经元密度和反应性降低、反射功能障碍、兴奋性动脉压力和化学感受器传入信号增加、亚细胞心肌功能障碍，如细胞凋亡增加，以及血钙异常、间质纤维化增加。副交感神经系统活性降低、副交感神经系统受体密度减小及神经递质活性丧失。降低的副交感神经系统活性可通过 NO 信号传导失调，以及副交感神经系统抑制炎性细胞因子释放和肾素-血管紧张素-醛固酮系统活化，进一步促进 CHF 的进展。自主神经系统紊乱与 CHF 相互促进，促使 CHF 的进展，并诱发致命的心律失常。

三、调控心脏自主神经系统，治疗慢性心力衰竭

目前通过干预心脏自主神经调控慢性心力衰竭的方法主要有迷走神经刺激、脊髓电刺激、压力感受器激活、肾动脉消融、星状神经节切除术等（表 3-1）。

表 3-1　慢性心力衰竭的心脏神经轴内心脏自主神经靶向干预

迷走神经刺激	脊髓电刺激	压力感受器激活	肾动脉消融	星状神经节切除术
迷走神经传出激活	减少神经信号传入	激活颈动脉窦压力感受器传出纤维	减少肾神经信号传入	减少神经传入
调节胸腔内心-心反射	调节脊神经节前交感神经反射	减少中枢交感神经输出	减少肾神经信号传出	阻断交感节前神经信号传出到心脏
激活上行传入神经，调节中枢反射	减少心外交感神经反射	增加中枢副交感神经信号传出	减少中枢交感神经信号传出	阻断心外交感神经传出
使肌细胞产生压力阻抗	减弱内源性心脏自主神经系统反射			阻断内源性心脏自主神经反射
	使肌细胞产生压力阻抗			使肌细胞产生压力阻抗

（一）迷走神经刺激

迷走神经刺激（VNS）最早用于治疗癫痫和抑郁。2008 年开始用于治疗心脏疾病。VNS 将电极置入颈部迷走神经或置于迷走神经耳廓分支表面，同时刺激迷走神经的传入神经与传出神经。传出神经的激活可作用于内源性心脏自主神经系统，降低交感神经系统兴奋性，从而保护心脏。传出神经的激活可以影响中枢反射，继而影响心脏交感神经和副交感神经的反射。CHF 患者存在交感神经系统的异常激活和副交感神经系统的受

损，动物实验和临床试验都证明了 VNS 的有效性。动物实验表明 VNS 可平衡自主神经，改善 CHF 动物的心功能及电收缩偶联。

临床研究的结果和临床前研究的结果有较大差异。NECTAR-CHF 是一项针对 VNS 的 RCT 试验，该研究结果显示 VNS 对左心室收缩期，以及其他超声心动图参数和循环生物标志物均无明显改善，但生活质量和 NYHA 分级有改善。在 NECTAR-CHF 研究中，使用的刺激参数（尤其是强度）过低可能是效果不明显的原因之一。ANTHEM-CHF 试验纳入了 60 例患者，研究结果显示有 4.5% 的患者 LVEF 改善，但左心室收缩末期容量没有显著下降，但生活质量、运动能力和 NYHA 分级得到改善。INOVATE-CHF 试验证明了 VNS 对 CHF 患者死亡率无改善，但验证了其应用的安全性。

（二）脊髓电刺激

脊髓电刺激（spinal cord stimulation，SCS）影响心脏神经系统多个层面的自主神经反射，可以调节基础心脏功能和对高血容量的反应。SCS 可诱导强啡肽的释放，抑制初级传入神经递质如 P 物质的释放，并改变交感干中包含的交感神经节前神经元的活性。同时可以将信号传递到中枢并且减少交感神经的流出。SCS 可有效减少 CHF 犬模型中的室性心律失常，改善左心室收缩功能。CHF 猪模型显示出类似的结果，SCS 可改善左心室功能，使心肌损伤减少。临床前研究显示 SCS 治疗 CHF 安全有效，证明了 SCS 可以通过抑制交感神经系统改善 CHF，但临床研究并未得到相似的结果。Tse 等的 RCT 试验对 15 例患者进行 24 个月随访，NYHA 分级、生活质量、左心室收缩末期容量和最高耗氧量均有所改善，该研究同时发现在严重的收缩性 CHF 中 SCS 依旧是安全的。Defeat-CHF 试验是一项针对 66 例收缩性 CHF 患者的随机、多中心、单盲研究，其初步结果未显示左心室功能和结构的改善，也未显示心肌生物标志物的改善，只证明了 Defeat-CHF 试验是安全的。该试验缺乏疗效的原因可能是刺激时间不够。该试验 SCS 的时间是 12h/d，而在 Tse 等的试验中，SCS 的时间被设置为 24h/d；此外，在 Defeat-CHF 试验中脊神经刺激仪被置入到 $T_2 \sim T_4$ 水平，而在 Tse 等的试验中脊神经刺激仪被置入到 $T_1 \sim T_3$ 水平。

（三）压力感受器激活

压力反射系统是一种负反馈系统，是动脉血压的主要控制者，其传入信号来自位于颈动脉窦和主动脉弓中的机械感受器，信号上行传递到孤束核和中枢，进而调控自主神经系统。由于交感神经活动持续增强，血管紧张素 Ⅱ 水平持续升高，压力感受器在 CHF 中敏感性降低。临床上的压力感受器多刺激颈动脉窦。临床前研究证明刺激颈动脉窦可以治疗 CHF，治疗效果与血浆去甲肾上腺素和血管紧张素 Ⅱ 水平下降相关，并降低了 CHF 犬模型的死亡率。同时，刺激颈动脉窦对左心室功能的改善已经在犬 CHF 模型中得到证实，与未治疗的患者相比，颈动脉窦神经的双侧激活改善了左心室的收缩功能和舒张功能，降低了心率，同时也改善了心室重构。

在利用 CBS 的临床前研究中未发现重大安全问题，这些研究为正在进行的临床试验奠定了临床前基础。DEBUT-HT 试验中患者应用 CBS 仪后，血压持续下降长达 4 年，同时观察到心功能改善。最近的一项研究通过 CBS 治疗晚期收缩性 CHF，发现 CBS 治疗组的生活质量、NYHA 心功能分级和 NT-pro-BNP 水平均有所改善，但未显示住院率及 LVEF 的改善。

（四）肾动脉消融

模型中，起搏器诱导的 CHF 模型中，肾动脉消融（renal denervation，RDN）减少了血管紧张素 II、醛固酮、BNP、内皮素-1 和肌酸激酶水平。Dai 等的研究显示，在犬快速起搏器诱导的 CHF 模型中，RDN 可以重构心室基质，降低血管紧张素 II 和 TGF-β 水平，也可逆转 CHF 电重构，减少心室颤动的发生率。目前关于 RDN 治疗 CHF 的临床研究较少。REACH-Pilot 研究对 7 例 NYHA III～IV 级的患者进行 RDN，该研究未能显示改善左心室功能，但显示可改善患者的症状。Hopper 等研究发现 RDN 可使 NT-pro-BNP 下降，但左心室射血分数、6min 步行距离试验和生活质量没有明显改善。一项纳入了 4 项临床试验（包括 REACH-Pilot）的 Meta 分析显示，接受 RDN 后，观察到患者心率下降、左心室射血分数增加、左心舒张末容积减少、NT-pro-BNP 水平降低。

（五）左心交感神经切除术

左心交感神经切除术（LCSD）提出至今已超过百年，通过开胸或胸腔镜下切除左侧星状神经节下半部及左侧 L_1～L_5 交感神经节，可减少去甲肾上腺素的释放，降低心脏交感神经活性，从而起到改善心力衰竭的作用。动物和临床数据均表明 LCSD 的安全性和有效性。Perlini 等评估了 β 受体阻滞剂、α 受体阻滞剂和化学交感神经切除术对心力衰竭大鼠的影响，与空白对照组动物相比，三个实验组的大鼠均显示出左心肥大和肺淤血情况都有改善。然而，只有接受 α 受体阻滞剂和化学交感神经切除术治疗的心力衰竭大鼠舒张功能障碍得到改善，存活率分别从 40% 提高到 82% 和 83%。临床试验得出了相似的结果，Conceição-Souza 等的研究显示，与药物治疗组相比，LCSD 组的患者 6min 步行距离和生活质量均有显著提高。LCSD 可降低室性心律失常和猝死风险，延缓心力衰竭进展，改善患者生活质量。LCSD 可作为心力衰竭猝死的初级预防，对于难以负担 ICD 的患者来说，LCSD 可作为一种安全有效的替代治疗方案。

（六）针灸

针灸是中医的传统方法，长期以来一直用于心血管疾病的治疗，包括心力衰竭和心律失常。主要的针灸穴位是内关和足三里。临床前和临床研究都证明针灸可以平衡心脏自主神经紊乱。Ma 等对 CHF 大鼠的内关穴电针刺激 30min 后，观察到肾交感神经活动减弱、血压下降，电针刺激 1 周后，射血分数平均增长了 15%，同时左心室容积减少。Yang 等的研究结果显示针刺健康大鼠的内关穴可以激活副交感神经。

四、结论

自主神经系统调节是治疗包括 CHF 在内的心血管疾病的新兴疗法，临床研究已证实其安全性及有效性，但存在部分患者疗效不佳的缺点。CHF 是一种动态发展的过程，在疾病过程中，患者的交感、迷走神经平衡也在动态变化，因此神经调节治疗也应根据病情的变化调整刺激参数和方案。如口服药物的目标剂量是至关重要的，在 CHF 治疗中，电刺激的指标也很重要，如刺激参数和频率、脉宽、间隔时间、刺激疗程等。因此探索更精准、无创及适应性调控自主神经的治疗方式和技术是以后的发展方向。

第4章 自主神经与心律失常

自主神经系统在心脏电生理及心律失常发生中发挥重要作用。有很多研究在心脏自主神经系统的解剖与生理结构方面提供了有利证据，同时也为自主神经系统与临床常见的心律失常之间的相关性提供了证据。自主神经系统的激活导致心律失常机制及抗心律失常机制非常复杂，而且对于不同类型心律失常的结论不一。交感神经与副交感神经同时激活是心房颤动（atrial fibrillation，AF）最强的诱发因素。与之相反，在心肌缺血相关的心室颤动中，交感神经激活可导致心律失常，而副交感神经激活可对抗心律失常。在遗传性心律失常综合征中，交感神经激活参与室性心律失常和心脏性猝死，但在 Brugada 综合征和 J 波综合征中交感神经刺激有保护作用。在不同的心律失常中识别特定自主神经诱发因素，使得研究者产生通过调节自主神经活动来预防和治疗心律失常的想法。这种自主神经调控可以通过刺激或者消融来实现。

在一些特定心律失常中，神经调控治疗已经比较成熟，如长 QT 综合征（long QT syndrome，LQTS）。然而大多数心律失常的自主神经作用仍处于研究阶段。近期有些研究在自主神经功能干预抗心律失常方面获得良好的疗效，但在进一步广泛推荐应用之前仍然需要进一步大规模的临床研究支持。

1628 年，William 曾暗示过大脑与心脏之间的联系，他认为在大脑中的每一种情感，如痛苦、快乐、希望或恐惧，都是一种情绪的激荡，这些情感会延伸至心脏。在过去的半个世纪，许多解剖学与生理学研究致力于探索心脏自主神经系统及心脏自主神经系统各组成之间的联系。自主神经系统的激活不仅可以改变心率、心脏传导、血流动力学，还会影响每一个心肌细胞的细胞特性。心脏内源性和外源性神经系统的认识涵盖从大体水平的解剖学研究到沿心室和大血管的化学感受器、机械感受器和心内神经节的研究。随着越来越多的证据提示通过自主神经消融或者刺激可以有效治疗多种心律失常，自主神经调控与心律失常的关系成为研究的焦点。本章主要聚焦于自主神经系统活性如何影响心脏电生理。另外，我们将讨论在不同的心律失常，如心房颤动、室性心律失常、遗传性心律失常综合征时自主神经发挥的特定作用。本章最后将讲述关于应用自主神经调控治疗室性心律失常的临床研究。

一、自主神经系统对心脏电生理的影响

（一）交感神经与迷走神经之间的相互作用

自主神经系统对心脏影响的最基本特征是对立统一的，符合中国古代的阴阳学说，交感神经和迷走神经之间的相互作用和关系是非常复杂的。早在 1930 年，Rosenblueth 和 Simeone 首次发现在给予特定的迷走神经刺激以降低猫的心率的实验中，额外给予交

感神经刺激后心率降低效应更为明显。1931 年，Samaan 等在犬的实验中得到了类似的结果。随后 Levy 用"增强拮抗作用"这个术语来描述这种在有交感神经刺激的情况下迷走神经刺激引起的负向时性效应增强。在清醒的动物中也观察到了类似的现象。通过在神经节前、后水平抑制交感神经发挥迷走神经的拮抗作用，不仅在变时效应上，而且在心功能、细胞内钙浓度、心脏电生理方面均有影响。Schwartz 等发现在麻醉的猫中进行迷走神经传入刺激反射性地影响了交感神经传出神经的活性。1971 年，Shen 等利用置入装置持续记录活动犬的自主神经活性，观察到左侧颈部迷走神经持续刺激可引起星状神经节交感神经活性明显下降。

（二）正常自主神经张力与心脏电生理

交感神经对于心脏电生理特性的影响同样是非常复杂的，而且受心脏功能的调控。正常心脏交感神经刺激缩短动作电位时程，减少跨膜复极离散度，但是在病理状态下，如心力衰竭和 LQTS，交感神经刺激有致心律失常的作用，这可能是由复极离散度和后除极增加所致。

虽然交感神经刺激对心房肌、心室肌产生类似的效应，迷走神经刺激产生效应却不尽相同。心室迷走神经刺激可以延长动作电位时程和有效不应期，但是心房迷走神经刺激缩短心房有效不应期，增加了空间的电生理异质性，增加动作电位 3 期的早期后除极。这种刺激效应的差异性可以解释迷走神经刺激在心房有致心律失常的作用，而在心室是有抗心律失常的作用。而交感神经刺激在心房和心室似乎均有致心律失常的作用。

（三）自主神经活性的评估

上述研究大部分是在 Langendorff 离体灌流的心脏或在麻醉状态动物中进行的。因为在灌流心脏缺乏血流动力学反射和神经内分泌的内环境条件下，或是在急性试验中短期观察导致缺乏自发性室性心律失常，这些技术限制了其模拟人类心律失常的病理生理状态。心率变异性分析似乎是一种有吸引力、非侵入性的心脏自主神经活性的研究。用心电图记录心率变异性的功率谱分析来反映心脏交感神经张力，以及交感-迷走神经平衡得到了广泛应用。另外一种非侵入性衡量自主神经活性的方法是评估压力感受器的敏感性。主动脉压力或者容量增加可以刺激传入压力感受器中压力敏感的神经元放电。随后传导神经冲动至延髓导致传出交感神经活性降低，传出迷走神经活性升高来维持血压平衡。这些分析可以提供重要的诊断价值：在心肌梗死后心率变异性或者压力感受器敏感性下降与心源性死亡率呈正相关。然而，这些非侵入性分析方法也有其局限性，主要是因为：第一，这些非侵入性分析仅仅衡量了自主神经活性的相对变化而不是交感神经或迷走神经的绝对放电情况；第二，这些非侵入性分析要求窦房结将具有可被自主神经调控的正常功能作为前提。心房颤动和缺血性心肌病患者（室性心律失常的主要危险因素）通常并发窦房结功能障碍，使得心律失常患者的心率变异性和压力感受器敏感性分析不准确。Piccirillo 等直接比较了心率变异性分析与神经放电的记录，提示基线状态下两者关联性显著，但是在心力衰竭状态下却无明显相关性，可能是窦房结对自主神经调控的反应性下降所致。正因为存在上述局限性，亟待通过直接记录神经放电来观察自主神经活性是否是心律失常的诱发因素。

2006 年，Jung 等首创了通过置入无线发射器在健康犬中持续记录星状神经节活性平均长达 41.5 天的技术。这一结果证实长期记录神经放电的可行性，并且显示了交感神经对心脏调控的生理性昼夜节律。其后的很多研究记录了疾病模型中交感神经的放电，揭示了心脏自主神经系统的致心律失常作用。

二、自主神经张力异常与心律失常

（一）心房颤动

心房颤动是发达国家最常见的心律失常，仅美国心房颤动患者总人数就达 230 万。自主神经活性在心房颤动的发生和维持中起到重要作用。Coumel 等在 1978 年首次报道了心脏自主神经活性紊乱可能致患者易患阵发性心房颤动。随后有关心率变异性分析研究提示心房颤动不是由交感神经活性或者迷走神经活性单独触发，可能是两者的异常放电引起交感-迷走神经失衡所致。置入无线电发射器后，在活动犬给予快速心房刺激诱发阵发性心房颤动，或者心力衰竭模型犬中心房颤动发作前有自发的交感神经（来自左侧星状神经节）和迷走神经（来自颈部迷走神经干）的神经放电。消融双侧星状神经节和左迷走神经的心上分均可终止阵发性心房颤动，与这种因果关系一致。这种直接神经放电记录可印证 Patterson 等提出的钙瞬变触发理论。交感神经激活增加钙瞬变，迷走神经激活缩短心房有效不应期。这种动作电位时程与细胞内钙瞬变的矛盾导致提前的 Na^+/Ca^{2+} 交换电流增加，导致晚期后除极、触发活动增加。这种变化在肺静脉尤为明显，而在肺静脉局灶性活性增强正是人类心房颤动的关键启动因素。

从上述直接神经记录可以看出，外源性心脏自主神经系统（来自星状神经节和迷走神经）在心房颤动起始发挥了重要作用。然而，外源性和内源性自主神经系统在心房颤动的发生中是否均为必需因素，以及内源性心脏自主神经系统是否可以独立启动心房颤动，为了阐明这个问题，Choiet 首次用无线电直接记录了内源性交感神经节的活性，在间断、快速心房刺激犬中除了左侧星状神经节和左侧颈部迷走神经，左上神经节和 Marshall 韧带的神经活性也被首次记录。这项研究令人惊奇地发现，尽管大部分心房颤动发作前有自发性内源性、外源性自主神经系统放电，但仍有 11% 的心房颤动是由内源性自主神经活性单独触发的。事实上，无外源性自主神经系统控制的内源性自主神经活性是有危害的。最近 Lo 等的研究发现消融第三脂肪垫处的神经节，切断内源性、外源性自主神经系统的连接后，心房颤动负荷增加，这一研究支持前述观点。

（二）室性心动过速

室性心律失常引起的心脏性猝死，包括心室颤动，仍然是一个重大的未解决的临床问题，在美国，每年导致 25 万～45 万人死亡。在实验中，交感神经刺激可以引起心电图复极改变和心室颤动阈值下降，诱发心室颤动。在心肌缺血时这种效应被放大。缺血和梗死的心肌对致心律失常的触发因素尤为敏感，不仅是局部细胞和组织重构的结果，而且存在神经支配的异质性，这种神经支配的异质性是由神经芽生现象造成的。通过研究接受心脏移植受体的心脏，Cao 等发现有心律失常病史者交感神经芽生比有类似心脏结构病但无室性心律失常病史患者更为明显（主要在正常心肌交界区与梗死组织中）。在心肌梗死犬左侧星状神经节注射 NGF 和阈下电刺激均可引起交感神经芽生并诱发心室颤动和心脏性猝死，证实了这种因果联系。接下来的研究证实心肌梗死可以上调梗死部位和更上游的双侧星状神经节促神经生长相关蛋白（NGF、生长相关蛋白-43 和突触素）。有趣的是，交感神经芽生本身可以增加非缺血性心脏病患者的心室颤动易感性，同时发现非冠心病高脂饮食的兔心腔肥厚、交感神经过度支配，而且心室颤动易感性增加。

尽管来自麻醉动物的组织学证据和数据提示交感神经活性在室性心律失常的发展中至关重要，但在清醒个体中的证据尚未建立。心率变异性分析提示在室性心律失常起始前 30min 交感神经活性增加。在心脏性猝死犬模型中直接记录神经放电，Zhou 等观察到心室颤动、心脏性猝死前有自发性左侧星状神经节放电。不仅星状神经节的神经活性增强促发了心肌梗死时心室颤动、心脏性猝死的发生，心肌梗死本身也可以引起星状神经节交感神经密度及活性增加发生电重构，产生恶性循环，导致缺血面积扩大。

（三）遗传性心律失常综合征

在过去的数十年，年轻人中室性心律失常、心脏性猝死常存在遗传基质，并且由此定义了一系列心脏情况：遗传性心律失常综合征。这一类遗传性心律失常综合征有反映心室除极或复极心电异质性的特征性心电图改变。自主神经在心电图异常和促发致命性心律失常中发挥重要作用。在动物实验中，通常通过静脉注射交感神经或迷走神经活性药物来触发或抑制心律失常。这些方法的临床应用通常存在局限性，因为儿茶酚胺静脉给药，假定药物分布均匀，可以减少心室复极离散度。与之相反，真实情况是，自主神经放电导致局部神经递质释放，进而导致有效不应期缩短，异质性增加，从而复极离散度增加，为致命性室性心律失常提供了基质。

1. LQTS　以 QT 间期延长和多形性室性心动过速（尖端扭转型室性心动过速）导致猝死为特征。最初这心律失常的触发因素被认为是早期后除极，一旦触发，尖端扭转型室性心动过速通过折返机制维持。交感神经活性增强实质上增加了 L 型 Ca^{2+} 内流，增加了早期后除极的发生和折返机制的启动。因此，交感神经刺激可以产生早期后除极触发活动和折返的基质。在正常个体，高肾上腺素能张力和交感神经刺激可以缩短心室动作电位时程，从而缩短 QT 间期。与之相反，在遗传的 1 型或 2 型 LQTS 患者中，高肾上腺素能张力延长 QT 间期。然而，对交感神经激活的反应中累及的通道类型和电流有一定程度的变异。Noda 等观察到通过静脉注射肾上腺素刺激交感神经在遗传性 1 型 QT 间期延长（以 KCNQ1 通道蛋白和 I_{Ks} 电流异常为特征）患者较 2 型患者（以 KCNH2 通道蛋白和 I_{Kr} 电流异常为特征）可引起更为显著和明显的 QT 间期延长效应。而 3 型患者（以 SCN5A 通道蛋白和 I_{Na} 电流异常为特征）交感神经刺激引起 QT 间期延长效应更为不明显。事实上，3 型 LQTS 可以由迷走神经刺激所诱发。这一点与其他钠通道病，如 Brugada 综合征类似。

2. Brugada 综合征　是以特征性心电图改变（右束支传导阻滞及持续性 ST 段抬高）及心室颤动、心脏性猝死风险增高为特征的常染色体显性遗传病。Brugada 综合征患者室性心动过速发作大部分是在高迷走神经张力时，例如，静息时、睡眠时。Kasanuki 等报道了 1 例 Brugada 综合征患者在室性心动过速发作前通过心率变异性分析观察到突发的迷走神经张力增强。另外，Brugada 综合征患者的典型心电图改变可以被迷走神经激活剂（依酚氯铵、胆碱酯酶抑制剂）放大，同时被交感神经激活剂（异丙肾上腺素）抑制。这些结果提示迷走神经张力增加或者交感神经功能降低可能是这一致命性疾病的致心律失常的重要机制之一。另外一个假说是右心室流出道是自主神经张力改变触发心律失常介导和维持的基质。大多数病例的室性心律失常似乎都来自右心室流出道的心外膜，在这个部位消融可以治疗心律失常。同时存在传导异常，碎裂传导被认为是危险因素之一。

3. 特发性心室颤动或 J 波综合征　近期数项研究报道下壁或者侧壁导联 J 点和 ST 段抬高，也被称为早期复极，没有明显结构性心脏病患者的心室颤动与心脏性猝死相关，称为特发性心室颤动。然而，J 波抬高在健康年轻人中相当常见（发病率为 1%～9%），而且通常被认为是良性的。在这个人群中识别高危人群是一个重要的任务。在动物实验中，J 波通常由动作电位的第一阶段心肌细胞的电压梯度瞬时外流 K 电流（I_{to} 电流）解释。Brugada 综合征时 I_{to} 电流减弱，反过来导致这种有特发性室性心动过速患者体表心电图的 J 波振幅增大。相反，输注异丙肾上腺素可以消除 J 波，抑制室性心动过速。值得注意的是，交感神经刺激实际上诱发或者加重所有的室性心律失常，除了 Brugada 综合征和 J 波综合征，在上述疾病中反而起到保护作用。一项观察性研究发现在有 J 波抬高和特发性室性心动过速的患者中，大部分室性心动过速在夜间即迷走神经占主导的时候发生。此外，在相似的自主神经张力下，特发性室性心动过速患者的 J 波抬高更易受影响。最近，Mizumaki 等观察到在特发性室性心动过速患者交感神经激活时 J 波抬高更明显。这些结果提示心脏自主神经系统在 J 波综合征患者室性心动过速的发生中起到关键作用。特征性心电图对自主神经张力的差异性反应为从广泛的 J 点抬高的健康人群中筛选出高危患者提供了强有力的工具。

4. 儿茶酚胺敏感性多形性室性心动过速（catecholaminergic polymorphic ventricular tachycardia，CPVT）　正如病名所示，CPVT 的特点如下：在结构、12 导联心电图均正常的年轻患者中，交感神经活性增强时出现双向的或者多形的室性心律失常。约 60%CPVT 患者有参与肌浆网钙释放蛋白编码基因的突变，从而导致不适当钙泄漏，继发钙超载，产生晚期后除极、触发活动和室性心律失常，尤其是在 β 肾上腺素能张力增加的情况下。β 受体阻滞或者通过药物阻滞 β 受体或者左侧星状神经节切除（同时阻滞 α 受体）被证实在预防心脏事件中疗效显著。另外一个有效的治疗是用氟卡尼阻滞雷尼碱受体。

5. 致心律失常型右心室心肌病（arrhy-thmogenic right ventricular cardio-myopathy，ARVC）　于 20 世纪 70 年代末首次被报道。这种心律失常通常由交感神经活性增强所诱发，如运动、精神压力、电生理检查静脉输注儿茶酚胺时，通常被抗肾上腺素能的抗心律失常药物所抑制。Wichter 等用正电子成像技术在 ARVC 患者中定量观察到心肌 β 肾上腺素能受体密度明显下降，这种改变理论上是交感传出神经异常激活所引起的负反馈。剧烈运动不仅可以增强交感神经活性，还可以引起无明显遗传易感性的 ARVC 室性心动过速发作。这种变化被认为部分是静脉回流增加、右心室容量负荷过重所致。

三、自主神经调控治疗心律失常

（一）心房颤动

1. 神经消融　1998 年 Haïssaguerre 等发现心房颤动可由肺静脉电位变化引起，并且确立了肺静脉隔离（pulmonary vein isolation，PVI）在心房颤动治疗中的基石地位。至今，PVI 仍然是心房颤动消融应用最广泛的术式。然而，在某些病例中单次手术的 5 年成功率＜30%，＜40%的患者可以停用抗心律失常药物。由此可知单纯 PVI 不足以维持窦性心律。心房颤动可以分为阵发性心房颤动、持续性心房颤动和长期持续性心房颤动，每一类心房颤动都有不同的基质和治疗反应。然而，考虑到自主神经张力在心房颤动中的重要性，自主神经调控开始成为研究靶点。Elvan 等指出心房内行射频消融可以治疗快速起搏诱发的心房颤动，一部分原因是射频消融法消融了心房迷走传出神经。因为标准肺静脉消融线通过区域有高密度神经节分布，自主神经调控或者去神经应该参与 PVI 有效的机制而且成为后续大量临床研究的靶点。然而，以肺静脉为基础靶向针对自主神经节的消融，或者作为附加过程，或者作为单独治疗等获得的结果不一致。Scherlag 等在 PVI 基础上行神经节消融可将阵发性或持续性心房颤动 12 个月消融成功率从 70%提升至 91%。其余研究结果却没这么乐观，例如，Lemery 等发现仅有 50%的阵发性和持续性心房颤动患者在接受神经节消融联合 PVI 治疗后维持窦性心律。这些有争议的结果可通过自主神经触发的个体变异解释，某些患者自主神经触发更明显。传统的高频刺激介导的选择性神经节消融可能无法有效地消融所有心房内内源性自主神经。例如，Pokushalov 等证实与高频刺激的选择性消融相比，解剖性、区域性广泛的消融治疗更能提高临床效果。这些样本量较小的临床研究所得到的矛盾结果及心房颤动成因的内在复杂性使比较不同临床消融策略临床研究尤为重要。最近的一项纳入 242 例患者的多中心的随机临床研究比较了 PVI、单纯神经节消融及神经节消融后的 PVI。随访 2 年，分别有 56%、48%和 74%的患者可以维持窦性心律。这些结果提示在阵发性心房颤动患者中 PVI 联合神经节消融与单纯 PVI 或神经节消融相比较显著提高了成功率。

另外一种可替代的神经消融方法是消融外源性心脏神经，尤其是左侧星状神经节。消融左侧星状神经节可以降低 LQTS 患者室性心律失常的发生率。但是这种技术常在临床治疗房性心律失常中应用。在动物模型中，这种治疗被证实可以减少房性心动过速。这些结果提示外源性心脏神经的消融或许是内源性神经消融治疗心房颤动的有效替代。在临床引起广泛兴趣的另一治疗方式是肾去交感神经术。导管基础上的肾去交感神经在临床治疗难治性高血压方面应用广泛。在动物模型和人类，肾去交感神经对心脏的电生理特性的影响已经明确。在阻塞性睡眠呼吸暂停猪模型中，肾去交感神经可以缩短心房有效不应期（推测由交感神经和迷走神经共同激活所致）。在难治性高血压患者中，肾去交感神经可以减慢心率和房室传导。因此，肾去交感神经术可以作为心房颤动的辅助治疗。从机制上来说，肾去交感神经可同时消融交感传入神经和传出神经（两者共存）。通过消融交感传出神经，肾去交感神经降低去甲肾上腺素溢出率达 47%，并且降低肾素-血管紧张素-醛固酮系统活性，该系统在心房颤动成因中非常重要。更重要的是，从心脏角度看，肾交感传入神经消融可降低对中枢神经系统的激活反馈，从而降低交感神经对心脏支配的活性。因此肾去交感神经减少左心室重量，与其在难治性高血压患者中降低心房颤动发生率有关。为直接测试肾去交感神经的抗心律失常特性，Pokushalov 等在 27 例阵发性或持续性心房颤动患者中比较了单纯 PVI 及联合肾去交感神经术治疗心房颤动的疗效。随访 1 年，同时接受肾去交感神经术和 PVI 的患者的有效率达 69%，而单纯 PVI 组患者 PVI 成功率仅为 29%。尽管在术后存在节后交感神经再生，这项小样本量研究及关键的 Symplicity HTN-1 研究随访 24 个月，证实肾去交感神经术治疗有效。然而，尽管目前的研究结果可鼓舞人心，但是在肾去交感神经治疗心房颤动广泛应用前仍需要大规模的随机对照研究。此外，肾去交感神经的抗心律失常作用是否独立于降压效应仍需探讨。例如，肾去交感神经是否直接抑制致心律失常的心房自主神经活性尚不明确，需要进一步研究明确。

2. 神经刺激　针灸用于治疗人类恶性心脏疾病已有数千年的历史。针灸的疗效之一就是调控自主神经。例如，刺激正中神经的传入神经（内关穴）可以改善交感神经兴奋引起的反射性心肌缺血。这提示针灸的疗效可能在于抑制交感神经活性。最近，在小规模的临床研究中，心房颤动复律后针灸与胺碘酮治疗心房颤动复发率类似，低于假针灸组和对照组。在另一项阵发性心房颤动研究中，针灸可以显著减少症状性心房颤动的发作数量和持续时间。这些初步结果需要大规模人群研究证实，提示了针灸治疗心房颤动的潜在作用。

近期，颈部迷走神经刺激成为抗心房颤动治疗的潜在研究靶点。尽管高强度迷走神经刺激在心房有致心房颤动效应，但是在动物实验中低强度迷走神经刺激（较减慢心率的阈刺激电压低 1V）是治疗心房颤动的稳定疗法。这种刺激可以降低内源性心脏神经活性，而与之矛盾的是可以抑制开胸麻醉犬的电刺激诱发的心房颤动。即使刺激强度低于阈值 50% 的低强度迷走神经刺激仍然有这种效应。Shen 等通过直接神经记录证明持续的低强度迷走神经刺激在活动、清醒的犬中可以抑制阵发性房性心动过速。这种抑制作用在心房颤动高发的清晨最为明显。从组织学来看，低强度迷走神经可以导致左侧星状神经节酪氨酸羟化酶（在肾上腺素生物合成过程中限速酶）染色阳性的神经密度下降。该研究组的后续研究提示低强度迷走神经刺激可以上调左侧星状神经节的钙激活的 2 型钾离子通道，增加其在细胞膜的表达。这些变化促进神经节细胞超极化减少神经元放电。因此，低强度迷走神经刺激引起左侧星状神经节的结构及功能重构，这也许可以解释其抗心律失常效应。

有实验研究 SCS 治疗心房颤动。Olgin 等证实 T_1、T_2 节段的 SCS 可以增强迷走神经活性，减慢心率，延长房室结传导。笔者指出在横断双侧颈部迷走神经干后这种效应消失，提示 SCS 是通过迷走神经发挥效应。近期，Bernstein 等证明，T_1~T_5 的急性 SCS 可以延长心房有效不应期，而对心率和房室传导无明显影响。上述研究结果的差异可能是由于后者刺激了更为广泛的脊髓区域，从而对自主神经的失衡进行调控。更为重要的是，这一水平的 SCS 早期应用减少了心房颤动负荷，降低了快速心房起搏引起的心房颤动诱发率。

神经刺激的结果吸引人之处在于迷走神经刺激和脊髓神经刺激在临床上早已分别用于药物难治性癫痫和心绞痛。尽管神经刺激是侵入性治疗，但神经刺激治疗的侵入程度并不高于常规的心脏起搏器置入。

（二）室性心动过速

1. 神经消融　β受体阻滞剂可以减少室性心律失常的复发，强调交感神经活性在室性心律失常发病中，尤其是在心肌缺血时的关键作用。事实上，直接消融交感神经或者交感神经消融术已经用于治疗药物难治性室性心律失常，与β受体阻滞剂相比还有干预α受体的作用。约100年前，Jonnesco在1例心绞痛伴严重室性心律失常患者中实施左心交感神经切除术成功终止了心绞痛和室性心律失常。1960年2例病例报道提示切除双侧星状神经节或胸上神经节可以抑制药物难治性的室性心动过速和心室颤动。随后，心脏左侧去交感神经术被证实可以预防心肌梗死后高危患者发生心脏性猝死并被推荐用于β受体阻滞剂禁忌的高危患者的替代治疗。尽管心脏左侧去交感神经术大部分应用于遗传性心律失常综合征并获得较好疗效。最近有研究在人类行心脏双侧去交感神经结果发现预防室性心律失常较单侧去交感神经疗效更佳。这个研究的结论需要谨慎解释，因为其样本量较小，仅纳入缺血性心肌病患者而且可能与双侧去交感神经的负性肌力作用相关。

2. 神经刺激　约150年前，Einbrodt通过动物实验首次证实颈部迷走神经刺激可以增加心室颤动阈值。随后，麻醉犬的实验提示迷走神经刺激可以减少结扎冠状动脉后室性心动过速的发生。在心肌梗死后幸存犬中，Vanoli等表明在阻塞冠状动脉期间实施迷走神经刺激可以将心室颤动发生率从100%降至10%。迷走神经刺激的抗心律失常效应并非完全明确。阿托品是非选择性胆碱受体阻滞剂，数个研究发现，其可增加阻塞冠状动脉诱发的心室颤动。这一发现提示激活心室肌细胞的胆碱能受体可以部分解释迷走神经刺激的抗心律失常效应。迷走神经刺激可以在突触前和突触后水平直接拮抗交感神经活性。它可引起左侧星状神经节的组织重构，从而降低心脏的交感神经输出。此外，迷走神经刺激可减慢心率，产生保护作用。然而在持续心脏起搏情况下迷走神经刺激的抗心室颤动效应削弱。提示心率下降是一个重要但并非唯一的保护机制。迷走神经刺激可以抑制全身炎症。迷走神经刺激通过调节NO降低单相动作电位恢复曲线的斜率，该曲线斜率与心室颤动的发生有重要关系。迷走神经刺激也可以显著增加缝隙连接蛋白-43的表达，其在心力衰竭患者心脏的低表达可引起心律失常。最近，迷走神经刺激的心脏保护作用被证实与预防I/R相关的线粒体功能障碍有关。在De Ferrari等证实了迷走神经刺激在心力衰竭患者中的安全性和有效性后，2项迷走神经刺激治疗心力衰竭的国际多中心随机对照试验正在进行中。很明显，有必要进行进一步的研究探讨迷走神经刺激预防心力衰竭患者室性心律失常的效果。尤其是考虑到尽管在治疗上有很多进展，但室性心律失常相关的死亡仍然是心力衰竭患者重要的临床疾病负担。

在过去的数十年中，有研究探索了SCS治疗室性心律失常。Issa等在缺血诱发室性心律失常犬模型中观察到SCS在短暂心肌缺血期间可将室性心动过速、心室颤动时间的发生率从59%降至23%。这种抗心室颤动效应伴有心率减慢、PR间期延长、血压下降。该结论与之前Olgin等的抗交感神经的研究一致。Lopshired等研究了慢性SCS的效应：在28只阻塞左前降支后幸存超过10周的犬中，SCS与β受体阻滞剂相比可以明显减少自发性室性心律失常事件。Garlie等在活动犬中直接记录神经放电，发现SCS可以削弱心肌梗死后星状神经节放电，减少快速起搏诱导的心力衰竭。近期的病例系列报道了 2 例高室性心动过速/心室颤动负荷的患者，给予慢性 SCS 2 个月后室性心动过速或心室颤动事件明显减少。当然需要更多的研究来证实这项初步研究结果。一项关于脊髓神经调控治疗慢性心力衰竭（DEFEAT-HF）的多中心、前瞻性的临床研究正在用于评估在心力衰竭中 SCS 的疗效。该研究对心律失常的观察可以为我们将 SCS 作为抗心律失常的治疗方法提供研究方向。

（三）遗传性心律失常综合征

发生于 LQTS（尤其 1 型）和 CPVT 患者的致命性室性心律失常通常由交感神经活性增强诱发，如情绪应激、体育锻炼。因此为了预防心脏事件，β 受体阻滞剂是药物治疗的基石。然而，有些患者无法耐受药物治疗或药物治疗效果欠佳。心脏左侧去交感神经中左侧星状神经的下半部分（为避免霍纳综合征）和第 3～4 胸神经节被切除，该方法开始成为 LQTS 治疗方案之一。在服用大剂量 β 受体阻滞剂后仍持续出现心脏事件的 CPVT 患者，心脏左侧去交感神经也成为一项安全、有效的治疗选择。近期，Coleman 等研究了 27 例广谱致心律失常疾病患者，其中包括 13 例 CPVT，5 例耶韦尔和朗格-尼尔森综合征，4 例特发性室性心动过速，2 例左心室心肌致密化不全，1 例心肌肥厚，1 例缺血性心肌病，1 例致心律失常型右心室心肌病。在早期随访中他们的结果提示消融后心脏事件显著减少，提示心脏左侧去交感神经是独立于基质的，可以用于治疗 LQTS 以外的室性心律失常疾病。

四、结论

心脏自主神经系统在心脏电生理及抗心律失常机制中起到重要作用。这种影响是多样化的：不同类型的心律失常有不同的自主神经触发因素。

随着这些具体触发因素被识别，通过适当的治疗措施进行神经调节相应地得到了应用。在某些特定疾病中，心脏自主神经调控已经被证实。然而在其余大部分心律失常中，神经调控的应用才起步或者仍处于研究探索中。未来在这一领域中，需要大量基础和临床研究来明确特定的自主神经的触发因素，同时也需要大样本研究来验证初期小样本量试验的阳性结果。

第5章　自主神经与神经血管性晕厥

一、晕厥的概念与神经血管性晕厥的定义

晕厥是指一过性全脑血液低灌注导致的短暂意识丧失（transient loss of consciousness，TLOC），特点为发作迅速、一过性、自限性并能够完全恢复。发作时因肌张力降低、不能维持正常体位而跌倒。晕厥发作前可有先兆症状，如黑矇、乏力、出汗等。

神经血管性晕厥又称血管迷走性晕厥，是由交感神经或迷走神经反射异常引起周围血管扩张或心动过缓造成的晕厥，是一种常见的晕厥综合征，主要包括以下4个特点：①发生于直立姿势保持30s以上或暴露于情绪压力、疼痛或医疗环境下；②以出汗、发热、恶心、脸色苍白为特征表现；③与低血压或已知的相关心动过缓有关；④疲劳后发生。

二、神经血管性晕厥的病理生理机制

（一）贝-亚反射

神经血管性晕厥的发病原因多样，发病机制复杂，至今尚未明确。目前大多数学者认为贝-亚反射（Bezold-Jarisch reflex）是引起神经血管性晕厥的主要机制。贝-亚反射是一种负反馈环路紊乱，这种由过度静脉回流所触发的心动过缓和血管舒张，最终会导致低血压及血管迷走性晕厥的相关意识丧失。正常人发生体位改变时，在重力因素的介导下有 300～500ml 的血液会积留于腹部及下肢，导致静脉回心血量减少，心室充盈量下降，从而促发了与延髓迷走神经背核直接联系的心室后下壁的机械受体激活，致迷走神经传入冲动减少，中枢神经系统则反射性增加了交感神经流出，致心跳加快，外周血管阻力增高，维持了血压稳定。当神经血管性晕厥患者出现下肢血管系统淤血时，左心室血容量的急速减少致心室出现近乎完全排空的过度收缩状态，这激活了左心室后下壁的张力感受器，反常性地增加了中枢神经的迷走神经流入，减少了外周交感神经的输出，增加了外周迷走神经输出，这种短暂的交感神经流出减少导致血管阻力下降，短暂的迷走神经流出增加导致心率减慢，并伴随意识丧失，晕厥发作。此外，既往研究还发现，其他因素如血流动力学异常，神经体液介质等也独立或协同参与了神经血管性晕厥的发生，这些体液介质包括儿茶酚胺、5-羟色胺、β-内啡肽、内皮素、一氧化氮、加压素等，其确切机制尚未被揭示。

（二）压力感受器反射敏感性下降

压力反射功能失调在导致神经血管性晕厥中的具体机制尚不清楚，可能与以下原因

相关。①呼吸方式的变化：呼吸作用和心血管活动会互相影响，在心动过缓和低血压发生前的几分钟患者常发生过度通气，导致脑干化学感受器区出现低碳酸血症而诱发脑血管收缩。此时，脑区化学感受器受体数量增加，反过来可能会降低压力感受器的敏感性。②脉管系统的功能紊乱使血管不能维持正常的紧张度：动脉压力感受器（感受高压）位于颈动脉窦和主动脉弓，心肺压力感受器（感受低压）位于大静脉、心房（班布里奇反射）、心室（贝-亚反射）。舒缩刺激可激活以上感受器并将信号传至脑干，从而调控血管紧张度。容量血管的功能障碍使交感神经活性增强以维持正常的前负荷，并且使随后的压力反射在维持血压方面保持于一个较低的水平。综上，压力感受器敏感性下降可能是神经血管性晕厥发生发展的重要机制。

（三）心脏自主神经调节异常

静息状态下迷走神经支配占主要地位，活动时迷走神经活性降低，交感神经活性增加（高频下降，低频上升）。但最近的研究表明，直立倾斜试验呈阳性的患者平躺位时的平均心率及低频/高频比值明显低于直立倾斜试验呈阴性的患者；活动状态下所有患者的低频和低频/高频比值增加，高频降低，阳性患者上述指标变化幅度更大。以上结果说明，心脏自主神经调节在直立倾斜试验呈阳性的患者和呈阴性的患者中有明显差别。在直立位及活动状态下，患者的心脏交感神经活跃性增强，可对抗全身动脉血管的病理性舒张。Kochiadakis 等应用间碘苯甲胍对心肌进行闪烁扫描时发现，神经血管性晕厥患者心肌分布着更多肾上腺素能神经。综上，心脏自主神经调节可能参与了神经血管性晕厥的发病过程。

（四）外周循环阻力下降

传统观点认为，心排血量下降是导致晕厥的主要原因。但近期的研究发现，通过舌下含服硝酸甘油激活由心排血量变化介导的血管迷走性反应是在外周循环阻力（systemic vascular resistance，SVR）下降之后出现的。Kim 等对 40 例患者进行直立倾斜试验时发现，SVR 的下降才是导致神经血管性晕厥的主要原因。以注射硝酸甘油后出现晕厥前兆的 28 例患者为阳性组，另 12 例未出现症状者为阴性组，发现给予硝酸甘油后，两组间心脏指数没有统计学差别，但阳性组 SVR 下降明显。这些证据说明，SVR 下降是硝酸甘油介导的直立倾斜试验发生晕厥的主要原因。既往观点认为硝酸甘油主要扩张静脉系统，使左心室前负荷下降，而扩张动脉的作用较小。但 Kim 的研究提示，导致 SVR 下降的主要因素是动脉舒张。

三、神经血管性晕厥的临床表现

神经血管性晕厥的患者一般无器质性心脏疾病病史，但有晕厥病史，常于一些已存在明显的诱因后发作，如不愉快的视觉、听觉、气味刺激或疼痛之后；或长时间站立后；或处于拥挤、闷热的环境中并伴有恶心、呕吐；或进餐过程中或过程后；或头部旋转、颈动脉窦压迫及体力活动后。

与其他类型晕厥相比，神经血管性晕厥多伴有晕厥先兆，以头晕、头痛、胸闷、心悸、黑矇、恶心、呕吐为主。晕厥时间相对较短，一般不超过 5min。

四、神经血管性晕厥的辅助检查

根据《晕厥诊断与治疗中国专家共识（2018）》，合理的辅助检查有助于明确诊断。

1. 颈动脉窦按摩　适用于年龄＞40 岁的不明原因晕厥患者。有助于诊断颈动脉窦高敏或颈动脉综合征。当按摩颈动脉窦诱发停搏＞3s，或收缩压降低≥50mmHg，可诊断为颈动脉窦高敏，年龄大或心血管病患者常出现。

2. 直立倾斜试验　适用于疑似神经血管性晕厥初步评估后不能明确诊断的患者，对于明确神经血管性晕厥诊断的患者，直立倾斜试验不推荐用于预测药物的疗效。其敏感度为 26%～80%，特异度约为 90%，阳性结果需结合临床方能做出诊断。

3. 自主神经功能的评估　Valsalva 动作可识别自主神经功能障碍的患者，严重自主功能障碍者用力呼气时出现低血压并伴随严重的呼吸失代偿和症状。呼气时血压的显著下降见于情境性晕厥，此时心脏变时反应正常；也可见于咳嗽、管乐演奏、唱歌和举重时发生的晕厥；深呼吸试验可识别迷走功能异常的患者窦性心律变化的幅度。

4. 心电监测　包括院内心电监测、动态心电监测、可置入的循环心电监测仪、远程心电监测及手机设备支持的心电监测手段。神经血管性晕厥诊断的金标准为症状与所记录的心律失常明确相关。

5. 视频记录　分为院内视频及家庭视频，对晕厥的诊断价值大。可联合倾斜试验结果综合评价症状与血压和心率的相关性，鉴别 VVS 和 PPS。视频脑电图对精神性非癫痫发作的诊断价值最高。

6. 电生理检查　推荐以下经无创检查后不能明确病因的患者使用，如陈旧性心肌梗死、双束支传导阻滞、无症状性窦性心动过缓、不能排除与心动过缓相关的晕厥、发作前有突发短阵心悸。既往发生心肌梗死且 LVEF 正常的患者，若诱发出持续单形性室性心动过速则高度提示为晕厥的病因，若诱发出心室颤动则不具特异性。若室性心律失常不能被诱发，则心律失常性晕厥的可能性较小。

7. 内源性腺苷和其他生物标志物　腺苷或三磷酸腺苷（ATP）激发试验是利用腺苷敏感性和一过性心脏抑制的程度来筛选需要置入起搏器的患者。ATP 试验适用于无前驱症状和器质性心脏病的晕厥患者，其预测价值较低，不常规应用；试验阳性则可证实长程心电监测中出现的可疑心搏骤停是导致晕厥的原因。内源性腺苷水平增高，如合并心搏骤停可引起晕厥，称为腺苷敏感性晕厥。

8. 超声心动图和其他影像学技术　超声心动图可明确少见的晕厥的原因，如主动脉瓣狭窄、心房黏液瘤、心脏压塞等。某些患者，如主动脉夹层和血肿、肺栓塞、心脏肿瘤、心包和心肌疾病、冠状动脉先天畸形可进行经食管超声心动图、CT 和心脏磁共振检查筛选晕厥病因。

9. 运动负荷试验　适用于运动中或运动后立即发生晕厥的患者，包括怀疑与交感神经兴奋相关的遗传性心律失常，此检查应在严密监护下进行。

10. 神经系统疾病评估及影像学检查　在倾斜试验过程中，连续监测脑电图和血流动力学参数对鉴别晕厥和癫痫是有帮助的。缺乏局灶性神经系统表现或没有头部损伤者，不推荐进行头颅磁共振或 CT。

11. **精神心理评估**　倾斜试验过程中同步记录脑电图并进行录像监测,脑电图正常者诊断为心因性假性晕厥或假性癫痫。

五、神经血管性晕厥的诊断

根据《晕厥诊断与治疗中国专家共识(2018)》,对短暂性意识丧失的患者进行初始评估时应做到详细询问病史,以及进行体格检查、直立位血压测量和心电图检查。

初始评估提示神经血管性晕厥的临床特征。初始评估后对于倾向性诊断需要进一步检查证实,包括超声心动图、心脏负荷试验、心电监测、电生理检查、直立倾斜试验和颈动脉窦按摩。对于伴有躯体多处不适的频繁发作患者,或有紧张、焦虑和其他心理疾病的患者,应进行精神疾病评估。神经血管性晕厥的发病特点为:①多有明显诱因,如站立、坐位或情绪刺激、疼痛、医疗操作或晕血;②典型症状为出汗、皮肤发热、恶心、面色苍白;③发作时伴低血压和(或)心动过缓;④意识恢复后常伴疲劳感;⑤老年患者表现可不典型。诊断主要依据典型病史、体格检查及目击者的观察。

诊断性评估:①典型神经血管性晕厥。有促发事件,如恐惧、剧烈疼痛、悲哀、吹奏乐器或长时间站立,导致典型的前驱症状。②情境性晕厥。在特殊触发事件之时或之后迅速发生的晕厥。③直立性晕厥。由站立诱发的晕厥且既往有直立性低血压病史。④心肌缺血。无论发生机制如何,有晕厥伴有急性缺血的动态心电图证据,则诊断为心肌缺血相关性晕厥。⑤当存在下列情况时,根据动态心电图可以诊断心律失常相关性晕厥:<40 次/分的窦性心动过缓或反复出现的窦房阻滞或>3s 的窦性停搏;二度Ⅱ型或三度房室传导阻滞;交替性的左右束支传导阻滞;快速阵发性室上性心动过速或室性心动过速;起搏器或 ICD 功能障碍伴心搏骤停。⑥心血管性晕厥。晕厥发生在伴有心房黏液瘤、重度主动脉狭窄、肺动脉高压、肺栓塞或急性主动脉夹层的患者。

六、神经血管性晕厥的治疗

神经血管性晕厥的治疗目标是预防晕厥复发和相关的损伤,改善生活质量。相关治疗包括一般治疗、体位训练、药物治疗、起搏治疗、导管射频消融。

(一)一般治疗

对一般患者采取健康教育等基础治疗即可。单次发作的晕厥和高危作业时未发生过晕厥的患者不必治疗。对高危患者或频繁发作的患者则需要进一步治疗。神经血管性晕厥的常见诱发因素包括物理触发(如长时间站立、高温环境、剧烈咳嗽)和情绪触发(如焦虑、抑郁等)两个方面。晕厥导致的意外伤害和患者对病情的过度担忧,均降低了患者的生活质量。因此,对患者及家属进行医学教育是一般治疗的重要手段,主要措施包括:告知患者疾病的良性预后,减轻其心理负担;帮助患者认识疾病诱因,当发生晕厥先兆如视物模糊(27%～68%)、面色苍白(48%～82%)、大汗(32%～66%)、恶心(13%～60%)、心悸(10%～37%)时立即调整。专业团队对患者进行包括医学咨询、饮食调整、生活习惯干预在内的治疗证实了一般治疗的有效性。进行标准化的教育治疗可显著减少晕厥再发并提高患者的生活质量。

（二）药物治疗

1. 选择性 5-羟色胺（5-HT）再摄取抑制剂　5-HT 是一种可以调控血压和心率的中枢性神经递质。选择性 5-HT 再摄取抑制剂（selective serotonin reuptake inhibitor，SSRI）能抑制 5-HT 再摄取，使其突触间隙浓度升高而下调突触后膜 5-HT 受体密度，以减弱交感神经的快速抑制反应。一项双盲随机对照试验证明，帕罗西汀可显著降低反复发作晕厥的神经血管性晕厥患者的晕厥发作率。然而，Theodorakis 等使用氟西汀（另一种 SSRI）开展的随机双盲试验发现，SSRI 对神经血管性晕厥的发作并无预防作用。并且目前尚无法评估 SSRI 是通过影响血管迷走反射还是抗焦虑和抑郁的作用来发挥疗效。

2. β 受体阻滞剂　在晕厥发生前，多可观察到先有交感神经的激活和儿茶酚胺的释放，再有迷走神经的过度激活。因而，应用 β 受体阻滞剂可阻断儿茶酚胺的下游反应进而避免晕厥的反生。

（三）起搏治疗

药物治疗无效且晕厥反复发作时出现心动过缓者，发作频率＞5 次/年，或严重创伤或事故，年龄＞40 岁，应置入起搏器。神经血管性晕厥的起搏治疗机制为：①提供预设最低限心率，起搏器能预防神经血管性晕厥的严重缓慢性心律失常和心搏骤停；②如果发生心率的突然骤降，通过双腔起搏器频率骤降反应功能，自动提供高频率起搏；③起搏治疗可能使症状发作时血压下降缓慢，当患者感到症状发作时，能够采取适当的保护措施。

（四）导管消融治疗

1. 心外膜脂肪垫消融　心脏副交感神经节前纤维起自位于延髓的迷走神经背核和疑核，走行于迷走神经干中，在胸腔内与心交感神经共同构成心外神经丛，与心脏自主神经节发生突触联系。心脏自主神经节主要聚集于心脏表面的脂肪垫中，又称心脏自主神经节丛（ganglionated plexus，GP）。消融脂肪垫不仅能损毁副交感神经的节前纤维、节后纤维及节后神经元，同时可以损毁交感神经的节后神经元，达到去迷走神经的效果。动物实验证实心外膜脂肪垫的消融能够有效削弱藜芦定诱导的心脏迷走成分效应，而对贝-亚反射中的血管抑制成分无作用，结果证实了心外膜脂肪垫消融在治疗神经血管性晕厥中的潜力。

2. 选择性左房心内膜自主神经消融　国内姚焰等通过高频刺激下定位左心房迷走神经丛并行心内膜消融，术后持续 1 年的随访中证实此种消融策略在降低心脏迷走神经张力中的作用。类似的治疗效果在光谱标测介导的心房内膜神经消融中也被证实。

3. 选择性窦房结及房室结周围神经丛消融　关于此种消融策略的证据较少，既往研究提示消融窦房结及房室结周围迷走神经丛能够有效改善迷走张力增高所介导的窦房结及房室结功能抑制，术后晕厥频率和程度明显减少，提示选择性窦房结及房室结周围神经丛消融治疗神经血管性晕厥中是安全、有效的，但远期疗效仍需更多前瞻性研究证实。

4. 选择性右上心脏自主神经丛消融　近来，国内姚焰团队证实高频刺激介导下消融心脏右上自主神经节丛能够有效提高由迷走张力过度激活所致的缓慢性心律失常或神经反射性晕厥的远期心率，这一结果也肯定了心脏右上自主神经节丛在控制心脏远期心率中的重要作用。

由于神经血管性晕厥发病机制复杂，射频消融虽在一些方面体现出其潜在的临床价值，但当前研究大多为单中心的短期随访研究，其安全性和有效性仍需更多前瞻性随机对照研究来证明。

第6章　自主神经在心脏性猝死中的作用与机制

心脏性猝死是一个多病因、多危险因素疾病，是 65 岁以下成年人最常见死因，对患者及家庭影响深远，成为重大公共健康问题。心脏性猝死也为院外心血管病死因之首，所占比例为 60%。目前广为接受的心脏性猝死定义是指突发性的非预料死亡，症状表现为出现短期内发生的突发意识丧失及循环、呼吸骤停。"短期"所规定时限为，有目击者时＜1h，无目击者时为 24h，死因多为心律失常，包括由心肌梗死造成的猝死，但不含如卒中、肺栓塞、大动脉破裂和药物或酒精中毒等原因导致的猝死。各国对心脏性猝死的研究广受重视。据估计，在美国心脏性猝死每年可造成 18 万～40 万人死亡，占冠心病总死亡人数的 50%，中国医学科学院阜外心血管病医院 Hua 等在国内建立了 3 级疾病上报和确诊体系，并进行心脏性猝死调查，结果显示我国心脏性猝死发病率（40/10 万～50/10 万）虽低于美国等西方国家（40/10 万～90/10 万），但由于人口基数大，心脏性猝死致死人数也多。心脏性猝死的病因及危险因素较多，心肌梗死、心力衰竭、异常心电图表现等均是心脏性猝死的主要原因。近年来，自主神经系统在心律失常、心力衰竭等疾病中的触发机制得以证实，一些临床前研究及临床试验显示了自主神经调控在心律失常等疾病治疗中的安全性及有效性。本章拟对自主神经在心脏性猝死中的作用与机制，以及其在心脏性猝死预防中的未来前景做一综述。

一、心脏自主神经系统概述

心脏自主神经概念首次由 Langly 提出，它由交感神经与副交感神经组成，通过调节心率、节律及心肌收缩力发挥作用。心脏的交感神经源自 T_1～T_5 脊髓旁侧的交感干，投射到星状神经节、颈上、颈中、颈下纵隔和内源性心脏神经节的节后神经元。副交感神经主要发自延髓的背核和疑核，后沿双侧迷走神经沿双侧颈部下行入胸腔，胸内神经节主要位于肺静脉、下腔静脉和左心房下部的交界处及房室沟的脂肪垫中，由此发出节后纤维进入心肌组织，并集中在窦房结和房室结周围交感神经促进心脏的正向变时变力变传导，包括增加心率和心室收缩力并增加房室传导性；而副交感神经主要发挥心脏抑制功能，包括降低心率、抑制心室收缩及增加静脉容量。两者相互作用，共同维持心血管系统电传导和血流动力学稳定。去甲肾上腺素、异丙肾上腺素通过提高动作电位频率激活交感神经系统，而乙酰胆碱主要作用于副交感神经系统，减慢动作电位频率。增加副交感神经活性可防止心律失常的出现，反之交感神经的过度激活会增加心律失常的易感性。

二、心脏自主神经系统的形成及其分布与心脏性猝死的关系

组成心脏自主神经系统的细胞组织源于多能神经鞘细胞，这些细胞迁移并最终形成感觉神经节及自主神经节。胚胎神经元中的神经生长因子（NGF）能够促进神经嵴的迁移，并通过神经突触的生长促进神经嵴细胞的成熟。除此之外，NGF 还可介导轴突生长、突触形成。神经元成熟后对 NGF 依赖性降低，但释放神经递质时仍需 NGF 的促进作用。向心肌梗死后组织内输注生长因子后发现，心脏神经组织大幅芽生，且室性心律失常及心脏性猝死的发生率也显著增加。Sema3a 是由胶质细胞分泌的神经轴突生长因子，被认为是心脏交感神经支配的负调控因子，Sema3a 在心脏神经发育过程中有较强的表达，但随着逐渐发育成熟其表达会逐渐减少。Sema3a 过表达可导致小鼠持续室性快速心律失常，肾上腺素能受体密度升高，动作电位持续时间延长，这些结果证实了 NGF 在调节交感神经元发育和心脏神经支配中的重要性。

三、自主神经系统功能紊乱与各类心律失常的关系

自主神经功能紊乱对房性、室性心律失常的诱导和维持均有重要的影响，交感神经的过度激活可以加剧扩张型心肌病、心肌缺血或其他异常心律等情况现有的负面作用。心脏固有神经系统通过接受交感、副交感神经的信号来调节心房、心室的功能。

（一）心房颤动

部分研究已阐明了自主神经功能增强可能导致心房颤动的发生，心房颤动诱导的潜在机制是正向 Na^+/Ca^{2+} 交换电流的增加导致了瞬时钙触发，这种电活动在肺静脉上表现尤为显著，然而肺静脉电活动是驱动并维持心房颤动的关键。迷走神经介导的心房颤动与有效不应期缩短及不应期离散度增高相关，交感神经介导的心房颤动主要是由心房肌细胞兴奋性增高和触发激动所致。在心房颤动的机制研究中，动物实验和临床证据都显示迷走神经张力增高使心房颤动更易于发生并维持。心脏的自主神经节丛主要分布于左心房的脂肪垫内，包含了传入神经、相互作用的神经节及传出神经，其中传出神经可以直接作用于心肌，介导钙离子活动异常，从而导致心脏电活动增加。

通过乙酰胆碱刺激右心耳，观察心房和肺静脉电活动变化，证明右心耳的异常电活动也是通过神经节丛诱发心房产生碎裂电位，并从右上肺静脉诱发心房颤动。导管在心脏内可以使用高频刺激来定位自主神经节丛的大致位置，其特异性高，但是敏感性不明确。综上，目前已经明确心脏神经节丛在心房颤动中具有重要作用，可以定位，可以消融，因此可以在 PVI 的基础上使用。

（二）室性心律失常

交感神经激活可使神经末梢释放的神经递质增加，继而改变相应的离子通道，诱发早期后除极和延迟后除极，缩短心室动作电位和有效不应期，降低心室颤动阈值，

增加心肌自律性，诱发室性心动过速。交感神经过度激活可能与交感神经分布和功能失衡有关。

器质性心脏病大多存在自主神经分布异常，如心肌梗死后梗死区交感神经损伤，出现失交感神经支配；而梗死周边区交感神经再生，使得该区域出现高神经支配。交感神经支配不均衡可导致释放的神经递质不均衡，从而增加跨室壁复极离散度和心电异质性。与此同时，损伤的心肌导致的电重构和结构重构也可触发室性心律失常。此外，交感神经激活还可降低冠状动脉粥样斑块的稳定性和促进冠状动脉内血栓形成，加重心肌缺血，进一步增加室性心律失常的易感性。然而副交感神经在心律失常发病过程中起着一定的保护作用。大部分副交感神经纤维支配心房、窦房结和房室结，部分发出分支支配心室壁。与交感神经激活不同，副交感神经激活通过释放乙酰胆碱并作用于心肌细胞膜上的毒蕈碱受体（M受体）缩短心房有效不应期，增加心房的易感性，但可延长心室动作电位时程和有效不应期，起到保护心室的作用。

目前迷走神经激活抗室性心律失常的具体机制尚不明确，大多学者认为心率减慢可能发挥着重要作用。心率减慢，可降低心室动作电位的恢复曲线斜率、心肌缺血时的耗氧量，增高心室颤动阈值，但这不是唯一的机制。迷走神经不仅可介导M受体调节心率和心室有效不应期，还可介导神经元型一氧化氮合酶，增加NO的释放，进而影响心室动作电位恢复，延长心室电交替，提高心室颤动阈值，降低室性心律失常的发生。有学者认为迷走神经所产生的以上效应依赖于交感神经活性和肾上腺素能活性的异常增高，迷走神经激活可拮抗交感神经和肾上腺素能对心室的作用。另外，迷走神经刺激还可通过抑制缺血时炎症反应，促进损伤心肌细胞的修复；抑制心肌缺血时缝隙连接蛋白-43的表达下降，改善心电的稳定性；抑制线粒体转换孔的开放，抗细胞凋亡等机制保护心室。

（三）遗传性心律失常

1. Brugada 综合征　是一种遗传性心律失常，SCN5A 等基因突变导致钠通道功能丧失（I_{Na}）而影响其电生理状态，干扰正常的电脉冲信号，导致室性心动过速、心室颤动的发生，继而导致心脏性猝死。Brugada 综合征的心律失常事件多发生在睡眠过程中或夜间。除了钠离子通道的缺失，睡眠过程中交感神经活性低、副交感神经活性高、心动过缓，增加了动作电位早期的瞬时外向电流（I_{to}），加重了动作电位的缺陷，增加了 Brugada 综合征患者心律失常的易感性。Paul 等研究显示，与对照组相比，Brugada 患者的心脏活检组织中去甲肾上腺素水平明显较低，这可能导致交感、迷走神经张力失衡，进而导致心律失常的发生。

2. LQTS　遗传性 LQTS 是一种常染色体遗传性心脏病，特征性表现为心电图可见 QTc 间期延长，以及尖端扭转型室性心动过速（TdP）导致的晕厥和猝死，在正常人中，交感神经刺激缩短心室动作电位，从而缩短 QT 间期；在 LQT1 型（LQT1）中，KCNQI 的突变导致肾上腺素能敏感 I_{Ks} 电流的基础水平下降 50%。KCNQI 编码 I_{Ks} 的 α 亚单位，KCNQI 蛋白是一个由 4 个亚单位组成的四聚体，每个亚单位各含 6 个跨膜区（SI-S6），它与 KCNE 1 基因编码的 β 亚单位 minK 相结合，构成一个完整的 I_{Ks}，具有起始复极和终止动作电位平台的作用。KCNQI 突变可导致通道功能丧失、影响通道开放和（或）显性抑制，从而导致 I_{Ks} 功能障碍，使内向电流增加和外向电流减少，导致动作电位时程延长，而产生 LQTS 的一系列症状。I_{Ks} 受交感神经系统控制，当 KCNQI 通道被阻断时，该通道未得到适当的调节，心室动作电位控制不平衡，导致动作电位延长和心律失常的发生。LQTS 对心律失常的自主神经功能调控敏感性取决于受影响的离子通道亚型，分别是 LQT1 中的 I_K、LQT2 及 LQT3 中的 I_{Na}。

3. CPVT　肌浆网钙超载时 Ryanoding 受体（RyR2）功能失调是 CPVT 发病核心环节，表现为钙库超载诱导钙释放（store overload induced Ca release，SOICR），进而引起延迟后除极，并导致心律失常。CPVT 的特征包括正常的静息心电图，随着交感神经活动的增加（如在压力或运动期间），出现双向或多形态的室性心动过速，交感神经的过度激活可能是 CPVT 发生的基础，但也有报道指出 CPVT 患者同时合并窦房结功能障碍。

四、自主神经功能评估将有益于心脏性猝死的预防

自主神经功能评估将有助于识别猝死高风险人群，为心脏性猝死的预防及治疗提供有力依据。常用的评估自主神经功能的方法有以下几个。①RR 间期变化：最短和最长的 RR 间期的差值与 RR 间期的平均值的比值，以百分数表示，通过休息和深呼吸时心率的变异程度，反映迷走神经的副交感功能。RR 间期变化是一种传统的评价副交感神经受损的方法，但是需要患者能较好地配合。正常人在呼气时心率减慢，吸气时心率增快，其变化在呼吸频率为 6 次/分时最明显。②QT 间期离散度（QTd）：是体表 12 导联心电图各导联间 QT 间期的极差。QTd 与交感神经活动昼夜节律性相平行，从而证实了交感神经对 QTd 的影响，提示心脏交感神经分布与活动可能在 QTd 的电生理基础中起重要作用。邓昌明等认为 QTd 反映的是心室肌复极的不均一性。但关于迷走神经如何影响 QTd 仍存在争议。③心率变异性：是指瞬时心率或瞬时心动周期的微小变化。它被认为是判断心脏自主神经功能活性的敏感方法，可作为反映人体自主神经活动的定量指标，主要受交感神经和副交感神经的活性及其相对平衡的影响。心率变异性的检测方法分为时域分析、频域分析和非线性分析，目前认为 24h 时域分析与频域分析结果高度相关，24h 长程分析宜采用时域分析。时域分析指标中 SDNN 和 HRVTI 包括心率变异性各种频率成分，反映心率变异性的总体情况，可以用来评价自主神经系统（包括交感神经和副交感神经）总的张力大小；SDANN 和 $SDNN_{index}$ 反映心率的缓慢变化，是评估交感神经功能的敏感指标，当交感神经张力增高时其值降低；RMSSD 和 PNN50 反映心率的快速变化，是评估副交感神经功能的敏感指标，当副交感神经张力降低时，其值也降低。④窦性心率振荡：是窦房结对于室性期前收缩的一种双向生理反应，即 1 次室性期前收缩之后窦性心律周期的短期波动，表现为在室性期前收缩后，窦性心律出现先加速后减速的现象。这种典型变化见于正常人及低危者。而室性期前收缩后窦性心率振荡现象减弱或消失，见于器质性心脏病后猝死的高危患者。心率变异性是人体在日常生活中遇到的各种刺激后自主神经张力的变化；窦性心率振荡则更多地反映自主神经对压力感受器激活产生应答的反射能力。

五、自主神经调节在心脏性猝死预防中的作用

目前临床上治疗对于心脏性猝死高风险患者可安装 ICD 以防猝死，可通过药物治疗和射频消融治疗室性心律失常，以防止猝死，但是药物及射频治疗具有某些禁忌证、部分患者难以耐受等不足。ICD 虽能有效预防猝死，但不针对心律失常发生的机制，并且存在价格昂贵、使用寿命有限、患者心理紧张恐惧进而导致频繁放电等缺点。自主神经在心脏性猝死的发生中有重大作用，降低交感神经活性如 LCSD、RDN、消融 Marshall韧带；增强副交感神经活性如 VNS、SCS、GPS 和 CBS 可协调自主神经功能，从而降低心脏性猝死的发生率。

（一）左心交感神经切除术

左心交感神经切除术（LCSD）为切除左侧星状神经下半部（避免霍纳综合征的发生）及左胸第 1～5 交感神经节，是一种节前神经纤维的切除术，一旦施行切除术，神经就不能再生。LCSD 可在不影响心肌收缩力和心率的前提下，抑制去甲肾上腺素的释放，并提高心室颤动阈值。已有多项大型、多中心临床研究表明 LCSD 可明显减轻 LQTS 和 CPVT 的发生率。2013 年治疗心律失常综合征管理共识指出：LQTS 高危患者（拒绝 ICD 治疗或有禁忌证者、β 受体阻滞剂无效或有禁忌证者），LSCD 为 I 类指征；β受体阻滞剂无效或有禁忌证的 CPVT 患者，LSCD 为 II b 类指征。此外，LSCD 对器质性心脏病所致的室性心律失常（ventricular arrhythmia，VA）也有效。近几年兴起的电视胸腔镜手术施行 LSCD 较传统术式具有缩短住院时间、降低围术期并发症、减少胸腔引流时间等优点。此外，LCSD 与 ICD 联用可减轻 ICD 放电次数，提高生活质量。然而 LSCD 可引起霍纳综合征、气胸、面部不对称性出汗、难治性心律失常等并发症。

（二）肾去交感神经术

近几年，肾去交感神经术（renal sympathetic denervation，RDN）已发展为一种微创的方法，可治疗高血压、心力衰竭、心律失常、代谢性疾病等。RDN 通过射频消融肾动脉外膜，损伤肾交感神经，可达到去神经支配的目的。Ukena 等首次报道了 RDN 治疗 2例 ICD 术后出现药物和射频消融治疗均无效的"电风暴"患者，结果示 RDN 术后 2 例患者室性心动过速的发生明显减少。此后，多项临床研究均证实 RDN 可作为交感"电风暴"的辅助治疗。Linz 等在 I/R 动物模型中发现 RDN 组与假手术组相比，前者可显著降低室性期前收缩[（160±15）次/10 分比（422±36）次/10 分]和心室颤动（1/7 比 6/7）的发生。在最近的一项较大样本的临床研究显示，虽然 RDN 对患者总生存率无影响，但 RDN 与射频消融联合治疗比单一射频消融更能显著降低室性心律失常和 ICD 放电，并且 RDN 作为难治性室性心律失常的辅助治疗具有安全性。以上研究表明 RDN 可能是治疗室性心律失常的新方法，但具体机制尚不明确，可能与降低全身去甲肾上腺素的溢出、维持心电稳定、抑制血管炎症和心室结构重构等有关。

（三）消融 Marshall 韧带

LOM 由胚胎期左主静脉及相关结构退化后形成的一束包含脂肪组织、血管、神经束等的心外膜退化结构。LOM 可分为三段：近段靠近冠状静脉窦，富含迷走神经；中段位于冠状静脉窦和上肺静脉之间；远段靠近上肺静脉，富含交感神经。刺激 Marshall 韧带远端可诱发室性期前收缩、室性心动过速等室性心律失常，而上述现象与交感神经激活有关。研究表明，Marshall 韧带在心脏的交感神经支配和室性心律失常的发生中具有重要作用。

（四）迷走神经刺激

VNS 是 20 世纪 80 年代发展起来的治疗难治性癫痫和抑郁症的方法，近年来其对心血管疾病的影响受到了广泛关注。早在 150 多年前，Einbrodt 等在动物实验中首次阐述了颈部 VNS 可提高心室颤动阈值。随后基础研究表明 VNS 可降低麻醉状态下犬心肌梗死后或 I/R 后室性心律失常的发生，尤其是室性心动过速和心室颤动。为排除麻醉药物的影响，Schwartz 等发现 VNS 同样可抑制意识清醒的犬急性心肌梗死后心室颤动的发生。颈部 VNS 增强迷走神经活性的同时也可增强交感神经活性，而由 VNS 所致的交感神经活性升高又可加重心血管疾病的发生与发展，因此越来越多的学者开始关注耳屏迷走神经刺激。耳屏迷走神经主要分布于耳甲艇和外耳道周围的耳甲腔，是迷走神经唯一的外周皮下分支。低强度耳屏迷走神经刺激（low-level tragus stimulation，LL-TS）是一种新型、无创的迷走神经调控方法。Yu 等首次提出 LL-TS 可逆转和抑制快速心房起搏引发的急性电重构和心房颤动，这可能与心房组织中连接蛋白 Cx40 和 Cx43 的减少有关。此外在慢性心肌梗死模型中发现 LL-TS 可通过降低血浆非特异性炎性标志物如 C 反应蛋白的浓度，减轻转化生长因子-β_1、基质金属蛋白酶-9 等因子的表达，进而减轻心肌梗死后心肌纤维化和左心室重构，改善心功能，这一研究提示 LL-TS 可改善心肌梗死后室性心律失常发生的基质。

（五）脊髓神经刺激

脊髓神经刺激器是一个可置入皮下的电子装置，最早用于慢性疼痛和顽固性心绞痛的治疗。将刺激电极放置在上胸段水平（$T_1 \sim T_4$），脉冲发射装置置入脊髓腰段区，通过电脉冲刺激脊髓神经，减轻患者的疼痛。近几年研究表明 SCS 还可用于治疗心房颤动、室性心律失常、心力衰竭等疾病。一项多中心、前瞻性为测定 SCS 治疗慢性心力衰竭可行性的临床试验（DEFEAT-HF）入选了 88 例 NYHA 分级Ⅲ级，LVEF≤35%，QRS 时限<120ms，LVEDD 为 55～80mm 的慢性心力衰竭患者，按 3∶2 的比例随机分为优化药物治疗组与 SCS 治疗组，随访 6 个月后发现，SCS 治疗组与药物治疗组相比，一级终点左心室收缩末期容积指数（left ventricular end systolic volume index，LVESVi）没有明显改善，同时峰值耗氧量、NT-pro-BNP 水平、生活质量及 6min 步行距离等指标也未见显著差异。然而，另一项多中心、前瞻性临床试验 SCS-HEART 研究入选了 22 例已置入 ICD、LVEF 为 20%～35%、NYHA 分级为Ⅲ级、LVEDD 为 55～80mm 的慢性心力衰竭

患者，其中 17 例置入 SCS 治疗装置，SCS 电极置入 T_1～T_3 水平，24h 不间断给予脉冲电刺激（50Hz，脉宽 200μs）。研究结果显示 SCS 治疗 6 个月后，患者未发生心血管事件或死亡，不影响 ICD 功能，患者 NYHA 分级、生活质量、峰值耗氧量明显改善，平均 LVEF 从 25% 提高至 37%。另有研究表明，SCS 可显著降低心率变异性、T 波振荡并抑制左侧星状神经节活性。上述研究结果证明 SCS 用于治疗心律失常和心力衰竭的安全性。但是其长期治疗的有效性目前尚无一致性结论，目前仅有的临床研究存在样本量较小，SCS 刺激参数不一致等不足，对于判断 SCS 在心脏性猝死中的治疗作用尚需大规模的临床试验进一步研究。

（六）颈动脉窦刺激

BAT 是通过刺激位于颈动脉窦的压力感受器而提高迷走神经张力，降低交感传出神经的活动，改善交感-副交感神经调节的失衡状态，从而达到治疗的目的。在正常犬 CBS 可延长心室有效不应期，降低恢复曲线斜率的最大值；在急性心肌梗死犬中，CBS 可抑制室性心律失常的发生。高强度 CBS 可引起血压降低、心率减慢，而这一效应有一定的致心律失常的作用，低强度 CBS 可克服这一缺点。研究表明 CBS 可改善急性心肌梗死后自主神经失衡，减少室性心律失常事件，且对血压、心率无明显影响。以上研究提示 LL-CBS 是器质性心脏病后自主神经再平衡的有效方法，可能成为治疗心脏性猝死的有效方法之一。

六、结论

自主神经系统功能受一系列复杂因素的相互作用，直接影响心血管对生理刺激的反应，在心律失常和心脏性猝死的发病机制中起重要作用。理解交感神经和副交感神经系统之间的相互作用将有助于更好地理解包括心律失常在内的几种不同类型心脏病的病理生理学基础。通过对自主神经功能的准确评价来进行风险评估，有助于预防及治疗多种心脏疾病导致的心脏性猝死。因此，仍需要对自主神经系统进行基础、转化和临床研究。

第7章 心脏自主神经网络调控及与心房颤动发生的关系

心房颤动是临床上较为常见的心律失常，其发生机制与自主神经活动关系密切。自主神经系统主要包括交感神经和迷走神经，两者存在复杂的联系。最近的研究发现，交感神经与迷走神经失衡可能是导致心房颤动的一个重要因素。刺激与消融自主神经，能够改变其电生理活性，对心房颤动的发生起到促进或抑制的作用，目前其作用机制尚不明确，需要做进一步的研究。本章将对与心房颤动发生相关的自主神经系统的分布及人为干预自主神经对心房颤动的影响进行叙述。

一、心脏自主神经支配

心脏交感神经与迷走神经之间、外周交感神经与迷走神经之间，以及心脏内源性神经丛、外源性神经丛与心房肌之间存在广泛而复杂的作用与联系，从各个层面影响心房肌的电生理特性，如心房肌的传导延缓、折返的形成、有效不应期的缩短等。我们可以将此称为心脏自主神经的网络系统，神经丛是内源性和外源性心脏自主神经系统的协调中枢，这种网络调控一直处于一种动态平衡中，任何一个环节失衡都将导致心脏电生理的异常。

心脏自主神经丛作为自主神经进入心脏的门户，引起了临床电生理界的极大兴趣，尤其是消融心内神经丛的临床试验和消融脂肪垫的动物实验，从不同层面证实自主神经对心房颤动的发生和维持的机制，使消融心脏神经丛成为治疗心房颤动的新方法。因此本部分拟从心房自主神经的解剖学分布特点及已有的临床和实验数据来进一步阐明神经干-脂肪垫-心脏神经网络关系。

（一）心脏自主神经支配的解剖学观察

心脏自主神经包括内源性自主神经系统和外源性自主神经系统，大脑神经节及脊髓和神经节（迷走交感神经干）沿心脏分布，在胸腔中沿大血管或心脏分布，许多研究其结构和功能的证据都表明内源性心脏自主神经系统形成了一个复杂的神经网络，组成的神经丛集中分布于心脏的脂肪垫，且与周围神经相互联系。外源性心脏自主神经系统包括介导心脏和神经系统之间的连接纤维，而内源性心脏自主神经系统主要包括进入心包部分的自主神经纤维。

（二）外源性心脏自主神经系统

外源性心脏自主神经系统由交感神经和迷走神经组成。交感神经纤维主要源自颈和胸段脊髓自主神经。这些自主神经节包括颈上神经节，源自 $C_1 \sim C_3$；星状神经节（颈）（图7-1），源自 $C_7 \sim C_8$ 和 $T_1 \sim T_2$；以及胸神经节（起始点低至第7胸神经节，并与第1～2胸神经相连）。这些神经节的细胞体中大部分节后交感神经元的轴突形成上、中、下心脏神经，终止于心脏的表面。胸神经节（起始点低至第4胸神经节）也有支配心脏的交感神经。支配心脏的上、中、下心脏神经的神经节通过头臂干，在无名动脉、颈总动脉和锁骨下动脉下面走行。在后纵隔的胸心神经经过复杂过程到达位于中纵隔的心脏。迷走神经主要起自延髓的疑核。心内自主神经系统被定义为心包内心脏和大血管上的神经及神经节，迷走神经主要为迷走神经上、中、下和后支。大部分迷走神经纤维汇聚在上腔静脉和主动脉之间的一个独特的脂肪垫内（第三脂肪垫），之后到达窦房结和房室结（图7-1）。对这些部位进行射频消融，能够成功去神经化并且预防心房颤动的发生。这些观察表明，损伤心房神经节丛可能有助于提高肺静脉射频消融的效果。

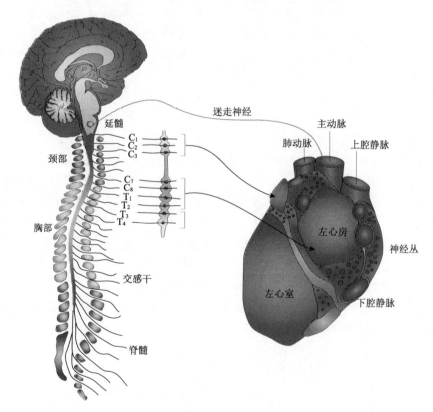

图7-1 心脏的自主神经分布

心脏的交感神经节由颈神经节、颈胸神经节（星状神经节）和胸神经节组成。迷走神经支配源于迷走神经[摘自 Choi EK, Shen MJ, Han S, et al, 2010. Intrinsic cardiac nerve activity and paroxysmal atrial tachyarrhythmia in ambulatory dogs[J]. Circulation, 121(24): 2615-2623]

（三）内源性心脏自主神经系统

除了外源性心脏自主神经系统，心脏也被精巧复杂的内源性自主神经系统所支配。许多研究者研究了心房自主神经分布的宏观与微观解剖结构。Armour 等提供了一个详细的人类心脏自主神经分布图。他们发现，心内自主神经构成了一个复杂的神经网络，主要集中在心外膜脂肪垫和相互连接的神经节和轴突。窦房结主要受右心房神经节支配，而房室结由下腔静脉心房神经节支配。另一个富含丰富的自主神经和具有高密度神经丛的区域是肺静脉与左心房交界区，其包含密集的肾上腺素能和胆碱能神经（图 7-2）。在人和犬的实验中均显示刺激肺静脉左心房交界区迷走神经丛可以诱发心房颤动。增加神经丛刺激水平，将会缩短心房有效不应期和增加心房颤动易损窗。在实验的基础上，对麻醉犬行急性消融和神经刺激，Hou 等认为这些神经节作为左、右迷走交感干的协调中枢，可以调节心脏电生理及控制心房颤动。

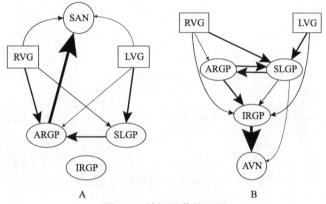

图 7-2　神经调节关系图

A. 窦性心律受迷走交感刺激的调控；B. 心房颤动时的心室率受迷走交感神经刺激的调控。连线的粗细代表调控作用的强弱。SAN. 窦房结；LVG. 左侧迷走交感干；RVG. 右侧迷走交感干；ARGP. 右前神经丛；SLGP. 左下神经丛；IRGP. 右下神经丛；AVN. 房室结

（四）心内神经节的分布和形态

左迷走神经是从喉返神经发出的一些近心脏神经支，包括内侧支、外侧支及若干细支。进入心脏的神经交织成丛，称心脏神经丛。心脏神经丛分为心浅丛及心深丛。①心浅丛：位于主动脉弓下，右肺动脉的前方，由左交感干颈上神经节发出的心上神经和迷走神经的心下支组成。心浅丛内常有小的心脏神经节，位于主动脉的下方，动脉韧带的右侧。心浅丛发支到心深丛、右冠状动脉丛和左肺前丛。②心深丛：位于气管分叉的前方，主动脉弓的后方，肺动脉分叉点的上方，由颈部和上胸部交感神经节发出的心脏神经及迷走神经干、喉返神经的心支组成。心深丛右半的分支分别经右肺的前方到右肺前丛和右冠状丛，经右肺动脉后方到右心房和左冠状丛。交感神经的活动可以显著影响窦房结、房室结的传导与自律性，右心房的分布高于左心房。研究证实，刺激交感神经可以引起心房有效不应期缩短，我们知道迷走神经同样可显著缩短心房有效不应期，但是研究发现，刺激交感神经所致的心房颤动作用更多的是由于心房有效不应期的空间离散度增大。交感神经兴奋可以触发心房异位活动，进一步形成折返，从而促发心房颤动。

由于在动物中最先发现的是分别支配窦房结和房室结的脂肪垫，后来 Chiou 等发现在犬心脏存在另一个脂肪垫，该脂肪垫位于上腔静脉与主动脉根部，右肺动脉之上，称第三个脂肪垫（SVC-Ao FP），并将其比喻为心脏传出神经的"门户"（gate-keeper）。

Chiou 等还证实第三脂肪垫与支配窦房结及房室结脂肪垫的关系，即支配心房的大多数迷走传出纤维穿越第三脂肪垫，然后投射至支配窦房结和房室结的脂肪垫，最后分布于左、右心房。少部分迷走纤维也可越过第三脂肪垫直接投射至上述其他两个脂肪垫，然后支配心房肌。但目前尚无更多有关人类第三脂肪垫及其纤维支配的报道。上述位于脂肪垫的心脏神经丛中一般存在交感节后传出神经元、副交感节后传出神经元、局部回路神经元和心脏传入神经元 4 种神经元。心脏神经丛内不同神经元之间功能相互协调，对心脏传入和传出信息起局部整合作用，与大脑高级中枢和脑干或脊髓低级中枢共同调节，维持心脏的各种功能，如心电节律的稳定与心肌的有效舒缩。

近年来已有不少关于犬、猪及人类心脏脂肪垫的研究报道。不同种属动物之间心脏脂肪垫的数量、大小、形状及分布可能略有差异，文献对脂肪垫的描述也不尽一致，但主要脂肪垫的数目及分布比较接近。目前已知，存在于哺乳动物心外膜的主要脂肪垫有7 个，其中与心房活动相关的有 4 个，与心室活动相关的有 3 个。脂肪垫的大小差异也非常大，小者仅存在一个或数个神经元，大者可包含数百个神经元。人类与心房活动相关的 4 个脂肪垫分别是位于右肺上静脉前的脂肪垫（简称前右脂肪垫）、位于右下肺静脉下的脂肪垫（简称下右脂肪垫）、位于 Marshall 韧带心外膜插入点附近、左上肺静脉上的脂肪垫（简称上左脂肪垫），以及位于左下肺静脉之下的脂肪垫（简称下左脂肪垫）。在这些与心房活动相关的脂肪垫中，目前研究较多的是前右脂肪垫和下右脂肪垫。

二、迷走神经系统

（一）低强度迷走神经刺激

低强度迷走神经刺激（LL-VNS）具有预防心房颤动的作用。心房颤动的发生通常与结构性心脏病是相互依赖的，在没有结构性心脏病的患者中，心房颤动主要受迷走神经介导。迷走神经刺激可以导致心脏电生理特性的改变，如影响心房有效不应期、心脏的起搏和传导功能及心房颤动。低强度迷走神经刺激可逆转因快速起搏心房导致的电重构。在快速起搏心房犬实验中，低强度迷走神经刺激使阵发性心房颤动和房性心动过速的发生率明显降低，也许心脏的结构和功能重构能解释低强度迷走神经刺激在心房水平的抗心律失常作用。心外源或内源神经系统的自主调节可以改变神经重构的致心房颤动作用，低强度迷走神经刺激能够通过抑制心脏交感传出神经，降低心房颤动诱发率。低强度迷走神经刺激的临床意义可能是非药物性抑制心脏交感神经以预防阵发性房性心动过速和心房颤动的有效方法。

（二）迷走神经消融

迷走神经消融与心房颤动的诱发之间存在复杂的关系。Elvan 等通过消融迷走传出神经可以转复因起搏诱导的持续性心房颤动。Hirose 等进行的动物实验证明，右心房迷走神经消融可以增加心房颤动的诱发率。对由迷走神经引起的阵发性心房颤动患者，尝试部分自主神经消融，只有 18.2%的成功率。动物研究显示，消融高右房迷走神经会增加心房颤动的诱发率。不仅如此，消融术后患者外周静脉中 NGF 的浓度会升高，这种现象可能导致迷走神经增生及交感神经活性增强，消融越彻底，迷走神经增生就会越强。以上证据显示，迷走神经对心房颤动起抑制作用。

三、交感神经系统

（一）交感神经刺激

交感神经活性增加是多数疾病的发病机制。正常情况下刺激交感神经会缩短动作电位复极离散度，减少跨壁复极离散度。而在病理状态下，刺激交感神经是产生心律失常的一个重要因素。交感神经放电，会引起肌浆网钙离子的自发释放，缩短心房肌动作电位有效不应期，诱发和维持心房颤动。不管是快速起搏左心耳还是右心耳，不仅可引起心房电重构，还可引起明显的神经重构。出现这种现象的原因主要是交感神经活性增加和广泛的神经再生。通过上述神经重构，反过来会促进心房快速起搏，进而导致心房电重构。既往研究表明，RDN 对交感神经调节有一定的作用，但能否通过直接抑制肾交感神经活性来抑制房性心律失常，目前尚无确切的证据。

（二）交感神经消融

交感神经消融的相关研究主要集中在对肾动脉交感神经的消融。肾交感传出神经消融能够降低去甲肾上腺素和肾素-血管紧张素-醛固酮系统的活性，这对预防心房颤动十分重要。肾交感传入神经消融会使中枢神经系统的反馈活动减少，从而抑制输入心脏的交感神经活性。肾动脉交感神经消融能通过增强交感神经活性，缩短阻塞性睡眠呼吸暂停综合征患者心房的有效不应期，预防心房颤动的发生。

四、交感神经与迷走神经的相互作用

对心力衰竭模型犬进行间歇性快速心房起搏诱发阵发性房性心动过速和阵发性心房颤动，同时进行自主神经系统活动的监测，结果表明交感神经和迷走神经放电均会增加，是房性心律失常的常见诱因。交感神经与迷走神经同时放电具有较强的致颤性，不同的自主神经放电模式可以用来预测阵发性心房颤动患者发展为持续性心房颤动的可能性。此外，有证据显示有持续性心房颤动患者心房交感神经活性增强，这表明潜在的自主神经改变可作为心房颤动维持的基础。为了确定自主神经活动是否影响持续性心房颤动的发展，Tan 等分析了清醒犬 2 周的神经活动记录。研究发现间歇快速心房起搏是诱发持续心房颤动的必要条件。以上研究表明自主神经活动和阵发性快速性房性心律失常的发生之间可能存在因果关系。

五、外膜神经丛

（一）心外膜神经丛刺激

Shen 及其团队对星状神经节活性的研究显示，对清醒犬进行持续低强度迷走神经刺激，能通过降低星状神经节的活性来抑制阵发性房性心律失常。低强度迷走神经刺激停

止以后，星状神经节的活性会逐渐恢复到基线水平。这种效应说明低强度迷走神经刺激能抑制心交感传出神经的活性。另一项研究发现，同时低强度刺激右上肺静脉和左上肺静脉交界处的神经丛，可明显缩短心房有效不应期及诱发持续性心房颤动所需要的时间。抑制清醒犬星状神经节活性可以终止阵发性房性心律失常。

（二）心外膜神经丛消融

最近一项有关心房颤动犬模型的研究发现，肺静脉自主神经丛消融能抑制迷走神经活性，进而延长心房有效不应期，提示肺静脉神经丛消融有助于提高心房颤动手术的成功率。上述研究表明，肺静脉神经丛首先通过诱导房性心动过速使心房发生重构，进而导致心房颤动。消融肺静脉神经丛能够逆转心房有效不应期异常改变，刺激右上肺静脉与左上肺静脉神经丛将不再易于诱发心房颤动。肺静脉和 Marshall 韧带处的神经丛放电可能是阵发性心房颤动、房性心动过速的触发机制。

传统的选择性消融肺静脉神经丛的方法无法有效地消除心房内自主神经的作用。标准的肺静脉线性消融贯穿高密度神经丛，能够尽可能减少自主神经的活性，有助于提高心房颤动的转复率。Pokushalov 等实验证明，与选择性高强度消融的方法相比，依据神经解剖学的分布进行更广范围的消融效果会更好。Chiou 等研究发现，消融第三脂肪垫，将心内源与外源自主神经丛分隔开，会增加心房颤动的发生率。Scherlag 等研究发现，随访 12 个月，对阵发性或持续性心房颤动患者进行神经丛消融加 PVI 比单独行 PVI 或神经丛消融心房颤动的转复率提高 21%。最近的研究发现，神经丛消融的益处会在消融 12 个月以后继续增加。上述研究表明，尽管存在神经重构，导管消融术对神经丛的消融作用仍会产生长期稳定的结果。

六、脊神经

脊髓电刺激可能是治疗心房颤动的新方法。Olgin 等研究表明，脊髓电刺激 $T_1 \sim T_2$ 水平，发现其可以使窦性心律减慢，延长房室结传导功能，提高迷走神经活性。早期应用脊髓电刺激会使快速性房性心动过速及心房颤动的诱发大幅下降。Bernstein 等研究发现，对 $T_1 \sim T_5$ 水平进行脊髓电刺激能够延长心房有效不应期，而对心率与房室传导却无明显影响。最近，Wang 等研究表明，脊髓电刺激能够显著缩短心房有效不应期，抑制因快速起搏诱导的心房颤动。

七、结论

心脏自主神经系统包括外源性和内源性自主神经系统，分别具有不同的功能。自主神经不仅包含交感神经与迷走神经两种形式，还包含传出神经元、传入神经元及局部回路神经元。这些神经活动的协调主要取决于相互依赖且复杂的反馈网络共同构成的自主神经系统。心房颤动的发病机制受多种因素的影响，研究发现自主神经系统在心房颤动的发生和发展中的作用越来越重要。最近的研究主要围绕通过对自主神经系统刺激和消融展开，取得了一定成果。探讨是否能够通过自主神经网络的调控在心房颤动发生前期预防心房颤动的发生将是笔者及其团队下一步的研究目标。

第8章 自主神经信号传递系统在心房颤动发生发展中的重要作用

心房颤动是最常见的心律失常，伴随显著的发生率和死亡率。特别是患者患有心力衰竭时，心房颤动的发生率和死亡率更高，据统计，近50%的心力衰竭患者患有持续性心房颤动。寻找有效的心房颤动治疗手段，是当前迫切需要解决的科学问题。了解心房颤动的发病机制有助于指导更精准的治疗。对于心房颤动的发病机制，大多归结于心房颤动时电生理和结构的变化，其中包含纤维化、拉伸、氧化应激、钙处理异常。另外，神经体液因素也被用于解释心房颤动的发生，而神经体液因素中最重要的是自主神经系统的参与。不管是交感神经还是迷走神经系统都展示了在心房颤动起源中的重要作用。

一、心房颤动发病机制的进展

近100年来，解释心房颤动发生机制的假说众多，既往认为心房存在异位节律点、一个独立的折返环或者多个折返环。现代更多的解释趋于多发子波折返学说、主导折返环伴颤动样传导学说等。如主导折返环伴颤动样传导学说，即围绕枢轴支点稳定旋转的转子波产生颤动样螺旋波，并传导至周围组织，而肺静脉和左心房连接处被认为就是这样一个支点，由此而来的螺旋波传至心房，进而导致心房颤动。导管消融隔离肺静脉和心房连接处，即对解剖部位进行阻滞可以终止心房颤动，进一步支持该理论。除此之外，"心房颤动导致心房颤动"现象，即一旦发生一次心房颤动，便出现心房重构，从而形成恶性循环，导致心房颤动持续发生。事实上，永久性心房颤动多由阵发性心房颤动发展而来，这里所说的心房颤动发生后的心房重构包括电重构、结构重构和自主神经重构，存在于任何一种学说中，是心房颤动发生与维持的病理生理机制。

电重构在心房颤动或其他快速型心律失常发生时即开始启动，是离子通道的表达和（或）功能改变的结果。由于高频心房电活动导致动作电位时程大量钙内流、钙超载，同时自主保护机制通过下调L型钙通道的表达、Ca^{2+}电流的失活及内向整流钾电流的增强，达到降低钙超载、减慢动作电位时程的目的。但是，减慢动作电位时程，这些变化又稳定了心房折返环，使心房颤动易感性和稳定性增强。除此之外，对钙处理的改变又反之促进舒张期钙释放和异位触发，以上形成周而复始的恶性循环。电重构机制有助于解释临床重要现象，如心脏电复律后早期心房颤动复发、长时间心房颤动治疗后出现进展的耐药性、阵发性心房颤动转变为持续性或永久性的现象。

结构重构来自结构性心脏病和各种疾病累及心肌所导致的纤维化。反应性间质纤维化隔离肌束，而修复性间质纤维化替代死亡的心肌细胞，这些均干扰电的连续性和减慢传导。其中，成纤维细胞能与心肌细胞的电活动结合，增加电传导的细胞数量，促进折返和（或）异位电活动形成，这都是结构重构导致电活动异常的基础。因此，研究成纤维细胞的离子通道，为目前心律失常的治疗提供了新型方法的靶点，如抑制由纤维细胞-心肌细胞的电连接产生的心律失常，以及抑制胶原蛋白的产生。了解纤维化进程不但可以提供治疗靶点，还可以作为治疗反应的预测因子。心房颤动自身可促进结构重构，创造长时间的正反馈环路，向永久性发展。

心房颤动导致自主神经功能紊乱，即自主神经重构。不论是在动物模型还是人类，已经证实异常的自主神经支配和心房颤动之间的重要关系。自主神经功能紊乱是心房颤动发病和维持机制中的重要成分。Jayachandran 等在犬心房颤动模型中使用 hydroxyephedrine 标记交感神经终末端，发现心房交感神经支配异构性增加。之后使用酪氨酸羟化酶抗体在免疫组化染色检测中证实心房交感神经密度增加。在心室梗死后心房颤动的诱发和维持上，心房神经的萌出和交感神经高支配也同样出现。以上研究均说明心房颤动发生和维持中自主神经的变化，即自主神经重构。自主神经重构包括迷走神经放电增强乙酰胆碱敏感的钾通道（I_{KACh}）的活动、改变动作电位时程、稳定折返环。β肾上腺素能受体激活后可增强舒张期钙泄漏，促进延迟后除极相关的异位触发。自主神经重构有助于正反馈环的形成，使心房颤动更易于复发和维持。动物实验证实自主神经节的消融效果依赖于自主神经支配的变化。自主神经在心房颤动起源和维持中占据重要地位。

二、心房颤动起源与维持中重要解剖部位的自主神经属性

无论是正常心脏还是结构异常心脏，自主神经系统在心房颤动起源与维持中均扮演重要角色，是心房颤动治疗合适的靶点。早期研究提示与运动诱发有关的心房颤动发作是由交感神经介导，相反，无器质性心脏病的年轻人心房颤动由迷走神经介导。心脏交感神经活性被认为是通过增加钙内流、肌浆网自发钙释放致心律失常。而动物实验证实迷走神经通过不均一地缩短心房有效不应期、有效不应期离散度增加形成折返而触发心房颤动。迷走刺激还能导致心房局部触发的发生。实际上，近来越来越多的研究证实在心房颤动起源与维持中，交感神经与迷走神经有着协同作用。Amar 等表明心房颤动发作之前有短暂的交感神经活性增高，最后即表现为迷走神经调节为主导的优势。其他实验则证实心房颤动的发作与自主神经系统中交感神经和迷走神经失衡有关。动物实验通过对迷走神经、交感星状神经节及心脏内在自主神经的神经放电活动的记录，来证明心房颤动发生和发展时交感神经与迷走神经的相互作用。这些研究使用了直接神经放电记录，发现交感神经和迷走神经放电模式改变先于心房颤动的发生。更重要的是，交感神经和迷走神经的相互作用有助于心房颤动的长期维持。Sharifov 等对乙酰胆碱诱发的心房颤动使用异丙肾上腺素，发现使用异丙肾上腺素之后，用于诱发心房颤动和使心房颤动维持的乙酰胆碱浓度反而降低。Patterson 等生理学实验进一步证实交感神经刺激在已有迷走神经刺激局部触发的产生上起重要的作用。在他们的模型中，由于乙酰胆碱依赖的钾通道激活（如迷走神经刺激）或者交感神经刺激钙通道电流倍增，使心房复极缩短，这时候钙触发能产生快速放电。以上的研究提示自主神经系统中交感神经系统和迷走神

经系统两者的重要性，在心房颤动起源和维持中均占有重要的地位，其不均衡效应可导致心律失常。

无论何种假说，观察心脏的解剖部位，肺静脉和左心房前壁均在心房颤动起源中扮演着重要角色。因为这些解剖区域具备特殊的结构、分子、电生理特性，这均是心房颤动发生的基质。研究证实肺静脉和毗邻的左心房前壁有独一无二的自主神经属性，有别于其他心房部位，有利于局灶触发的起源和微折返的维持。这也验证了自主神经在心房颤动中的重要性。这种自主神经属性在解剖上被 Armour 和 Randall 证实，肺静脉和左心房前壁周围至少存在 5 个重要的自主神经节丛，称为心房脂肪垫。这些心房脂肪垫含有大量神经节丛，互相联络成网，形成神经网络。这种解剖部位的特殊性是心房颤动触发和维持的重要基质。除此之外，正常肺静脉有明显的传导和复极异型性，是折返的基质，但也只有在乙酰胆碱和异丙肾上腺素存在的前提下维持微折返。那么，胆碱能刺激或交感神经兴奋是维持肺静脉局灶活动必需的前提，这也是此区域的自主神经特性。目前已有不少研究人员应用手术策略和去神经的导管射频消融靶向定位肺静脉和心房，包括心房的去神经消融，如复杂碎裂心房电图（complex fractionated atrial electrogram，CFAE），可以识别自主神经活跃的区域，对该区域进行消融，可明显增加治疗心房颤动的成功率。伴随着心房去神经手术策略的进展，自主神经系统在心房颤动中的作用，更加清晰明了。

三、结构性心脏病中触发心房颤动的自主神经改变

Jayachandran 等对长期快速心房起搏的犬心房研究发现，交感神经分布异构性增加，证明在持续性心房颤动的患者中，存在交感神经高支配现象。Ogawa 等对心力衰竭犬模型的星状神经节、迷走神经采用神经放电记录，发现在发生房性心律失常之前，交感神经和迷走神经放电增强。实际上，模型中这种房性心律失常的发生可以通过预先行星状神经节和第 2～4 胸交感神经节的消融进行预防。在同样的模型中，Ng 等发现左心房的交感神经和副交感神经生长均增加，神经生长在肺静脉和左心房前壁最为显著。这在人类心房颤动中也发现了类似的结果。心力衰竭心房颤动模型中副交感神经增多，但是 M_2 复合体却无改变，迷走诱导的有效不应期缩短也下降，前后两者出现矛盾的现象。这种迷走神经反应性的下降可以解释为乙酰胆碱酯酶活性升高，而左心房毒扁豆碱却抑制乙酰胆碱酯酶活性使迷走神经反应性完全恢复。更重要的是，虽然迷走神经反应性下降，但是副交感神经张力依然在心房颤动的维持中起最重要的作用。使用阿托品可以使诱发心房颤动的持续时间下降，提示副交感神经重构在心房颤动发生上亦占有重要地位。但自主神经交感拮抗和迷走拮抗双阻滞剂却没有显示出进一步使心房颤动诱发持续时间继续下降的现象，仅是降低了心房颤动主频，提示交感神经活性对心房颤动的额外影响。

综上所述，自主神经系统不仅在正常心脏，在结构性心脏病中也是对心房颤动起源起重要作用。以上数据均提示由于自主神经系统的重要作用，无论是正常心脏还是异常心脏，都可以选择其作为合适的心房颤动治疗靶点。研究提示在心房颤动的发生和维持中，心房和心室的自主神经重构也存在异同，如在心室中，迷走神经效应似乎可拮抗心律失常，而在心房中，副交感神经系统明显对心房颤动的发生起重要的促进作用。

四、心脏自主神经信号传递的细胞水平机制

起源于交感神经节（如星状神经节）的电冲动经过交感神经传出突触后，通过交感神经终端导致交感神经信号传递。从产生、递质释放、再吸收到递质降解，是个极度复杂和高度管制的过程。这一管制过程确保肾上腺素控制的重要功能能够顺利为不同状况下的生理需求转变。首先，神经细胞胞体合成最重要的去甲肾上腺素神经递质，传递并聚集在囊泡中，至神经曲张体连接处的肾上腺素能受体释放，通过钙依赖达到神经元去极化。除了去甲肾上腺素，这些囊泡中还含有少量的不同种活性物质，如阿片类等其他神经肽。快速的吸收机制限制了大量去甲肾上腺素与受体结合，同时去甲肾上腺素也同样被各种酶，如单胺氧化酶迅速消化降解。在这一过程中，还有突触前受体，特别是 α_2 肾上腺素能、多巴胺和毒蕈碱受体，所介导的反馈亦能控制去甲肾上腺素的效应。肾上腺髓质释放肾上腺素进入循环，偶尔也能导致心脏交感神经激活，特别是产生常见的交感效应。去甲肾上腺素与心脏心肌细胞表面的不同肾上腺素能受体结合会产生不同的效应。与心房颤动有关的主要是 β 肾上腺素能受体及其下游的信号传递系统。β 肾上腺素能受体与巨大 G 蛋白偶联受体家族中的一员连接，和房性心律失常有关的是 β_1 肾上腺素能受体。β_1 肾上腺素能受体和 G 蛋白偶联信号转导系统介导交感效应的实现。

乙酰胆碱由乙酰辅酶 A 和胆碱通过胆碱乙酰转移酶合成，主要在胆碱能神经末端的突触泡中聚集。与交感神经递质传递一样，产生和释放乙酰胆碱也是受高度调控和突触前毒蕈碱受体介导的反馈控制。释放的乙酰胆碱能快速被乙酰胆碱酯酶分解，乙酰胆碱酯酶分解乙酰胆碱是非常有效并能最大限度限制乙酰胆碱从释放部位传播。因此，乙酰胆碱的效应是局限的，迷走神经活性依赖于乙酰胆碱的空间异质性，这一属性对心房颤动的发生和维持非常重要。心脏心肌细胞的胆碱能受体主要为 M_2 毒蕈碱受体。同样，M_2 毒蕈碱受体与 G 蛋白偶联受体家族中的一员连接，实现和 G 蛋白偶联信号转导系统介导的迷走效应。

五、自主神经信号传递过程中的 G 蛋白信号转导途径

G 蛋白信号转导途径是自主神经系统信号传递过程中重要的信号转导途径。自主神经激素信号通过受体与 G 蛋白偶联，在细胞内产生第二信使（如腺苷酸环化酶、磷脂水解系统），从而将信号跨膜传递至细胞内影响细胞的活动。G 蛋白是受体和腺苷酸环化酶之间密切相关的蛋白质，位于细胞膜脂质双分子层中，在信号转导过程中起分子开关的作用。G 蛋白家族成员均由 α、β、γ 三个亚基组成，分子结构相似，因为 α 亚基的不同而定义不同的 G 蛋白。G 蛋白家族目前有 4 个成员组，分别是 $G\alpha i/o$、$G\alpha s$、$G\alpha q/11$ 和 $G\alpha 12/13$。其中抑制性 G 蛋白（$G\alpha i/o$）占主导地位，表达最多，其次是 $G\alpha s$、$G\alpha q/11$、$G\alpha 12/13$。抑制性 G 蛋白自身有众多亚型，如 $G\alpha i1$、$G\alpha i2$、$G\alpha i3$ 和 $G\alpha o$。$G\alpha o$ 有 $G\alpha oA$ 和 $G\alpha oB$ 两种剪切异构体，$G\alpha o$ 主要存在于大脑中，而 $G\alpha i1$、$G\alpha i2$、$G\alpha i3$ 高度同源，分布在很多组织中，心肌中 $G\alpha i2$ 蛋白最多见。此外，细胞内还存在调控 G 蛋白信号转导途径的微调附属分子家族，为 G 蛋白信号调节蛋白（regulator of G-protein signaling, RGS），主要与 $G\alpha$ 结合。RGS 有 20 多种哺乳动物亚型，大部分在心脏表达，特定的

RGS 作用于特定的 Gα 亚基，发挥 GTP 酶激活蛋白的作用，负性调节 G 蛋白信号传导途径。

交感神经在心脏的变时、变力效应主要由 β_1 肾上腺素能受体和 β_2 肾上腺素能受体实现，正常心房中 80% 为 β_1 肾上腺素能受体，而介导其反应的为 G 蛋白家族中的 Gαs，导致腺苷酸环化酶和后续的蛋白激酶 A 介导的 L 型钙通道、肌钙蛋白 I、受磷蛋白的磷酸化，使钙内流增加、心肌收缩力增强。这些心房的交感效应能够引发心房局灶触发的期前收缩。迷走神经的心脏调节主要由胆碱能受体实现，心肌中主要为 M_2 受体，介导心脏功能的迷走效应，而 M_2R 的效应与 β 肾上腺素能受体对立。M_2R 与乙酰胆碱结合、通过激活 G 蛋白家族中对百日咳毒素敏感的 Gαi/oβγ 三聚体，使之解离为 Gαi/o 和 Gβγ。Gαi/o 抑制腺苷酸环化酶、环腺苷酸、蛋白激酶的活性，导致 L 型钙通道电流衰减；Gβγ 对乙酰胆碱敏感的钾离子通道（I_{KACh}）有激活作用，最终引起窦房结和房室结传导延缓，心房有效不应期缩短，离散度增加。

六、调控 G 蛋白信号传导途径治疗心房颤动

（一）心房心肌细胞电生理的自主神经调控

β 肾上腺素能受体激活最主要的致心律失常靶点与心肌细胞钙处理有关。β 肾上腺素能受体激活所产生的心脏主要效应是通过增强心脏的 Ca^{2+} 输出、储存、释放控制来提高心脏输出，效应的启动由 PKA 和钙调蛋白依赖的蛋白激酶 Ⅱ（CaMK Ⅱ）逐级放大。PKA 和 CaMK Ⅱ 的磷酸化和大多数蛋白质相同：由 L 型钙通道（L-type calcium channel，LTCC）、肌浆网 Ca^{2+} 释放通道兰尼碱受体2、肌浆网受磷蛋白参与此过程。L 型钙通道磷酸化增加了电压依赖性 Ca^{2+} 通过离子膜。兰尼碱受体2磷酸化放大了肌浆网 Ca^{2+} 释放。逐级放大的效应瞬时增加了收缩期 Ca^{2+}，最终使收缩增强。受磷蛋白控制肌浆网 Ca^{2+} 转运及肌浆网 $Ca^{2+}ATP$ 酶转运，最主要的机制是负责维持肌浆网 Ca^{2+} 储存和恢复舒张期低 Ca^{2+} 水平，以期达到舒张期心肌舒张和血液充盈。肾上腺素能诱导的受磷蛋白磷酸化通过 PKA 和 CaMK Ⅱ 将其从肌浆网 $Ca^{2+}ATP$ 酶解离，但并不抑制 Ca^{2+} 泵入肌浆网。在急性应激情况下，肾上腺素能活性改变提供了必要的 Ca^{2+} 依赖的心脏功能。但是在对 Ca^{2+} 依赖的触发活动进行预处理的情况下，Ca^{2+} 负荷或释放增强，肾上腺素刺激就能出现很强的促进心律失常作用。在慢性心房缺血犬模型中，异位活性异常的 Ca^{2+} 释放需要肾上腺素的启动才能开始。

自主神经调制其实最重要的效应聚焦在心肌离子通道上。除乙酰胆碱诱发的 I_{KACh} 通道外，大量离子通道受交感张力的影响，最重要的有 L 型钙通道、延迟整流钾通道（I_{Ks}）及内向整流钾通道（I_{K1}）。I_{Ks} 可以被肾上腺素诱发的 PKA 磷酸化所增强，I_{Ks} 的增强可以抵消 L 型钙通道内向电流和早期后除极。I_{K1} 负责静息电位，以及复极和管理心房颤动的动力学。I_{K1} 通常被 α 肾上腺素能受体激活所抑制。

（二）调控 G 蛋白信号传导途径治疗心房颤动

针对心房颤动治疗，心脏去神经消融的手术策略会不可避免带来心肌损伤和其他相

邻组织结构的损伤，使得近年出现以分子生物水平的靶向干预自主神经效应达到手术去神经消融的方法。其中调控抑制性 G 蛋白信号传导途径可达到预防和治疗心房颤动的目的，称为"分子水平的消融"。

Donahue 研究小组利用 Gαi 在心肌 G 蛋白信号转导途径中的特殊作用，使用腺病毒载体过度表达 Gαi 蛋白，改变了心脏自主神经支配的信号转导效应。研究人员通过冠状动脉将 Gαi2 基因的腺病毒选择性地转染到猪的房室结区域细胞，观察到由于抑制性 Gαi2 蛋白的高表达调节了房室结的传导特性，Gαi2 具有类似肾上腺素受体阻滞剂的效应。在房室结细胞中，Gαi2 的高表达抑制了基础房室传导，延长了房室结传导时间，在没有出现完全性心脏传导阻滞的情况下减慢了心房颤动时的心室率。而 Arora 研究小组先后采用犬心脏心外膜涂染及心外膜心肌注射两种方法，配合超声穿孔、电脉冲穿孔等物理方法将 Gαi 肽段（Gαictp）转入左心房前壁心肌细胞，最终发现迷走神经介导的心房颤动诱发率明显降低。Gary 延续上述实验，使用心肌注射结合电穿孔技术将 Gαictp 基因转染至犬心肌细胞，发现实验后 3 天迷走神经介导的心房颤动诱发明显减少。究其原因，Gαictp 具有 Gαi 的相似结构，竞争性抑制 Gαi 与 M_2R 结合，干扰 Gαiβγ 三聚体的解离，使信号传导途径受阻，Gαi 和 Gβγ 作用无法实现，心房有效不应期延长、离散度减少，心房颤动诱发降低。

同时，Jones 等发现 RGS 基因缺陷小鼠心房颤动易感率增加。Cifelli 等发现 RGS4 的 mRNA 表达水平在窦房结区域比心房其他部位都明显增高，RGS4 基因缺陷小鼠显示出对卡巴胆碱反应增高的缓慢型心律失常，窦房结细胞的 I_{KACh} 亦发生改变。而在 RGS6 基因缺陷的小鼠有同样的发现，离体灌流心脏对卡巴胆碱反应出现窦房结自发活动抑制，房室传导阻滞。最重要的是，心房肌细胞 G 蛋白偶联的内整流钾通道（GIRK）灵敏性降低、失活缓慢。这些均提示靶向调控 G 蛋白信号传导途径是可以达到预防或治疗心房颤动的目的，成为心房颤动分子水平治疗的靶点。

笔者所在团队的研究曾将重组腺病毒 rAd-Gαictp 通过开胸局部注射的方法靶向转导至犬左心房，发现迷走神经介导的心房颤动的发生消失，进一步从电生理学证实是由于心房有效不应期缩短，组织场电位减小；从组织学证实糖原累积减少，心房自主神经节丛中 TH、CHAT 表达均减少；以及从分子生物学证实心房肌 Gαictp 的表达量增加。以上三个方面验证了疗效明确，迷走神经活性被干扰，证实了基因靶向干预治疗的有效性及可行性，为心房颤动的基因治疗提供了新的思路和理论依据。

（三）心房颤动治疗新方法的展望

干扰 G 蛋白信号传导途径治疗心房颤动，当然还有很多的调控靶点存在，除抑制性 G 蛋白调控及 RGS 的干预，还可对 G 蛋白受体家族进行靶向调节。此途径虽然已经取得了一定的成功，但仍需考虑：第一，靶向干预自主神经的基因能否持续长效的表达；第二，基因治疗的途径是否安全，特别是 G 蛋白途径的干预，是否影响 G 蛋白介导的其他信号传导途径。期望将来回顾历史的发展，类似于消融效果的基因水平治疗能成为心房颤动治疗史上的里程碑。

第9章　心脏自主神经受体自身抗体与心血管疾病

心血管疾病的病因和发病机制极为复杂，高血压、血脂异常、肥胖、糖尿病等多种危险因素可导致炎症、氧化应激、钙超载、细胞凋亡、自噬等多种病理生理改变，从而诱发心血管疾病。近些年越来越多的研究显示自身免疫因素与心血管疾病密切相关，可能是部分患者心血管疾病的直接病因。结节病、系统性红斑狼疮、硬皮病、多发性硬化病、1型糖尿病、格雷夫斯病、类风湿关节炎、强直性脊柱炎、炎症性肠病等自身免疫疾病已经被证实和多种心血管病相关，同时研究显示自身抗体介导的病理损伤也可诱发心血管疾病。

自身抗体是指针对自身组织、器官、细胞及细胞成分的抗体，正常人体血液中可以有低滴度的自身抗体，参与机体正常的生命活动。无自身免疫性疾病的正常人，特别是老年人，血液中可检出多种自身抗体存在，如抗甲状腺球蛋白、甲状腺上皮细胞、胃壁细胞、细胞核 DNA 抗体等。人体的生长、发育和生存由完整的自身免疫耐受机制维持，正常的免疫反应有保护性防御作用，即对自身组织、成分不发生反应。一旦自身耐受的完整性遭到破坏，免疫系统对于机体自身的物质识别失效，视自身组织为"异物"，进而发生自身免疫反应，产生自身抗体。如果自身抗体的滴度超过一定水平，就可能对身体产生损伤，从而诱发疾病。

心脏受自主神经系统的交感神经和副交感神经的双重支配，两者相互平衡，维持并调节心脏能量代谢、心率及血压。外周自主神经释放神经递质，通过与自主神经受体结合发挥下游生物学效应。而多种心脏自主神经受体自身抗体表达过度或缺失，如 β_1 肾上腺素能受体自身抗体（β_1 adrenergic receptor autoantibody，β_1-ARAb）、M_2 毒蕈碱受体自身抗体（M_2 muscarinic acetylcholine receptor autoantibody，M_2-AChRAb）被发现与多种心血管病密切相关。本章对心脏自主神经受体自身抗体与心血管疾病相关的基础及临床研究，包括流行病学、致病机制、治疗方法等的研究进展进行叙述。

一、心脏自主神经受体

自主神经受体遍布于心血管系统，提供关于传出神经活动反射调整的基础信息。自主神经受体主要包括 M 型胆碱能受体（M_1、M_2、M_3 型）、N 型胆碱能受体（N_1、N_2 型）、α 肾上腺素能受体（α_1、α_2 型）和 β 肾上腺素能受体（β_1、β_2、β_3 型）。心脏中主要存在 M_2 胆碱能受体、α_1 肾上腺素能受体和 β_1 型肾上腺素能受体。

（一）胆碱能受体

能与乙酰胆碱结合的受体称为胆碱能受体（cholinoceptor），可分为毒草碱型受体和烟碱型受体两类。

1. 毒草碱型受体　能与毒蕈碱（muscarine）特异性结合并被激动的胆碱能受体称为毒草碱型受体（muscarinic receptor，M 受体），主要位于节后胆碱能神经纤维所支配的效应器细胞膜上，属于 G 蛋白偶联受体。按照药理学特点，M 受体至少可分为 M_1、M_2 和 M_3 等亚型。M_1 受体主要分布于神经组织和腺体细胞，M_2 受体主要分布于心脏组织，M_3 受体主要分布于平滑肌和腺体细胞。乙酰胆碱与 M 受体结合后产生的效应称为毒蕈碱样作用（M 样作用），如瞳孔括约肌、支气管平滑肌、胃肠平滑肌、膀胱逼尿肌收缩，胃肠、胆管、膀胱的括约肌舒张，心功能下降，消化腺、汗腺分泌，骨骼肌血管舒张等，主要是副交感神经兴奋为主的效应。阿托品是 M 受体阻滞剂。

2. 烟碱型受体　能与烟碱（nicotine）特异性结合并被激动的胆碱能受体称为烟碱型受体（nicotine receptor，N 受体），主要分布在神经节细胞膜和骨骼肌细胞膜上，属于含离子通道的受体。其中神经节细胞膜上的 N 受体为 N_1 受体，骨骼肌细胞膜上的 N 受体为 N_2 受体。筒箭毒碱是 N 受体阻滞剂。

（二）肾上腺素能受体

能与去甲肾上腺素和肾上腺结合的受体称为肾上腺素能受体（adrenergic receptor），属于 G 蛋白偶联受体。根据其对去甲肾上腺素反应的不同情况，肾上腺素受体可分为 α 及 β 两型。肾上腺素对 α 及 β 受体均起作用，且作用较强，而去甲肾上腺素主要对 α 受体起作用。

1. α 肾上腺素能受体　简称 α 受体，在外周主要分布于小血管平滑肌上，以皮肤、肾、胃肠血管最多。儿茶酚胺与 α 受体结合后，主要产生兴奋效应，使扩瞳肌、血管及子宫平滑肌收缩，小肠平滑肌舒张。根据特异性激动剂和阻滞剂不同，又可分为 $α_1$ 和 $α_2$ 两种亚型。$α_1$ 受体主要分布在血管平滑肌（如皮肤、黏膜血管及部分内脏血管），激动时引起血管收缩，还分布在瞳孔开大肌，激动时瞳孔开大肌收缩，瞳孔扩大。$α_2$ 受体主要分布在去甲肾上腺素能神经的突触前膜，受体激动时可使去甲肾上腺素释放减少，对其产生负反馈调节作用。

2. β 肾上腺素能受体　简称 β 受体，可分为 $β_1$、$β_2$、$β_3$ 等亚型。$β_1$ 受体主要分布在心脏，可增加心肌收缩性、自律性和传导功能，还分布在瞳孔开大肌，起扩瞳作用；$β_2$ 受体主要分布在支气管平滑肌、血管平滑肌和心肌等，介导支气管平滑肌松弛、血管扩张等；$β_3$ 受体主要分布在白色及棕色脂肪组织，调节能量代谢，也介导心脏负性肌力及血管平滑肌舒张。

二、心脏自主神经受体自身抗体与心血管疾病

（一）$β_1$ 肾上腺素能受体自身抗体与心血管疾病

$β_1$ 肾上腺素能受体是人心脏中主要的 β 肾上腺素能受体亚型，分别占人心房和心室

中 β 肾上腺素能受体的 60%~70% 和 70%~80%。研究显示针对 β_1AR 的自身抗体,即高滴度的 β_1-ARAb 在多种心血管疾病,如特发性扩张型心肌病、恰加斯病、心力衰竭、室性心律失常、窦房结功能不良、不适当窦性心动过速和心房颤动的患者中被检出。早期研究主要证实 β_1-ARAb 水平升高会诱发心肌病和心力衰竭,Jahns 等研究了扩张型心肌病、缺血性心肌病和健康对照者的血清 β_1-ARAb 水平,结果显示在健康受试者中 β_1-ARAh 的阳性率仅为 1%,在缺血性心肌病患者中 β_1-ARAb 的阳性率为 10%,而在扩张型心肌病患者中 β_1-ARAb 的阳性率高达 26%,且 β_1-ARAb 阳性的患者左心室功能显著降低。国内杨新春等在对我国心力衰竭患者的研究中发现 45.7% 的 CHF 患者血清 β_1-ARAb 为阳性,远高于正常对照患者(10.4%)。一项多中心研究纳入了 2062 例由扩张型心肌病或缺血性心肌病引起的慢性心力衰竭患者及 824 例对照者,测量其基线血清 β_1-ARAb 阳性率并随访 36 个月,发现扩张型心肌病和缺血性心肌病患者中血清 β_1-ARAb 阳性率显著高于对照组(8.1% 和 8.25% 对 2.2%,$P<0.01$),且 β_1-ARAb 是心力衰竭患者发生心脏性猝死的独立预测因子。来自基础实验的数据显示将 β_1-ARAb 阳性的患者的血清加入到豚鼠心肌细胞的培养液中,通过膜片钳技术发现 β_1-ARAb 阳性的血清对心肌细胞的 L 型钙通道具有类似异丙肾上腺素的作用,可增加细胞表面钙离子通道的强度和密度,表明 β_1-ARAb 可能参与心肌细胞病变的病理生理过程。对小鼠进行具有 β_1AR 编码质粒的 DNA 免疫接种后,发现免疫接种后的小鼠出现高血清滴度的 β_1-ARAb,并伴随左心室壁厚和左心室重量的逐渐减少,以及射血分数的明显降低,证实 β_1-ARAb 具有致心肌病和心力衰竭的作用。

近年来,来自临床研究和动物模型实验的最新证据表明高滴度的 β_1-ARAb 也具有导致心房颤动的作用。Novikova 等的一项小型研究纳入特发性心律失常、扩张型心肌病、缺血性心脏病患者及健康对照者,研究发现 40% 的室性心动过速患者、63.6% 的室性期前收缩患者、41.6% 的心房颤动患者及 54.5% 的扩张型心肌病患者血清 β_1-ARAb 呈阳性,阳性率远高于缺血性心脏病患者(16.6%)及健康对照者(10%)。同时研究表明血清 β_1-ARAb 的阳性率在格雷夫斯病甲状腺功能亢进症患者合并心房颤动者和窦性心律者之间有显著差异(94% 比 38%,$P<0.001$)。Yalcin 等纳入了 75 例孤立性阵发性心房颤动患者和 75 例健康对照者的研究显示,阵发性心房颤动患者血清 β_1-ARAb 浓度水平高于健康对照者[102.56ng/ml(95%CI:65.18~348.41)比 44.17ng/ml(95%CI:30.89~158.54)],同时多元回归分析显示 β_1-ARAb 水平是患有阵发性心房颤动的独立预测因子,以 72.16ng/ml 为截断值,β_1-ARAb 预测阵发性心房颤动的灵敏度为 92.00%,特异度为 73.30%。国内冯力等的研究进一步发现从健康对照人群到阵发性心房颤动患者,再到持续性心房颤动患者,其血清 β_1-ARAb 水平存在阶梯状升高,由健康对照者的 198.14ng/ml(95%CI:125.70~278.40),升至阵发性心房颤动患者的 210.61ng/ml(95%CI:134.35~274.57),再至持续性心房颤动患者的 238.23ng/ml(95%CI:132.38~291.69)。Li 等进行的动物实验表明,将 β_1 肾上腺素能受体(β_1AR)的细胞外第二环功能表位肽段作为致病性自身抗原注射入受试动物体内,实验动物会产生相应的功能性 β_1-ARAb 抗体而发挥致病作用,在该动物模型中主动免疫后的实验兔出现心房有效不应期缩短、心房颤动诱发率升高(图 9-1)。

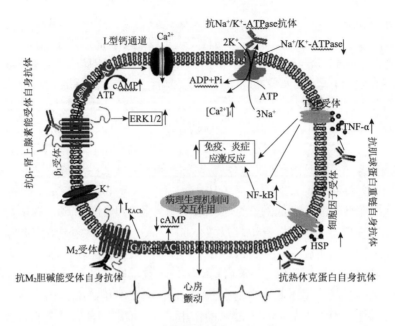

图 9-1 自身抗体诱发心房颤动

（转载自：邵梦娇，张玲，汤宝鹏，等.心房颤动与自身抗体的研究新进展.中国心脏起搏与心电生理杂志，2018，32：1-5.）

（二）M₂ 毒蕈碱受体自身抗体与心血管疾病

早期研究在 Chagas 病患者中检测到 M₂-AChRAb 阳性，后续研究在扩张型心肌病、心力衰竭患者中检测到 M₂-AChRAb 阳性。Fu 等纳入了 36 例特发性扩张型心肌病和 40 例健康对照者的研究显示，在 1：（20～160）的抗体稀释度下，有 38.8% 扩张型心肌病患者血清中可检出毒蕈碱受体肽，而健康对照组仅有 7.5% 可检出毒蕈碱受体肽阳性。另一项纳入 32 例特发性扩张型心肌病患者、23 例肥厚型心肌病患者、11 例恶性原发性高血压患者、10 例恶性继发性高血压患者及 49 例健康对照组的研究，同样有 38% 的扩张型心肌病患者检出 M₂-AChRAb 阳性。

（三）α₁ 肾上腺素能受体自身抗体与心血管疾病

目前研究显示 α₁ 肾上腺素能受体自身抗体（α₁-ARAb）表达增加与高血压密切相关。Fu 等检测了健康对照者、恶性高血压患者、继发性高血压患者中血清 α₁-ARAb 水平，结果显示 64% 的继发性高血压患者、20% 的恶性高血压患者血清 α₁-ARAb 呈阳性，高于健康对照者（12%）。一项纳入 81 例难治性高血压患者的研究显示，约 50% 的患者（41/81）血清 α₁-ARAb 呈阳性，对这些患者进行免疫吸附治疗后，患者血压显著降低。另一项研究纳入 54 例原发性高血压患者和 26 例血压正常的对照者，结果显示 44% 的原发性高血压患者、12% 的对照者血清 α₁-ARAb 呈阳性。进一步研究显示 α₁-ARAb 对离体新生大鼠心肌细胞具有正性变时作用，且这种作用被 α₁ 肾上腺素能受体阻滞剂阻断。

此外，在阿尔茨海默病患者和 2 型糖尿病患者中也检出血清 α₁-ARAb 阳性，但尚未有大规模研究报道这些患者中 α₁-ARAb 阳性检出率。

三、心脏自主神经受体自身抗体诱发心血管疾病的机制

心脏自主神经受体自身抗体与受体相结合，产生类似受体激动剂的作用而发挥下游效应。既往研究主要集中于 β_1-ARAb 表达增强诱发心血管疾病的作用机制，本部分主要介绍 β_1-ARAb 的致病机制。

（一）β_1-ARAb 增加心肌细胞凋亡

Daniel 等研究发现，将 β_1AR 蛋白作为免疫原，可以使小鼠产生多克隆的 β_1-ARAb，这些抗体与 β_1AR 选择性结合，转移到幼稚的雄性宿主后，β_1-ARAb 将 β_1AR 转变为激动剂偶联的高亲和力状态并激活了心肌细胞中的典型 cAMP 依赖性蛋白激酶 A 信号传导途径，导致细胞内钙处理和收缩功能的功能改变。β_1-ARAb 持续引起的激动作用在体内引起半胱氨酸蛋白酶-3 激活、心肌细胞凋亡和心肌病表型形成。β_1-ARAb 表达增强能导致 β_1AR 受体蛋白表达的下调和脱敏，提示长期 β_1-ARAb 结合 β_1AR 可通过激活 β_1AR、cAMP 及蛋白激酶 A 信号通路而发挥下游心血管损伤效应。Yvonne 等的研究同样发现针对 β_1AR 的单克隆抗体（β_1-ARAb）可以诱导离体培养的成年大鼠心肌细胞凋亡增加，具体表现为膜联蛋白试验、TUNEL 实验凋亡水平增加，而 β_1-ARAb 的致病作用可以被抗原肽和阻滞剂美托洛尔阻断。

（二）β_1-ARAb 影响心肌细胞存活

王兆佳等研究发现，使用不同浓度的 β_1-ARAb 处理离体培养的乳鼠心肌细胞，检测细胞存活率及线粒体功能，结果显示高 β_1-ARAb 浓度可明显降低心肌细胞生存率、细胞 ATP 含量及线粒体膜电势，而低浓度刺激能增强线粒体功能并促进心肌细胞存活，由于心肌细胞耗能较高且 90%以上的能量直接来自线粒体，表明高浓度 β_1-ARAb 可直接通过降低细胞线粒体功能而导致心肌细胞死亡。

（三）β_1-ARAb 激活内质网应激

Liu 等和侯晓鸿等的研究显示，使用 β_1AR 细胞外第二环功能表位纯化肽段对 Rag2 基因敲除的小鼠进行免疫，并另设美托洛尔药物治疗组，结果显示主动免疫小鼠表现为心功能下降，体重增加，心肌细胞凋亡，除发现半胱氨酸蛋白酶-3 激活外，该研究发现免疫后小鼠内质网应激激活，表现为 GRP78 和 CHOP 的上调，ATF6 的裂解，CaMK Ⅱ和 p38 MAPK 磷酸化，而上述效应可被 β 受体阻滞剂美托洛尔逆转。

（四）β_1-ARAb 激活心肌细胞 L 型钙通道

Christ 等研究发现，新生大鼠心脏培养的离体心肌细胞培养基中加入扩张型心肌病患者的免疫吸附治疗中获得的 β_1-ARAb，结果显示 β_1-ARAb 通过与 β_1AR 的相互作用，增加 cAMP 和蛋白激酶 A 的产生，使新生大鼠心肌细胞的自发搏动频率增加，但增加程度小于使用异丙肾上腺素处理；在大鼠心室和人心房肌细胞中，β_1-ARAb 以浓度依赖的方式增加动作电位时程，对晚期复极化的影响大于对早期复极化阶段的影响，增加了

L 型 Ca^{2+} 电流。此外研究发现 β_1-ARAb 以剂量依赖的方式激活细胞外信号调节激酶和 Src 样酪氨酸激酶。随后细胞内钙含量的进行性增加会导致心肌细胞破坏、纤维化修复和心脏的电不稳定增强，从而导致心房炎症和纤维化，这些病理生理改变都证实 β_1-ARAb 在心血管病的发生和维持中起重要作用。

（五）β_1-ARAb 诱导心肌纤维化

既往研究显示在细胞分子水平，多种介导心脏损伤的致病因素是通过共同的纤维增生性信号传导和 TGF-β 通路导致心房纤维化，其中 TGF-β_1 是细胞外基质蛋白增多和纤维化的关键分子。Shang 等的研究显示，在 β_1-ARAb 表达增强的主动免疫兔模型中，TGF-β_1、Smand3 的蛋白和 mRNA 表达水平升高，Sman7 的蛋白和 mRNA 表达水平下降，表明在 β_1-ARAb 过表达模型中心房 TGF-β_1 信号通路被激活。既往研究发现 β_1-ARAb 可激活 β_1AR、cAMP 及蛋白激酶 A 通路，并促进心脏成纤维细胞的增殖和激活，活化的心脏成纤维细胞促进 I 型胶原和 III 型胶原的合成增加，以及胶原蛋白在细胞外基质中的沉积增加。此外，病原因子刺激成纤维细胞分泌多种细胞因子，如 IL-6 和 TGF-β_1。TGF-β_1 可以调节心肌细胞存活并激活成纤维细胞，而活跃的心脏成纤维细胞和 TGF-β_1 可相互促进，形成一个正反馈回路，共同参与 β_1-ARAb 诱导的心肌损害。

（六）β_1-ARAb 激活 T 淋巴细胞增殖

既往研究已经发现外周血淋巴细胞表达 β_1AR 受体，表明 β_1-ARAb 可能通过刺激外周淋巴细胞 β_1AR 受体，从而对心脏产生致病作用。Zuo 等的研究显示，使用 β_1AR 的细胞外第二环功能表位肽段主动免疫大鼠后，除了大鼠心脏的形态和功能改变，还改变了大鼠外周血中的 $CD4^+/CD8^+$ 的比率，提示 T 淋巴细胞参与 β_1-ARAb 的致心力衰竭过程。Du 等从扩张型心肌病患者及健康受试者中采集血样，通过流式细胞术分别选择 $CD3^+$T 淋巴细胞，并通过 CCK-8 试剂盒和 CFSE 分析法检测 β_1-ARAb 对 T 淋巴细胞增殖的影响，结果显示扩张型心肌病患者分离的 β_1-ARAb 能与 T 细胞表面的 β_1AR 结合，通过激活 β_1AR、cAMP 及蛋白激酶 A 信号通路，增强 T 淋巴细胞增殖和分泌，这种效应可以被美托洛尔、蛋白激酶 A 抑制剂 H89 和 p38 MAPK 抑制剂 SB203580 阻断，同时 β_1-ARAb 表达增强，导致 VASP 和 p38 MAPK 的磷酸化形式表达明显增加，抑制干扰素-γ 的分泌，促进白介素-4 表达增加。以上研究说明 β_1-ARAb 表达增强导致 T 淋巴细胞活化和炎性细胞因子增加。

如上所述，β_1-ARAb 的病理生理机制可能涉及直接的心肌细胞毒性，同时 β_1-ARAb 激活 TGF-β_1/Smad 途径刺激成纤维细胞增生，因此推测 β_1-ARAb 可通过介导心肌细胞凋亡或坏死、胶原纤维形成瘢痕（损伤性效应）及增加纤维蛋白增生、紊乱（增生性效应）发挥心肌毒性作用，进而诱发心血管疾病发生。

四、心脏自主神经受体自身抗体表达增高的治疗措施

目前的研究显示，针对血清抗体的免疫吸附疗法具有较好的治疗效果。Dörffel 等研究了免疫吸附疗法对重度扩张型心肌病患者血流动力学的短期效用，该研究纳入了 9 例

患者，除给予常规的心力衰竭治疗（β受体阻滞剂、ACE 抑制剂、洋地黄和利尿剂）以外，连续 5 天使用免疫球蛋白免疫吸附剂进行免疫吸附治疗，结果显示患者血清 β_1-ARAb 浓度下降明显（相对单位由 6.4±1.3 降至 1.0±0.5），同时患者心排血量增加，以及平均动脉压平均肺动脉压、左心室充盈压及全身血管阻力下降，表明短期的免疫吸附治疗可以有效改善重度扩张型心肌病患者的血流动力学。而该团队的另一项研究评估了免疫吸附疗法对重度扩张型心肌病患者的长期效益，该研究对上述 9 例重度扩张型心肌病患者进行了长达 3 年的随访，结果有 4 例患者在随访中死亡，其抗体滴度的增加伴随着心血管功能的恶化，目前存活的 5 例患者显示 LVEF 增加，而抗体滴度没有明显增加。而纳入 34 例扩张型心肌病患者的一项回顾性分析表明，接受免疫吸附治疗的患者因 CHF 住院的天数明显减少（4.3 天比 17.2 天），同时免疫吸附治疗能明显提高 LVEF，降低再入院率。

　　尽管目前的证据表明自身抗体阳性的患者可以从免疫吸附治疗中受益，但是免疫吸附治疗的过程较为费时、费力，并且由于非特异性消除了患者血液中所有免疫球蛋白，因此出现了许多负面影响，如免疫系统失衡和出现免疫反应。因此仍需要寻找其他治疗血清心脏自主神经受体自身抗体阳性的合适方法。

第10章　自主神经与心肌细胞

一、交感神经与心肌细胞概论

自主神经系统，作为机体外周神经系统重要的一部分，其作用于机体众多的内脏器官和腺体，发挥着重要的调节作用。其中，心脏的功能调节就主要依赖于自主神经系统。颈部和胸部的交感神经节和心脏副交感神经节接受来自可以感受机械、代谢、化学信息等变化的外围传入神经纤维，以及来自中枢神经的控制生理状态、行为、情感等的传出神经纤维，以发挥它们的调节作用。在机体静息或者应激状态下，自主神经系统通过分布于心脏的交感神经和副交感神经，持续地调节心脏的功能状态，使心脏的输出与机体的灌注需求相匹配。自主神经节后纤维直接分布于心脏，其中交感神经和副交感神经系统与心脏传导系统都有伴行，而其他的心肌工作细胞几乎只与交感神经系统伴行，形成神经支配网络。

一些文献已经从多个方面讨论了神经心脏学中的自主神经系统，如近端节前纤维的精密调控，脑干和更高级的神经中枢的处理过程，以及环核苷酸信号通路在调节"交感-迷走平衡"中的作用等。而本章主要叙述交感神经与心肌细胞之间的连接模式、作用机制的研究现状。结合我们前期研究发现的 Pnmt$^+$心肌细胞，由于其特异性表达肾上腺素合成的关键酶——苯基乙醇胺-N-甲基转移酶（phenylethanolamine-N-methyltransferase，Pnmt），笔者推测这类细胞与交感-肾上腺素能系统关系密切。所以本章主要对 Pnmt$^+$心肌细胞与交感神经系统之间潜在的密切联系进行讨论。

（一）交感神经系统的生理功能

心脏交感神经系统最让人印象深刻的是神经元应激性激活，释放去甲肾上腺素，也就是对内在的（血流动力学、情感）或外在的（恐惧、疼痛）应激因素的"战斗或逃跑"（"fight or flight"）反应。然而，值得注意的是，即使在非应激条件下，交感神经系统也会通过参与调整心率，以及激活与转录调控和细胞分裂增殖相关的 β 受体信号通路，对心脏的自我平衡机制产生基础性的影响。另外，最近的研究显示，交感神经系统和副交感神经系统可以通过释放脑源性利钠因子（BDNF），对心脏收缩力和舒张力产生调节作用。如此表明，心脏的自主神经系统在心脏基础的生理性调节中发挥协同作用。

在急性应激状态下，交感神经元的激活会引起心脏的可变节律和收缩力在短时间内达到最大，这种在进化中高度保守的挽救生命的反应被称为"战斗或逃跑"反应。其中，正向的变力作用是通过激活 β 受体，导致心肌细胞内 cAMP 水平升高，PKA 被激活，使一些关键的钙调控相关蛋白发生磷酸化，其中包括 L 型钙通道、PLN、RyR2 等，它们共同作用使心肌细胞内钙水平升高，收缩力增强。心脏节律的调整则依赖于窦房结起搏细胞上 β 受体（主要是 $β_1$ 受体）的激活，进而增强 HCN 驱动和 NCX 驱动的膜电流，自动除极过程加快，从而正向调控心脏节律。在这种情况下，心脏的节律和收缩力同步增强，使心排血量最大化。心脏收缩力和节律调控的共同通路是交感神经纤维释放到心肌细胞间质中的去甲肾上腺素激活 β 受体。这一直是解释神经调控心脏功能这个生理过程的主流观点。

然而，交感神经释放到心肌细胞间质中的去甲肾上腺素，要想迅速发挥作用，可能还需要面临几个问题：心肌细胞间隙的体积与包含神经递质的囊泡的体积有着数量级的差异；心肌细胞间隙处在心脏冠状动脉循环的流动环境中；心肌细胞间隙中包含了能够降解儿茶酚胺的酶。考虑到这些因素，交感神经对心脏的调控应该是相当低效的，似乎是为了避免心肌细胞间质中去甲肾上腺素的量过大，而不是为了交感神经与心肌细胞进行快速有效的交流。事实上，交感神经元需要释放大量的去甲肾上腺素来达到一个足以激活 β 受体的稳态浓度，才能引起心脏反应。考虑到去甲肾上腺素合成、释放及再摄取等多个过程，要实现交感神经迅速准确地调控心脏，似乎相当困难。因此，有研究者认为交感神经递质释放部位与心肌细胞膜之间存在直接的相互作用。那么，了解交感神经系统与心肌细胞发生信号交流的模式成为理解神经在心脏中的生理作用的关键。

（二）交感神经系统与心肌细胞的紧密关系

在过去很长时间研究中，心脏有大量神经分布这一观点已被公认，但是在一段时间里，神经分布密度的大小或范围一直没有明确报道。一些学者认为，并非所有的心肌细胞都与神经纤维相联系。这种观点激励了一部分研究者致力于建立能够直接观察组织中交感神经分布的成像方法，如特异性标记交感神经后，运用高分辨率（电镜）或者低分辨率（组织学）等成像。最近有研究者利用特异性抗体标记，对心脏切片中分布的神经纤维进行细致的量化分析，根据分析结果，研究者们推测心脏中分布的交感神经纤维与心脏中分布的毛细血管比例接近。另外还有一些研究者利用双光子显微镜对心脏进行三维成像，双光子显微镜的分辨率更高，能够看到最细小的神经纤维。其结果显示，至少在啮齿类动物的心脏中，不仅所有的心肌细胞都与来自同一神经元突起的多个静脉曲张样膨大有接触，而且每个心肌细胞都可能与来自不同神经元的轴突有伴行或接触。结合大量研究，大多数研究者认为，哺乳动物的心脏都分布着交感神经，它们与营养心肌的冠状动脉系统伴行，从心外膜进入心肌层，发出的神经纤维广泛地分布于心肌间隙。交感神经纤维的形态类似于"珍珠项链"，呈现为一连串的胞体膨大（"静脉曲张样"结构），其膨大结构与神经胞吐作用相关，能够释放出各种神经递质，主要是去甲肾上腺素、神经肽 Y 和 ATP。与此同时，还有一些研究者致力于哺乳动物心脏中交感神经系统和心肌细胞之间相互作用的探索。在其形态学及超微结构上进行了大量的研究，表明交感神经纤维的瘤样膨大结构与心肌细胞膜在空间位置上有密切关系。这样的关系让人们联想到神经突触与肌肉的连接位点，交感神经系统与心肌细胞的交流方式是否与已被我们熟知的神经-肌肉接头相同仍然是未知的，其原因是：一方面，由于没有得到决定性的研究结果，也没有找到关键性的分子机制，"神经-心肌接头"这个概念并没有得到认可；

一方面，有一系列体外水平的研究发现，交感神经可以直接影响受其支配的心肌细胞的兴奋节律，尽管只是对这一现象的描述，研究者们也提出交感神经系统与心肌细胞之间存在"类突触"联系的概念。这一概念的提出主要是基于交感神经系统与心肌细胞在空间定位上的紧密关系，指出了一个假想的神经细胞与心肌细胞间的"缝隙"，推测两者间的交流可能有着类似于传统意义上神经突触与效应器之间交流的一些特性，如快速、高效、特异等。

最近有研究者使用交感神经细胞与心肌细胞共培养的方式，展示了交感神经与心肌细胞接触位点的一些细节，并在神经细胞与心肌细胞接近的相应区域找到了一些蛋白复合物，如相应区域心肌细胞膜上的 β 受体和与 β 受体相关的信号通路中特异性的配体蛋白（如 SAP97、AKAP79），以及细胞间的交互蛋白（如钙黏蛋白、β-联蛋白）。即使交感神经节细胞膜与心肌细胞膜之间的连接模式与分子机制还没有被完全构建出来，但不难推测，在心脏中可能也存在类似于维系传统概念中神经-肌肉接头的结构蛋白，并且这些蛋白可能在交感神经和心肌细胞接触位点中也扮演着相似的角色。有意思的是，最近有研究者在培养多能干细胞诱导分化的交感神经和心肌细胞时，观察到类似突触与效应器的接触，但在将相同的交感神经细胞与非心肌细胞共培养时，却没有形成这种接触。这些数据表明交感神经与心肌细胞的相互作用是具有特异性的。如前所述，交感神经纤维随毛细血管穿梭在心肌间质中，肯定也会遇到许多非心肌细胞（如成纤维细胞），有趣的是一些体外水平的实验显示，心脏成纤维细胞也可能直接与交感神经（神经元分化的 PC12 细胞）相互作用。不过，与交感神经和心肌细胞间建立的稳定的相互作用不同，交感神经与成纤维细胞的相互作用是瞬时的，也是动态变化的。鉴于交感神经与心肌细胞密切的解剖关系和相互作用，以及其细胞的选择性，这反映了交感神经与心脏的紧密关系可能存在细胞特异性。

综上所述，虽然形态学证据支持交感神经与心脏的紧密关系是围绕特定的相互作用复合物构建的这一概念，并表明交感神经可能使用"类突触"的方式与心肌细胞接触，但这一概念尚未在功能层面得到验证。

（三）交感神经在心脏的大体分布

在上述研究中，笔者所在的团队主要关注交感神经与心脏的显微关系。事实上，心脏的交感神经系统在大体分布上也存在明显的方向性。在 Hiroaki 等关于人类心脏自主神经的组织学研究中，研究人员发现相对于心室组织，心房组织中的交感神经分布更丰富，并且在心室组织中，心底部的交感神经密度明显比心尖部高。还有 Crick 等关于猪心脏中的神经纤维分布的研究也发现，交感神经纤维在左右心室都有丰富的分布，但两者间也存在一些差异，尤其是左心室游离壁，其外膜下组织中的交感神经纤维密度大约是内膜下组织中的 2 倍。从这些研究中我们知道，交感神经系统的节后纤维从心脏底部进入心肌组织，在心房、心室及心脏传导系统中的窦房结、房室结、希氏束等都有丰富的交感神经末梢分布，且在心底与心尖、心室壁内膜下与外膜下等心脏不同区域，交感神经的分布存在明显的差异。

（四）Pnmt⁺心肌细胞和光遗传小鼠模型

肾上腺素能细胞存在于周围组织（如肾上腺髓质）和中枢神经系统（如髓质腹外侧）。它们的主要作用是参与应激条件下的交感神经反应。这些细胞都能特异性地表达 Pnmt，Pnmt 是将去甲肾上腺素转化为肾上腺素的关键酶，是负责催化肾上腺素合成途径的最后一步。在肾上腺髓质内的肾上腺素能细胞中，Pnmt 的表达水平远高于其他组织。有意思的是，在心脏中也发现了类似的肾上腺素能细胞，即 Pnmt⁺心肌细胞。最近有研究者建立了一种利用 Pnmt 启动因子实现条件性表达光敏感通道（channelrhodopsin-2，ChR2）的光遗传模型小鼠。该研究中，研究者们将 Pnmt-Cre 小鼠与 Ai27D 小鼠进行杂交，Ai27D 小鼠表达了 ChR2/tdTomato 融合蛋白。其后代的 Pnmt⁺细胞内表达 Cre 重组酶后，通过基因修饰作用，使这类细胞表达 Pnmt 基因的同时也表达 ChR2/tdTomato 融合蛋白。通过光线照射（450～490nm），使光敏感通道开放，从而特异性地激活 Pnmt⁺细胞，如此就能够研究这些细胞在完整的机体中的生理特性。建立这样的动物模型的最初目的是选择性地研究肾上腺素能细胞，但研究者们在模型小鼠心脏中发现了一类能表达 Pnmt 的心肌细胞亚群。在 Pnmt 启动因子引导下，子代小鼠中显示出成功的细胞特异性表达。研究者们发现了一类细长棒状的 ChR2/tdTomato 阳性细胞，根据其心肌细胞的形态，以及能表达 α-actininin(心肌细胞标记)的特点，研究者称它们为 Pnmt⁺心肌细胞（Pnmt-derived cardiomyocytes，PdCM）。

（五）Pnmt⁺心肌细胞独特的分布模式

Pnmt⁺心肌细胞在心脏左侧和心传导系统中有独特的分布。研究者对 Pnmt-Cre-ChR2 小鼠的心脏进行切片观察发现，tdTomato 荧光明显偏侧分布于左心房和左心室。在整个心脏传导系统，包括窦房结和房室结，也观察到密集的 tdTomato 荧光。对 Pnmt-Cre-ChR2 小鼠的心脏切片进行 α-actinin 免疫染色，发现其荧光信号与 tdTomato 出现了共定位，说明大多数 Pnmt 阳性细胞均为心肌细胞。同时，研究者对窦房结和房室结切片进行心脏起搏器细胞标志物 HCN4 的染色，发现其荧光信号也与 tdTomato 出现了共定位。更有趣的是，PdCM 密集的区域与以往研究报道的心脏交感神经分布的区域有一定程度的契合。但是目前还不清楚这种对应的分布是否暗示了交感神经末梢与 PdCM 之间存在某种功能上的联系。未来对这种关系的研究可能会揭示重要的心脏局部调节机制。

二、β₂肾上腺素受体与相关心脏疾病

交感神经系统是通过内源性儿茶酚胺肾上腺素和去甲肾上腺素作用于心肌细胞上的 β 受体调节心功能。β-AR 亚型分为 β_1、β_2、β_3、β_4-AR（尚有争议），其中心肌细胞上主要表达 β_1、β_2 受体亚型，两者表达水平之比约为 4∶1。β-AR 属于 G 蛋白偶联受体（G protein-coupled receptors，GPCRs），β_1-AR 偶联兴奋性 G 蛋白（stimulatory G proteins，Gs），但 β_2-AR 可以偶联 Gs 和抑制性 G 蛋白（inhibitory G proteins，Gi）。G 蛋白偶联从 Gs 向 Gi 转变，从而影响 β_2-AR 微环境中环磷酸腺苷（cyclic adenosine monophosphate，cAMP）的产生。本节就 β_2-AR 信号通路的新认识及其在应激性心肌病、心肌肥厚、室

性心律失常发病机制中的作用进行综述，重点介绍 β_2-AR 如何根据疾病的不同阶段发挥双向功能，旨在为难治性心脏病提供新的治疗策略。

（一）β_2-AR 信号转导途径

肾上腺素能信号途径可分为经典和非经典途径。在经典途径中，β_1 或 β_2-AR 与神经递质结合，促使 Gs 激活腺苷酸环化酶（adenylyl cyclase，AC），细胞内 cAMP 浓度升高，依赖 cAMP 的蛋白激酶 A（protein kinase A，PKA）被活化，活化的 PKA 磷酸化肌钙蛋白 I（troponin Ⅰ，Tn Ⅰ）、L 型钙通道（L type calcium channel，LTCC）和受磷蛋白（phospholamban，PLB）等效应蛋白，由此发挥一系列生物效应，主要包括心肌收缩和能量代谢，完成经典的 Gs-AC-cAMP-PKA 途径。尽管 β_1 或 β_2-AR 均通过激活 Gs 信号来增加细胞内 cAMP 水平，但它们识别的信号分子并不相同。

除了偶联 Gs，β_2-AR 还可以偶联 Gi，即 β_2-AR 信号通路的非经典途径。β_2-AR 与 Gi 偶联后激活两条主要信号通路：PI3K/Akt/GSK3β 和 Ras/Raf/MEK/ERK。β_2-AR 与 Gi 蛋白和 Gs 蛋白混杂偶联，是 β-AR 特有生物效应的结构和功能基础。β_1 或 β_2-AR 与 Gs 偶联产生正性肌力作用，但 β_2-AR 与 Gi 蛋白的偶联会抑制 β_1-AR 与 Gs 蛋白偶联产生的正性肌力作用与正性松弛作用，从而发挥负性变力和抗心肌细胞凋亡的作用。因此，在正常生理状态下，儿茶酚胺刺激诱导的心肌反应主要由 β_1-AR 介导，因为 β_2-AR-Gs 介导的 cAMP 反应被同时激活的 β_2-AR-Gi 信号抑制。然而，在病理状态下，儿茶酚胺水平增加或心肌 Gi 蛋白表达增加，β_2-AR 通过偶联不同 Gi 的信号传导在心脏生理中可能发挥不同的作用。在 β_2-AR 与 Gi$_3$ 的偶联可能在短暂缺血或长时间肾上腺素能刺激时起预防心肌细胞损伤的作用；相反，β_2-AR 与 Gi$_2$ 的偶联可能在心力衰竭中发挥更为突出的作用。

β_2-AR 的激活与细胞内 Ca^{2+} 的动员有关，这归因于 cAMP 对 PKA 或 cAMP 激活的交换蛋白（exchange proteins directly activated by cAMP，Epac）的作用。但 Galaz-Montoya 等在 HEK-293 细胞中发现了一个以前未被认识的内源性途径：β_2-AR 被激活后，诱发腺苷酸环化酶的激活和三磷酸肌醇（inositol triphosphate，InsP$_3$）受体的开放，导致细胞内钙离子的大量动员。该通路不涉及 cAMP、Gs、Gi 或典型 β_2-AR 信号级联的其他成员的参与，因此构成了该受体的一种新的信号机制。

（二）应激性心肌病

应激性心肌病(stress-induced cardiomyopathy，SIC)，又称 Tako-Tsubo 综合征、"章鱼篓"心肌病、心尖球形综合征和心碎综合征，是一种短暂性左心室壁功能障碍，常由生理或情绪应激引起，多发于绝经后妇女。临床表现为类似心肌梗死的症状（严重胸痛和心电图 ST 段升高），但没有明显的冠状动脉阻塞。

有观点认为，SIC 发病机制与左心室心尖的 β 受体表达高于右心室和心底有关，所以导致选择性心肌顿抑。遭受躯体及心理应激刺激后，SIC 患者血液中儿茶酚胺水平远远高于急性心肌梗死患者。应激刺激对 β 受体和心室功能是一种沉重的打击，儿茶酚胺主要作用于心脏的 β_1-AR 和 β_2-AR。但由于心尖的心肌细胞 β_2-AR 密度和对儿茶酚胺的敏感度明显高于心底的心肌细胞，当超生理剂量的肾上腺素刺激时，β_2-AR 被 PKA 和 G 蛋白受体激酶（G protein-coupled receptor kinase，GRKs）磷酸化，导致 Gs 向 Gi 转变，产生负性肌力效应；同时由于心尖部肾上腺素受体密度及敏感性均高于心底部，故出现心尖部收缩减弱明显大于心底部，呈现心肌顿抑（有时称为"神经源性顿抑"）。百日咳毒素预处理可防止 Gs 向 Gi 转变，从而完全消除肾上腺素注射后左心室顶部和中部的负性肌力效应。这有助于解释应激性心肌顿抑如何优先影响左心室心尖部心肌产生 SIC 样症状。另有研究发现，β_2-AR 刺激时，基底心肌细胞有更多有序的膜（高密度的 T 管和 caveolar 微囊），这种细胞膜微区域的 β_2-AR/cAMP 信号明显变小且寿命短，提示基底心肌细胞对 cAMP 的控制更严格。这有可能从病理学上解释了心尖的心肌细胞对循环儿茶酚胺的敏感性增加。但究竟哪种 β 受体亚型在 SIC 中起关键作用仍然是一个悬而未决的问题。

（三）心肌肥厚

病理性心肌肥厚是心力衰竭的重要危险因素。肾上腺素能信号途径是介导心肌肥厚的途径之一，在心力衰竭的病理生理学方面起着中心作用。以往的观点认为，心肌肥厚主要是由 β_1 受体亚型刺激引起，主要表现为心力衰竭时 β_1-AR 密度下调或功能性脱偶联，β-AR 激酶 1 活性升高，腺苷酸环化酶活性降低，cAMP 生成减少，从而导致心肌 β-AR 信号转导通路功能失调，减低其兴奋收缩偶联，心脏收缩功能下降。

然而，心力衰竭患者 β_1/β_2 受体的比值降低和 Giα 水平显著升高，提示 β_2 受体激活在心肌肥厚和心力衰竭中具有重要作用。在经典和非经典信号途径的下游，转录因子如 cAMP 反应元件结合蛋白（cAMP response element-binding protein，CREB）和 GATA 结合蛋白 4（GATA binding protein 4，GATA4），促进肥厚基因的表达。在 PI3K/Akt/GSK3β 通路中，GSK3β 是已知的心肌肥厚负性调节因子。β_2-AR-Gi 复合物激活该通路，抑制 GSK3β，通过释放 GSK3β 抑制 GATA4 和 CREB 等多种肥厚转录因子。在 Ras/Raf/MEK/ERK 通路中，刺激 β2-AR-Gi 偶联导致 ERK1/2 磷酸化，磷酸化的 ERK1/2 激活 GATA4，促进肥厚基因的表达，参与心肌肥厚。同时，PI3K/Akt/GSK3β 通路和 Ras/Raf/MEK/ERK 通路紧密相连。

在健康心室肌细胞中，β_2-AR 诱导的 cAMP 信号高度定位在 T 管结构。T 管系统在正常心室细胞功能中起重要作用，其结构和分布是肌浆网快速电兴奋和 Ca^{2+} 释放的起始和同步触发的原因。在慢性心力衰竭心肌细胞中，β_2-AR 从横小管重新分布到细胞嵴，引起弥漫性受体介导的 cAMP 信号传导。因此，心力衰竭时 β_2-AR 的重新分布改变了 cAMP 的分区，这可能是导致心肌表型衰竭的原因之一。然而 Loucks 等提出了新的机制观点，心力衰竭时配体与重新分配的 β_2-AR 结合，导致 cAMP 信号在整个细胞内传播和放大，从而导致跨膜的多个 LTCC 磷酸化。磷酸化的 LTCC 具有较高的开放概率，这导致 LTCC 电流增大，动作电位复极 90% 时程（action potential duration at 90%，APD_{90}）延长和早期后除极发展。

此外，心肌成纤维细胞的 β_2-AR 信号转导通过旁分泌在 ISO 诱导的心肌肥厚中起重要作用。有趣的是，在肥胖相关的射血分数保留的心力衰竭时，增强的 β_2-AR 信号不仅可能介导瘦素对肾钠重吸收，而且可能使脂肪因子促进心肌纤维化。尽管 β_2 受体刺激可引起脂肪分解，并抑制健康脂肪组织中瘦素的分泌，但这些肾上腺素能反应在心外膜脂肪中减弱。相反，β_2 受体刺激心外膜脂肪组织可促进 p53 衰老途径的激活，β_2 受体和 p53 都与脂肪组织和心脏炎症，以及老年性心脏病的发病机制有关，特别是射血分数保留的心力衰竭。β_2 受体也可参与全身炎症，促进促炎性细胞因子的合成。这些作用可增强 β_2-AR 刺激引起心肌纤维化的作用。

目前，β-AR 信号通路已成为治疗心力衰竭的重要靶点。在心脏中，刺激 β-AR 是增强心脏收缩和舒张能力最有效的手段，可应对应激或"战斗或逃跑"现象。然而，持续的 β-AR 刺激可促进心肌细胞肥厚、凋亡、坏死等病理性心脏重构，从而参与慢性心力衰竭的发病机制。目前，在大鼠、犬等动物模型上的研究证实，心肌 β_2-AR 表达增加明显改善心肌收缩功能，显示了 β_2-AR 基因治疗 HF 的潜力。

（四）室性心律失常

心室主要由交感神经支配，儿茶酚胺类物质是其主要的神经递质。β-AR 在交感神经兴奋、儿茶酚胺类物质流动过程中有着举足轻重的作用。β_2-AR 在病理状态下可通过对钙离子的调控来诱导室性心律失常。经典的解释是 β-AR 被激动时激活了 Gs 经典途径，PKA 使 PLB 磷酸化，磷酸化的 PLB 对肌浆网膜上的钙泵（sarcoplasmic reticulum calcium ATPase 2，SERCA2）的抑制作用减弱，使 SERCA 对胞质中游离的 Ca^{2+} 摄取加快、加强，胞质中 Ca^{2+} 的浓度迅速下降，故心肌细胞的舒张速率加快。

在终末期心力衰竭期间，β_2-AR 刺激导致动作电位时程（action potential duration，APD）的异质性和心律失常。LTCC 电流的改变是导致 HF 患者发生细胞性心律失常的主要因素。亚细胞微区的破坏，以及 LTCC、磷酸二酯酶（phosphodiesterases，PDEs）、β_2-AR 的重新分布导致 LTCC 电流增加和持续时间延长，从而延迟了细胞的复极。因此，动作电位时程延长，在交感神经刺激下，早期后除极可能出现。这些发现为进一步研究细胞水平的心律失常触发机制提供了重要的线索，并提示 β_2-AR 和 PDEs 可能成为今后治疗和预防室性心律失常的靶点。

（五）小结

β_1-AR 和 β_2-AR 的 G 蛋白偶联特性激活不同的信号通路，产生不同的生物学效应。β_1-AR 过度刺激导致明显的细胞凋亡、心肌细胞肥厚等心肌病变；而 β_2-AR 刺激增加了心脏收缩力及抗凋亡等心脏保护作用。β_2-AR 提供了一种代偿机制，保护心脏免受 β_1-AR 介导的有害影响，如交感神经过度刺激引起的心律失常、肥厚和凋亡。因此，有学者认为 β_1-AR 信号导致"心脏毒性"，而 β_2-AR 信号发挥"心脏保护"作用。综上所述，虽然还缺乏足够的临床证据，但刺激 β_2-AR 对心血管带来的好处是值得期待的。

三、应激性心肌病机制新认识——心脏儿茶酚胺的局部释放

应激性心肌病最初由日本学者 Tako-Tsubo 于 1990 年提出，2006 年作为一种新的临床综合征被美国心脏病协会归为获得性心肌病，该病近年越来越受到国际研究机构的重

视。SIC 是一种短暂性左心室壁功能障碍，常由生理或情绪应激引起。临床表现为类似心肌梗死的症状（严重胸痛和心电图 ST 段升高），典型特征为心尖部运动障碍与代偿性基底部运动增强。SIC 可导致致命的并发症，如恶性心律失常、心源性休克和心室破裂，但目前对 SIC 发病的潜在机制尚不明确。

普遍观点认为，SIC 与儿茶酚胺的局部释放使心脏特定区域的肾上腺素能信号系统超载有关，但尚未明确其具体的分泌细胞及其生理病理意义。众所周知，心脏受自主神经系统支配，自主神经系统的激活通过释放去甲肾上腺素和肾上腺素（Adr）介导，产生下列作用：①心脏交感神经末梢释放去甲肾上腺素，导致心动过速和心脏收缩力增加；②肾上腺髓质释放肾上腺素进入循环，调节心肌和外周血管。躯体或情绪应激诱发血液循环儿茶酚胺急速上升，儿茶酚胺的毒性引起可逆性心功能障碍，如心肌细胞损伤、收缩带坏死、灌注缺损、细胞代谢障碍。应激时，心脏的儿茶酚胺除了源自交感神经分泌的去甲肾上腺素和肾上腺髓质释放进入血液循环的肾上腺素，还有心脏内储存的儿茶酚胺的自分泌或旁分泌作用。然而，心脏交感神经分布并不均匀，基底部的神经末梢密度比左心室中部或顶部要大得多。但有趣的是，SIC 患者左心室心尖部和基底部的肾上腺素浓度比主动脉根部高。心脏交感神经分布与 SIC 病变区不重合，进一步提示 SIC 时自主神经系统外周的心肌细胞自分泌或旁分泌去甲肾上腺素和肾上腺素，导致去甲肾上腺素和肾上腺素的局部释放。

（一）心脏肾上腺素能信号系统

肾上腺素能细胞在大脑中扮演着多种角色，特别是压力反应，如"战斗或逃跑"。肾上腺素能细胞含有 Pnmt mRNA 并产生肾上腺素，体外实验表明，这些细胞能提高乳鼠心肌细胞的收缩率。

虽然 Pnmt[+]心肌细胞表达 Pnmt，但由于 Pnmt[+]心肌细胞没有酪氨酸羟化酶和多巴胺 β 羟化酶的表达，因此这些细胞不具备自身合成去甲肾上腺素的功能。众所周知，心脏交感神经末梢释放的大部分去甲肾上腺素通过末梢前去甲肾上腺素转运体（NET）（uptake-1 机制）重新摄取回到神经末梢，并在神经元的细胞质中循环或代谢。除了神经元 uptake-1 机制外，去甲肾上腺素还可以通过 uptake-2 机制被非神经元组织（包括心肌细胞）摄取。NE 的 uptake-2 机制由转运蛋白 3（EMT/OCT3）激活。儿茶酚胺及其氧化产物对心肌产生直接的毒性作用，儿茶酚胺介导的心肌顿抑与 SIC 的发病机制有关。

（二）心脏局部儿茶酚胺的释放

前期研究发现了一种新的心肌细胞亚群，命名为 Pnmt[+]分化的心肌细胞，简称 Pnmt[+]心肌细胞或 PdCM。Pnmt 基因编码 Pnmt，负责将大脑（如腹外侧髓质）和外周组织（如肾上腺髓质）的肾上腺素能细胞中的去甲肾上腺素转化为肾上腺素。有趣的是，笔者所在课题组前期研究发现 Pnmt[+]心肌细胞具有独特的左心分布模式。SIC 病变区在左心室心尖部。而且另有文献证实，Pnmt[+]细胞定位于左心室心尖部、中部和基底部的条状或指状突起。这些数据表明，心脏局部儿茶酚胺释放理论具有细胞学基础，近 90%的 Pnmt

衍生细胞定位于心脏左侧，这在理论上有助于解释 SIC 对左心室功能的选择性影响。

此外，在发育过程中，儿茶酚胺在这些区域的局部存在也可能影响左心室肾上腺素受体亚型分布的表达和功能敏感性。尽管这一点在心脏中尚未得到明确的证明，但有许多研究表明，儿茶酚胺暴露对神经支配和肾上腺素能受体表达有影响。有研究发现，左心室心尖的心肌细胞 β_2 肾上腺素能受体（β_2-adrenergic receptors，β_2-AR）表达量和对儿茶酚胺的敏感度明显高于右心室和心底的心肌细胞。应激刺激对 β 受体和心室功能是一种沉重的打击，儿茶酚胺主要作用于心脏的 β_1-AR 和 β_2-AR。但由于心尖的心肌细胞 β_2-AR 密度和对儿茶酚胺的敏感度明显高于心底的心肌细胞，当超生理剂量的肾上腺素刺激时，β_2-AR 被蛋白激酶 A 和 G 蛋白受体激酶磷酸化，从而导致兴奋性 G 蛋白向抑制性 G 蛋白转变，产生负性肌力效应；同时由于心尖部肾上腺素受体密度及敏感性均高于心底部，故出现心尖部收缩减弱明显大于心底部，呈现心肌顿抑（有时称"神经源性顿抑"）。

（三）心脏自分泌或旁分泌与心脏局部儿茶酚胺释放

值得注意的是，成年小鼠中的许多 Pnmt 衍生细胞是心肌细胞，尽管在这些区域也发现了神经元样和未成熟的胚胎衍生细胞。在左心室中观察到明显的以 XGAL 标记的横纹肌细胞表达 Pnmt。这些结果提示，局部儿茶酚胺可能源于自分泌或旁分泌，即可能来自非神经，也可能来自神经。这类细胞在 SIC 中所起的作用尚待明确，但它们无疑是肾上腺素的潜在局部来源，可能导致左心室肾上腺素能信号刺激的区域性变化。

综上所述，SIC 与儿茶酚胺的局部释放使心脏特定区域的肾上腺素能信号系统超载有关，但细胞分子机制尚待明确。

第二部分 与其他疾病相关的心血管疾病和自主神经的关系

第11章 阻塞性睡眠呼吸暂停和心房颤动

心房颤动是最常见的心律失常，有着很高的发病率和致死率。有200多万美国人患有心房颤动。预计到2050年，美国心房颤动的患病人数将增加到1000万。而心房颤动患者占心律失常总住院患者的1/3。心房颤动的危险因素包括年龄、肥胖、糖尿病、高血压、冠心病、充血性心力衰竭和其他几种疾病。最近越来越多的研究显示心房颤动患者中阻塞性睡眠呼吸暂停（obstructive sleep apnea，OSA）的发病率可能会持续增加，发病率占心房颤动患者的32%～49%，表明OSA可能促进心房颤动的诱发和维持。

OSA是睡眠相关的呼吸紊乱，年龄在30～60岁的男性OSA的发病率约为24%，女性约为9%。约有5%的成年人有未诊断的OSA。OSA的发生率随年龄的增长逐渐增加。OSA可引起反复发生的低氧血症，胸内压增加，交感神经激活，炎症反应和动脉压的骤然增加可导致高血压，舒张功能不全，左心房扩大和电生理重构。这些病理生理改变最终引起心房颤动的发生和发展。

一、阻塞性睡眠呼吸暂停的诊断

阻塞性睡眠呼吸暂停（OSA）的诊断可基于临床表现和病史，如打鼾，以及他人证实的呼吸暂停、窒息感后的觉醒和嗜睡及相应的体格检查，如发现颈围增加。OSA诊断的金标准是过夜的多导睡眠监测（polysomnogram，PSG），通过睡眠暂停-低通气指数（apnea hypopnea index，AHI），即呼吸暂停的数量+睡眠时每小时的低通气的数量。呼吸暂停的定义为呼吸的气流波幅减少到基线的10%超过10s，或用力呼吸时出现呼吸受阻。如没有呼吸用力出现即为中枢性呼吸暂停。低通气的定义为满足以下标准：气流减少到基线气流的50%超过10s，并伴有3%氧去饱和和（或）睡眠中的觉醒，OSA的严重性通过AHI来定量，即睡眠中每小时呼吸暂停和低通气出现的频率。AHI≥5为轻度，≥15为中到重度OSA。

二、阻塞性睡眠呼吸暂停和心房颤动的相关性

（一）阻塞性睡眠呼吸暂停作为心房颤动发作和复发的预测因素

多项研究都显示阻塞性睡眠呼吸暂停（OSA）患者中心房颤动发病率更高。尽管有一些呈相反结果的报道。心律失常的发生率随着 OSA 的严重性的增加而增加。Monahan 等研究显示有严重 OSA 的患者比轻度 OSA 的患者对抗心律失常药物治疗反应性更差。Guilleminault 是第一个单独将心房颤动的发病率进行分析，他指出在研究的 400 例患者中有 10 例（3%）患者有阵发性心房颤动，但在普通人群中，心房颤动的发病率只有 0.4%～1%。Mehra 等进行的一项大型的横断面研究纳入了 228 例 OSA 患者（AHI≥30）和 338 例对照组患者（AHI<5），结果发现有严重 OSA 的患者心房颤动的发病风险是没有 OSA 的对照组的 4 倍（OR=4.02）。

Gami 等进行了一项回顾性研究，共纳入 3542 例患者，通过多导睡眠监测仪诊断 OSA 患者，其中通过动态心电图确认新发的心房颤动，共随访了 4.7 年，结果发现心房颤动的发生率为 14%，OSA 可以预测心房颤动的发生，其相对危险度为 2.18。其他研究也报道了相似的发现，OSA 患者中心房颤动的发病率高。

为了评估 OSA 是否是冠状动脉旁路移植术后心房颤动（post coronary artery bypass grafting AF，PCAF）的预测因素，近期 Van 等进行了一个单中心的前瞻性研究，结果显示 OSA 可以作为 PCAF 的一个预测因素（45.5% 比 29.7%，P=0.007）。Mooe 等为了确定术前诊断的 OSA 是否和 PCAF 相关，他们进行了一项纳入 121 例患者的序贯研究，发现 32% 的患者 AHI≥5，18% 的患者 AHI<5，故他们认为 OSA 可以独立预测术后心房颤动的发生。另外 Jongnarangsin 等研究发现 OSA 是射频消融术后心房颤动复发的一项强的预测因素（OR=3.04），并独立于 BMI 和左心房大小。

（二）心房颤动患者阻塞性睡眠呼吸暂停的发病率高

另外研究还显示心房颤动患者中 OSA 的发病率较普通人群更高，Hoyer 等研究发现在复发的心房颤动患者中有相当高的 OSA 发病率。在进行了年龄、性别、射血分数矫正后，难治性心房颤动 OSA 的发病率为 87%，在非难治性心房颤动组中，OSA 的发病率为 48%。2004 年，Gami 等进行了一项前瞻性序贯研究，纳入的患者为拟进行电转复的心房颤动患者（n=151）及对照组（n=312）。研究发现心房颤动组的 OSA 的发病率明显高于对照组（49% 比 32%，P=0.000 4）。心房颤动组 OSA 的 OR 值是 2.19（95%CI：1.40～3.42，P=0.000 6）。

Braga 等进行了一项比较 OSA 在慢性心房颤动患者和普通人群的发病率的研究，他们发现慢性心房颤动患者比年龄矫正的对照组 OSA 的发病率更高（81.6% 比 60%，P=0.03）。Stevenson 等的研究也得出相似的结果，他们纳入了 99 例患有阵发性和持续性心房颤动的患者，45 例患者为非心房颤动组，结果发现心房颤动患者的 AHI 指数明显高于对照组 [23.19±19.26）比（14.66±12.43），P=0.01]。Bitter 等研究发现心房颤动患者 OSA 的发病率为 74%。

尽管如此,仍有研究得出了一些相反的结果。Porthan 等对 59 例心房颤动患者进行研究,发现心房颤动组的 OSA 发病率为 32%,与进行性别、年龄、心血管发病率匹配的对照组相比(29%)并无明显的差别(P=0.67)。另外,Padeletti 等应用起搏器进行了 4 个月的心房颤动复发率的监测,发现对于 OSA 的高危和低危患者,在 4 个月的持续记录过程中心房颤动负荷无明显不同。Chanda 等进行了一项前瞻性的观察性研究,纳入 AHI≥30 的 OSA 患者 7 天的动态心电图监测没有显示有心房颤动的证据。Lissel 等的研究也得出了类似的结论。

三、阻塞性睡眠呼吸暂停影响心房颤动的病理生理机制

越来越多的人认为阻塞性睡眠呼吸暂停(OSA)有着很高的发病率和死亡率,表现为睡眠相关的周期性呼吸,反复上呼吸道塌陷导致的缺氧,高碳酸血症,睡眠觉醒,胸内压的剧烈变化和自主神经活性失衡。

心房颤动和 OSA 有许多共同的危险因素,如高龄、肥胖、男性、高血压、冠状动脉疾病等。可能的机制是几种病理生理机制共同促进了 OSA 和心房颤动的发生、发展。多个研究表明 OSA 可促进心脏重构,增加交感神经活性,引起系统炎症。但影响其中相互关系的可能机制尚不完全清楚。其可能的病理生理改变如图 11-1 所示。

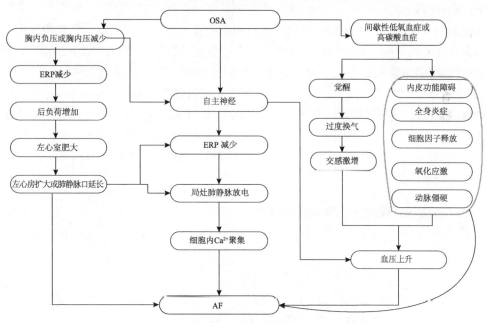

图 11-1　OSA 促进心房颤动发生发展的病理机制
AF. 心房颤动;OSA. 阻塞性睡眠呼吸暂停;ERP. 有效不应期

(一)胸内压降低

OSA 可以引起反复的用力吸气,以对抗呼吸暂停过程中的上呼吸道塌陷,可以引起胸内压的迅速而频繁的变化,胸内压明显降低伴有左心室跨壁压和后负荷的明显增加。

增加的后负荷可以引起左心室肥厚。Orban 等对 24 例健康成年人进行了苗勒试验（Mueller maneuver，MM）来模拟 OSA，他们发现左心房容积显著降低，左心室收缩末容积明显增加，并伴有 LVEF 明显降低。释放苗勒试验后，代偿性血流量、每搏输出量、射血分数、心排血量均明显增加，因此他们认为反复后负荷和心脏内血量的急剧变化可能有助于心房颤动和心力衰竭的发生。

另外这些跨壁压传导到薄弱的左心房壁可引起心房扩大。反复的牵张力可能引起心房腔的扩大和纤维化，而这两者都是心房颤动的危险因素。另外这些跨壁压可以引起组织扩张及肺静脉口的扩张和重构，而这些都是心房颤动的基质。研究表明 OSA 时的负性气管内压是心房颤动一个很强的诱发因素，可以缩短右心房有效不应期，主要通过增加迷走神经活性来增加心房颤动易感性，随着时间的延长，这个压力可以促进心脏重构、高血压和心力衰竭。

（二）反复发作的低氧血症和高碳酸血症

OSA 表现为睡眠中的反复发生的低氧血症。低氧血症引起心动过速和血压增加，特别是在呼吸暂停的末期，心动过速和血压增加可使心肌需氧增加而同时心肌的供氧处于低氧状态。这可能引起睡眠时的心肌缺血，促进心室肌纤维化，诱发室性心律失常和睡眠中的心脏性猝死。

间断的低氧血症和呼吸暂停后的复氧可引起氧化应激及炎症反应，反复的氧化应激可引起负性心肌重构，而负性心肌重构可作为心房颤动的基质。Shamsuzzaman 等研究发现 OSA 的患者血浆 C 反应蛋白水平比对照组明显增加（0.33mg/dl 比 0.09mg/dl），另外 OSA 患者较对照组氧化应激也明显增加。连续正压通气（continuous positive airway pressure，CPAP）治疗可以显著降低 OSA 引起的 CRP 和 IL-6 水平。几个研究显示 OSA 患者的血管内皮受损，并促进了动脉粥样硬化的发展。Drager 等则认为左心房直径的增加与动脉僵硬度有关，并认为 OSA 可直接增加动脉僵硬度的程度，导致左心房容积扩大及心房颤动的发生。

（三）阻塞性睡眠呼吸暂停和心房重构

心房的结构重构和电重构在心房颤动的病理生理过程中起着重要的作用，多个研究显示 OSA 可能独立地增加左心房大小，导致心房传导异常，窦房结恢复时间（SNRT）延长，这些发现在动物和患者身上都已经得到证实。

反复胸内压的降低可以引起心房的牵扩及逐渐引起左心房扩大。在一项纳入 720 例心房颤动患者的序贯研究中，患者在进行 PVI 治疗之前均进行了心脏核磁扫描，Neilan 等研究发现合并 OSA 的患者有更高的血压，右心室容积，左心房大小和左心室重量增加。Dimitri 等通过电解剖标测发现 OSA 的患者有明显的左心房重构，包括心房扩大、电压降低、传导紊乱及 SNRT 延长。

Ghias 等在犬 OSA 模型中，在 2min 呼吸暂停过程中，发现有效不应期缩短及心房颤动诱发率增加。在心房颤动发生前收缩压明显增加，而舒张压未出现明显的变化。Linzt 等通过引起负性气管内压建立猪 OSA 模型，在 2min 呼吸暂停过程中，有效不应期明显缩短，心房颤动诱发率明显增加。已有的研究都表明 OSA 和心房的结构重构和电重构相关，这些重构包括心房扩大、电压降低和电传导异常。CPAP 治疗可使血压降低、心房容积缩小、心室重量减低及 PVI 后心房颤动复发率降低。

（四）自主神经失衡，交感神经和副交感神经激活

OSA 明显改变了迷走神经和交感神经的活性，OSA 患者发生自主神经张力不稳定促进心房颤动。之前的研究显示自主神经调控介导了心房颤动的诱发、进展和终止。反复的缺氧和 CO_2 潴留刺激了中枢和周围化学感受器，这些都促进了交感神经系统的激活。交感神经刺激引起了血管收缩并引起血压增加，在呼吸暂停期后，随即发生一个明显的血压和心率增加。呼吸暂停后期伴有明显的血压和心率的突增。Roche 等进行了一项纳入 147 例患者的前瞻性研究，他同时通过多导睡眠监测仪及动态心电图进行监测，结果发现有自主神经系统明显变化的患者有严重的 OSA 伴发，这些患者副交感神经活性夜间明显增强，白天明显降低。

Ghias 等进行的犬 OSA 模型发现在心房颤动发生之前，神经丛的活性明显增强，在神经丛消融和给予神经阻滞剂后心房颤动的诱发率明显降低。Linz 等建立了一个猪 OSA 模型，研究显示肾神经消融术可以抑制负性食管内压介导的心房有效不应期缩短及 OSA 相关的呼吸暂停后血压增加。

四、治疗

合并 OSA 的心房颤动患者对药物及非药物治疗方法都有着很高的复发率。鉴于 OSA 和心房颤动的相关性，尚不确定对 OSA 进行治疗是否可以改善心房颤动的控制。治疗 OSA 的标准治疗方法是 CPAP，正压通气可以有助于纠正气道塌陷，因此有助于缓解咽部阻塞。

（一）阻塞性睡眠呼吸暂停的治疗对心房颤动控制的意义

Fein 等研究显示未用 CPAP 治疗的伴有 OSA 的心房颤动患者的复发率明显更高（HR: 2.4），CPAP 治疗可以使无心房颤动患者存活率增加（71.9% 比 36.7%），以及减少抗心律失常药物的使用及降低 PVI 消融后心房颤动的复发率。

Kanagala 等进行了一项观察性研究，发现 OSA 合并心房颤动并进行心脏转复的患者中，未进行 CPAP 治疗的心房颤动复发率为 82%，而进行 CPAP 治疗的心房颤动的复发率为 42%。Neilan 等的研究显示有 OSA 的患者有更高的血压、肺动脉压，更大的右心室容积、左心房和左心室质量。CPAP 治疗与更低的血压及更小的心房、心室重量和 PVI 后心房颤动复发风险相关。这些研究促使了我们进一步认识到 OSA 可能在心房颤动的发生及心房颤动的控制方面起重要作用。Shah 等进行了一项 720 例心房颤动患者的序贯研究，发现 OSA 独立于负性左心室重构和负性临床事件，并且 CPAP 治疗有助于负性左心室重构的逆转。为了研究 OSA 的治疗对射频消融术后心房颤动的意义，研究显示未治疗的 OSA 有更高的射频消融术后心房颤动复发率。CPAP 治疗和更低的心房颤动复发率相关。Roche 等研究发现了矛盾的结果，即使用 CPAP 治疗的 OSA 患者一年随访后没有发现任何的心律失常的改善。

（二）心房颤动射频消融治疗对 OSA 的意义

OSA 和心房颤动的发生、发展相关，并预测射频消融术后心房颤动的复发。Hoyer 等进行了一项研究来评估 PVI 治疗对 OSA 的发生及严重性有影响。他们发现心房颤动的患者 PVI 不能影响 OSA 的严重性和发生率。

（三）干预自主神经系统对 OSA 合并心房颤动治疗的意义

最近肾神经消融已经成为一个研究的热点，RDN 有可能影响心脏电生理通过调节肾上腺素能的活性，并可能起着抗心律失常的作用。研究显示，OSA 动物模型中 RDN 可以有效抑制 OSA 诱导的有效不应期的缩短，心房颤动的诱发及呼吸暂停后的血压增加。Witkowski 等纳入了有顽固性高血压合并 OSA 的 10 例患者，进行 RDN 后 3 个月和 6 个月的随访研究发现，AHI 在 RDN 后 6 个月明显降低。

最近的研究发现 LLVS 可用于治疗 OSA 伴有心房颤动的患者。De Ferrari 等报道了第一例使用 VNS 治疗 II～IV 级心力衰竭患者，显示 VNS 治疗后射血分数和心功能都有明显的改善。

之前笔者所在课题组的资料显示了内源性自主神经系统和 OSA 诱发的心房颤动之间的关系。最近我们进行了一项动物研究通过低强度迷走神经刺激（50%降低心率的强度）可以抑制兔呼吸暂停引起的心房颤动的诱发及伴随的相关的电生理改变。和对照组相比，4h 的 OSA 后，对照组有效不应期缩短，心房颤动诱发率和心房颤动持续时间明显延长，而 LLVS 可以明显抑制 OSA 引起的有效不应期的缩短。LLVS 可能作为一种新的、临床可行的、治疗 OSA 诱发的心房颤动的方法。

五、展望

CPAP 可能是一种减少 OSA 患者心房颤动发生及复发非常有效的方式。因此内科医师有必要筛查 OSA 患者是否有心房颤动及对心房颤动患者进行 OSA 筛查，以及对于合并 OSA 的心房颤动患者在射频消融术前进行 CPAP 治疗。研究者应进行更大的随机对照实验，以进一步研究其机制，并探讨更行之有效的治疗方法。

第12章　抑郁与心脏自主神经的关系

抑郁症，又称抑郁障碍（depression）或抑郁发作（depressive episode），是一种常见的心境障碍或情感性障碍，其核心症状为情绪低落、思维迟缓、意志活动减退，临床上还可能出现自主神经功能失调、睡眠障碍、反复出现的自杀念头及认知功能损害和躯体症状等。据 WTO 统计，目前全球约有 3.5 亿抑郁症患者，随着时间的发展，抑郁症将成为仅次于心脑血管病的全球第二大致残疾病。目前我国抑郁症人群约为 9000 万，每年约有 20 万人因为抑郁症自杀。流行病学调查研究显示：高达 50%的心血管疾病患者（cardiovascular disease，CVD）会患有抑郁症，同时无论既往有无心脏病史，抑郁症可使因心血管疾病死亡的风险增加 2～4 倍。所以，人们更加关注抑郁症和心脏自主神经功能之间的关系，试图从抑郁症的自主神经功能紊乱方面研究两者的共病性。

一、心脏自主神经

心脏自主神经系统又称植物性神经系统，包含交感神经和副交感神经。生理状态下，交感神经和副交感神经的紧张性活动处于一种复杂的动态平衡状态下，共同调节心血管系统的功能活动。同时，自主神经系统又受更高一级中枢——下丘脑的整合调控。如图 12-1 所示，

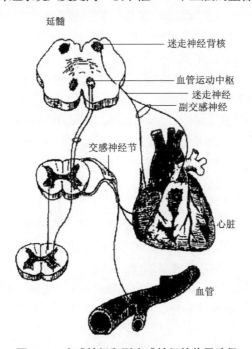

图 12-1　交感神经和副交感神经的传导路径

心脏交感神经的节前神经纤维从脊髓胸段 1～5 节侧角发出，在颈胸部交感神经链的神经节，特别是星状神经节换元后，发出节后纤维，均匀分布在心脏各区域。右侧交感神经主要支配心脏右侧和心脏前壁，以右心房特别是窦房结为著，左侧交感神经主要支配心脏左侧和心室后壁区域。心脏副交感神经主要发自延髓的迷走神经背核和疑核，行走于迷走神经内，故又称迷走神经。沿两侧颈部下行进入胸腔，神经节位于肺静脉、下腔静脉和左心房下部的交界处，以及房室沟的脂肪垫中，由此发出节后纤维进入心肌组织，分布到心房和房室束，并集中在窦房结和房室结周围。右侧纤维主要到达右心房，特别是窦房结；左侧纤维主要支配房室结，心室的副交感神经支配较少。

二、心脏自主神经功能

心脏自主神经通过化学递质传递信息实现对心肌细胞生理功能的调控。交感神经兴奋时，神经末梢释放去甲肾上腺素，作用于心脏的 β 受体，改变心肌细胞膜上 Na^+ 和 Ca^{2+} 通道通透性，使 Na^+ 和 Ca^{2+} 增加，引起心率增快，房室传导时间缩短，心房和心室肌收缩力增加。迷走神经兴奋时，神经末梢释放乙酰胆碱，作用于 M 受体，引起细胞膜上 K^+ 通道通透性改变，使 K^+ 外流增加，同时抑制细胞膜上的 Ca^{2+} 通道，使内向 Ca^{2+} 流减少，导致心率减慢，延长房室传导时间，降低心肌收缩力。

心脏交感神经系统和迷走神经系统对心肌活动的调控除上述拮抗作用外，还存在交互作用。第一，由于解剖位置极其接近，交感与迷走纤维释放的神经递质交互抑制。第二，两者存在共存递质，如 ATP、NPY（神经肽 Y）等，可抑制去甲肾上腺素、乙酰胆碱等主要神经递质。第三，肌纤维膜上受体激活产生的细胞反应，可以诱导节后交感神经与迷走神经纤维的交互作用，即节后肾上腺素能和胆碱能受体产生腺苷酸环化酶，而 cAMP 对于 β 受体的激活及其随后对钙、钾、钠离子通道的作用是相偶联的，离子通道的作用可以产生相反的电位，使膜去极化或超极化（尤其在窦房结和房室结水平），从而影响心肌的电生理活动。另外，两者还可以表现出同时激活，而每一种神经同步激活的水平及作用位点不同而产生不同影响。在同步激活的过程中，迷走神经对窦房结频率的发放有明显的优势，但对房室结、传导束、心室肌的作用不明显，这与迷走神经分布密度的不同有一定的关系。交感神经与迷走神经交互作用是复杂的，在分析心脏自主神经的生理效应时，不能孤立片面地将两者的作用截然分开。

三、抑郁症

抑郁症一般表现为情绪低沉，对以前感兴趣的事物丧失兴趣及注意力降低等，是一种精神病理状态并引发一定身体器官功能紊乱。抑郁症病因复杂，其病因及发病机制尚未明确，有遗传因素、生物化学因素、神经内分泌因素、心理社会因素等原因影响。抑郁症的发病机制研究多集中于神经递质及其受体，研究表明在抑郁症发生中，多种神经递质或激素通过下丘脑-垂体-外周内分泌腺系统的功能，影响下游器官功能。

（一）抑郁症发生的神经内分泌机制

抑郁可引起交感神经亢进和副交感神经障碍，主要是由于长期缺乏神经递质，如5-HT 等，阻断了中枢交感神经抑制信号的传递，导致交感神经系统过度激活，临床上表现为心率变异性降低。至今抑郁症发病机制仍未明确，不过近年来的研究推动了多种抑郁症发病假说的产生，下面将对此作一简要描述。

1. 单胺假说　单胺假说及受体假说的提出是对抑郁症发病机制研究的阶段性成果。单胺假说认为抑郁症的发生主要是中枢神经系统中 5-HT、DA 或 NE 释放减少，突触间含量下降所致。临床治疗显示，随着抗抑郁药物给予及症状的改善，5-HT 或 NE 含量逐步提高。神经递质功能的执行主要与受体有关，NE 受体和 5-HT 受体在抑郁症的发病和治疗中均有重要作用。5-HT1A 受体和 5-HT2A 受体功能不平衡会导致抑郁症发生，5-HT受体阻滞剂可增强 5-HT 摄取抑制剂的抗抑郁作用。

2. 谷氨酸及其受体　随着研究的深入，发现抗抑郁效应与受体表达及其介导的细胞内信号传导系统存在很强的相关性。其中谷氨酸（Glu）是中枢神经的兴奋性氨基酸，也是海马重要的神经递质，与其谷氨酸 N-甲基-D-天冬氨酸（NMDA）受体在抑郁症发生中起重要作用。5-HT 与 NMDA 受体阻滞剂均有抗抑郁作用，但是同时注射这两种药物时 5-HT 抗抑郁作用不仅没有增强，反而有所减弱，这可能是谷氨酸经谷氨酸 N-甲基-D-天冬氨酸受体引发抑郁的同时，还可调节突触后膜上 5-HT1A 受体的效能进而影响5-HT 途径，使 5-HT 抗抑郁作用有所减弱。

3. 神经肽及神经营养因子　近年来有研究关注神经肽在抑郁症发病中的作用，认为P 物质（SP）和其他神经激肽是抑郁症、焦虑症或精神分裂症时引起情绪障碍的介质。P 物质能引起正常人产生与抑郁症患者相似的情绪，导致睡眠和神经内分泌的改变。从动物实验研究发现多种抗抑郁药治疗能使脑区的 P 物质下降，在临床上重症抑郁症患者血浆 P 物质的循环水平升高，抗抑郁剂治疗会使之含量达到正常。神经肽 Y（NPY）是神经系统表达较高的一种多肽，对应激反应和情绪有调节作用。抑郁症患者神经肽 Y 表达下降，应用抗抑郁药可明显提高额叶的神经肽 Y 含量，也可增加下丘脑 NPY 浓度。可见 P 物质和神经肽 Y 等与抑郁症的发生有密切的联系。

（二）抑郁症患者心脏自主神经功能改变

抑郁症患者临床表现中除核心症状外，常表现出明显的自主神经系统症状和非特异性躯体症状。Greden 等研究表明，69% 的抑郁症患者以躯体症状为唯一主诉。在抑郁症患者的躯体症状中，自主神经系统的紊乱比较常见，如以恶心、呕吐、腹胀、味觉异常等为主要表现的消化系统症状；以心悸、心绞痛样发作等为主要表现的循环系统症状；以胸闷、窒息感、呼吸困难、过度换气等为主要表现的呼吸系统症状；以尿频、尿急等为主要表现的泌尿系统症状；其他常见的症状还有口干、出汗、眩晕等。

目前关于抑郁症的自律神经系统的研究逐渐增多，主要研究指标为心率变异性（表 12-1），其检测标准于 1996 年由欧洲心脏生理学会与北美电生理学会共同制定。心率变异性是自主神经系统对窦房结控制的生物反馈，即心电图中 RR 间期的时间变异性，可以反映心脏自主神经的功能，评价自主神经系统的活跃性，以及时域分析、频域分析及非线性分析。

表 12-1 心率变异性时域分析指标（$\bar{x} \pm s$）

心率变异性指标	单位	定义
SDNN	ms	24h 内 NN 间期的标准差
SDANN	ms	24h 内每 5min 的平均 NN 间期的标准差
rMSSD	ms	24h 内相邻的 NN 间期差值的均方根
SDNNI	ms	24h 内每 5minNN 间期的标准差的均值
PNN50	%	24h 内 NN 间期差值大于 50ms 的心搏个数除以 NN 间期个数乘以 100%

全部窦性心搏 RR 间期的标准差（SDNN）是心率变异性的时域参数，代表总体标准差，是衡量整体心率变异性大小最直观的指标，常用于测量心血管适应性。相邻 RR 间期差值的均方根（rMSSD）是差值均值平方，反映心率变异性中快变化成分，可以作为衡量副交感神经对心率调控作用大小的指标。抑郁症患者心率变异性降低，SDNN、rMSSD 较正常人显著降低。

SD1 和 SD2 是心率变异性的非线性几何参数。SD1 表示 RR 间期散点图中垂直于 $y=x$ 的标准偏差，测量低频及极低频变化，主要与交感神经变化相关。SD2 表示的是散点图 $y=x$ 直线的标准偏差，测量心率变异性快速变化，与副交感神经活跃性相关。抑郁症患者 SD1、SD2 较正常人低。

心率变异性的频谱主要分为 3 段：极低频（0.003～0.04Hz）、低频（0.04～0.15Hz）和高频（0.15～0.4Hz）。其中极低频与外周血管舒缩及肾素-血管紧张素系统活动有关；低频由副交感神经和交感神经共同作用调节影响，低频增强在某些情况下能够反映交感神经功能增强；高频主要是受到心脏副交感神经功能调节和呼吸频率影响；低频/高频比值反映副交感神经调节与交感神经调节的平衡状态。对于抑郁症患者的心率变异性频域参数变化，国内外有较一致的结果，抑郁症患者低频显著降低，抑郁情绪与低频/高频呈明显正相关关系。2017 年袁珍等对 39 例排除心血管疾病的初诊抑郁症患者及 27 例健康志愿者分组进行汉密顿抑郁量表（HAMD24）评定和心率变异性各指标的收集，然后对抑郁症患者进行抗抑郁药物治疗，于 8 周后再次进行 HAMD 的评定及心率变异性各项指标的收集，得到结果（表 12-2）。

表 12-2 抑郁症组与对照组心率变异性各指标比较（$\bar{x} \pm s$）

心率变异性各指标	抑郁症组	正常对照组	t	P
LF，ln（ms²）	5.57±0.92	6.04±0.74	2.203	0.031[*]
HF，ln（ms²）	4.72±0.96	5.39±0.89	2.770	0.007[*]

续表

心率变异性各指标	抑郁症组	正常对照组	t	P
LF%，nu	60.35±14.19	55.14±13.63	−1.492	0.141
HF%，nu	28.21±11.61	29.47±9.59	0.465	0.643
LF/HF，ln（ratio）	0.82±0.69	0.65±0.57	−1.089	0.280

LF. 低频；HF. 高频；*. 抑郁症组和正常对照组相比有差异（$P<0.05$）

抑郁症组患者的低频与高频均显著低于正常对照组，说明不伴有 CVD 的抑郁症患者的心率变异性是降低的，经抗抑郁药物治疗 8 周后，患者的抑郁症状明显缓解，心率变异性的指标也随之改善。

心率变异性的时域、非线性几何和频域分析，从不同的角度全面分析心率变异性包含的信息。使用心率变异性分析方法可以衡量自主神经系统的功能状态，反映抑郁症患者的抑郁状态，有望用数据挖掘、机器学习等方法建立基于心率变异性的抑郁症测评系统，客观量化抑郁程度。但是在考虑建立抑郁症与心率变异性数学模型时，同时需要考虑心率变异性不仅仅受精神状态的影响，与受测者呼吸频率、坐立姿势、年龄、性别及是否患有其他神经疾病等有关系，需要将这些变量排除或作为输入变量考虑到模型中。

（三）抑郁症的严重程度与心脏自主神经功能紊乱的相关性

研究证明抑郁症抑郁情绪与低频/高频呈明显正相关关系，2012 年赵勋等对 53 例抑郁症患者进行 24h 动态心电图监测，通过电脑系统回顾，运用动态心电图机软件的自动记录及电脑系统回顾的功能，统计并分析心率变异性相关指标，并以汉密顿抑郁量表（HAMD；24 项版本）、抑郁自评量表（SDS）、汉密顿焦虑量表（HAMA）评估研究对象的抑郁严重程度，做散点图进行线性相关分析。他们研究说明，抑郁症严重程度与心率变异性有线性相关关系，表现为与低频/高频呈正相关关系，与 SDNN 则呈负相关关系，表明抑郁的严重程度与心脏自主神经功能的紊乱程度成线性相关关系，抑郁严重程度越重其心脏自主神经功能的紊乱越严重。

四、抑郁症与心血管疾病

近几年，临床心血管患者伴发心理疾病越发常见，有研究表明，抑郁症患者常伴发心脏自主神经功能的紊乱，国内报道约 50% 以躯体症状为主的抑郁症，大多伴有心脏自主神经系统紊乱症状，且误诊率高。人们在关注抑郁症与心血管疾病共患病的发病机制及相互影响的同时，一些学者开始着眼于研究抑郁症和心血管疾病共患病的机制及治疗等，目前已成为研究的热点。在当今生物-心理-社会医学模式下，这类研究将为我们尽快达到"双心医学"的要求提供理论依据，不管是完成对心血管疾病伴抑郁的联合治疗，还是对抑郁症患者的心率变异性进行研究，都是为了更好地为临床提供参考指标和治疗依据。同时，对提高医师对抑郁症的识别率有一定的临床意义。

（一）抑郁症和心血管系统的相互影响机制

目前抑郁症和心血管系统的相互影响机制尚未完全清楚，但根据现有研究结果，其影响机制可能包括病理生理学机制和生物行为学机制两个方面。

病理生理学机制主要包括以下几个方面。

1. 抑郁情绪可以致肾上腺皮质对皮质激素释放因子的反应加剧，从而引起高类固醇皮质激素血症。

2. 抑郁症可导致血小板功能受损，加剧血小板的反应及血小板因子-4 的释放，从而为动脉粥样硬化的形成提供了病理生理基础。

3. 抑郁症患者的心脏自主神经功能紊乱，易诱发心律失常，使心律失常的发生率增多。

4. 有报道称过度紧张或副交感神经系统的活动性不足，可能会导致冠心病患者发生心肌缺血、室性心动过速、心室颤动，甚至猝死。此外，还有炎症反应的激活，免疫系统的改变等。

生物行为学机制主要表现为患者对治疗的依从性差，体力活动及社交活动的明显减少，不良的生活习惯如吸毒、吸烟、酗酒等。所有这些都是增加心脏病发病率和死亡率的高危因素。

（二）抑郁症与冠状动脉粥样硬化性心脏病

抑郁症和冠心病作为影响人类身心健康的两大疾病已引起广泛关注。据文献报道，抑郁症作为冠心病的独立危险因素，不但增加冠心病的发病率，还对冠心病的预后产生不良影响。AMI 属于冠状动脉粥样硬化性心脏病的危急重症之一，近几年的发生率呈逐年上升且年轻化趋势。流行病学研究发现 20% 以上的 AMI 患者会伴有抑郁症状，甚至有部分患者会发展为严重抑郁性情绪障碍。研究证实冠心病的发病风险与抑郁症的严重程度有关。2005 年 Agatisa 等研究者随机抽取无症状，无已知冠状动脉疾病的 58 例非洲裔美国人和 152 例白种人健康中年妇女，进行精神疾病及抑郁诊断测试，并采用电子束断层扫描技术进行冠状动脉和主动脉钙化的测量，他们发现复发性重度抑郁与冠状动脉和主动脉钙化独立相关，且腰臀比部分介导了这种关联。因此得出结论，反复发作的严重抑郁症可能是女性早期动脉粥样硬化的危险因素。2015 年张琼等随机抽取 300 例心内科住院的老年男性，按有无冠心病分为冠心病组 220 例和对照组 80 例，先进行汉密顿抑郁量表（HAMD24 版本）评分，造影后进行冠状动脉的 Gensini 评分，通过多元线性回归分析患者冠状动脉 Gensini 评分与汉密顿抑郁量表评分之间的相关性，发现冠心病组 HAMD 评分高于非冠心病组，且 Gensini 评分与 HAMD 评分呈正相关，分析得出冠心病患者其冠状动脉病变程度与抑郁症的抑郁水平呈正相关。

依据上述研究结果，我们发现抑郁症患者有出现早期冠状动脉粥样硬化的风险，反之，冠心病患者若出现抑郁情绪或抑郁症等精神性疾病，冠状动脉病变也会随着抑郁症状的加重而加重。抑郁与冠状动脉病变相互影响，互为危险因素。

（三）抑郁症与心律失常

心律失常患者合并心理问题在临床上十分常见，抑郁导致的自主神经对心脏的调节失衡会进一步促使心律失常的发生与发展。抑郁情绪通过激活下丘脑-垂体-肾上腺系统，促发交感神经张力亢进，影响自主神经对心脏调节的协调性，从而导致心律失常的发生或加重。研究表明，不论是器质性心脏病还是非器质性心脏病患者，在伴有心律失常发生时，均会产生较明显的抑郁症状，进而会进一步加重心律失常的发生与发展，甚至导致器质性心脏病患者死亡率的增加。赵勋等在抑郁症组与对照组比较中即得出抑郁症组心律失常的发生率明显高于正常对照组，且主要表现为室上性心律失常的发生率较高。临床上有大量文献记录抗抑郁治疗可明显改善患者心律失常引起的心悸、气短等症状，降低复发率，但对两者互为因果，相互影响，及两者并存的机制进行说明的文献资料尚不充分。

五、其他疾病致心脏自主神经功能紊乱与抑郁

相关研究得出糖尿病患者出现心脏自主神经功能紊乱时较易出现抑郁、焦虑状态。实验随机抽取 278 例糖尿病心脏自主神经病变（diabetic cardiovascular autonomic neuropathy，DCAN）患者，进行 HAMA 和 SDS 量表测评，结果得出临床前期组 46.59% 的患者伴有轻中度抑郁，而 56.82% 则伴有焦虑状态，DCAN 阳性组 56.45% 的患者伴有中重度抑郁而 69.35% 伴有焦虑状态，DCAN 阳性组轻度、中重度抑郁状态频数及焦虑状态频数均显著高于其他 2 组。

脑小血管病患者的焦虑抑郁情绪与心脏自主神经功能发生明显变化并相互影响，且情绪与自主神经功能均受到体内尿酸、同型半胱氨酸、维生素 D 代谢的影响。2019 年邱会卿等回顾性选取 2015 年 4 月至 2016 年 4 月河北医科大学第一医院住院的脑小血管病患者作为脑小血管病组，同期体检的健康者作为对照组，采用汉密顿抑郁量表（HAMD）和汉密尔顿焦虑量表（HAMA）评价情绪，采用 24h 动态心电图测定心率变异性指标，采集血清并测定尿酸、同型半胱氨酸、25-羟-维生素 D 的含量，采用 Pearson 检验分析得出脑小血管病组患者的 HAMD、HAMA 评分以及血清同型半胱氨酸的含量均高于对照组，SDNN、SDANN、SDNN5、pNN50 水平及血清尿酸、25-羟-维生素 D 的含量均低于对照组。脑小血管病患者的 HAMD、HAMA 评分与 SDNN、SDANN、SDNN5、pNN50 水平呈负相关；HAMD、HAMA 评分与血清同型半胱氨酸含量呈正相关、与血清尿酸及 25-羟-维生素 D 含量呈负相关，SDNN、SDANN、SDNN5、pNN50 水平与血清同型半胱氨酸含量呈负相关、与血清尿酸及 25-羟-维生素 D 含量呈正相关。总结发现，脑小血管病患者较正常人心脏自主神经功能有所改变，有明显的抑郁倾向，且抑郁严重程度与血清同型半胱氨酸、尿酸及 25-羟-维生素 D 含量相关。

六、结语

本章主要讲述抑郁症患者自主神经改变，以及各类疾病，特别是心血管疾病所致心脏自主神经改变与有抑郁症的关系。结合临床患者抑郁症与心血管疾病共患病现象越来越常见，从机制及实验研究结果等叙述了抑郁与心脏自主神经之间的关系，得出如下结论。

1. 抑郁症患者心脏自主神经功能紊乱，主要表现为交感神经兴奋性增高，而迷走神经兴奋性降低。

2. 心率变异性作为体现心脏自主神经功能最重要的指标，与抑郁症患者的抑郁严重

程度呈线性相关，即抑郁的严重程度与心脏自主神经功能的紊乱程度呈线性相关关系，抑郁严重程度越重其心脏自主神经功能的紊乱越严重。

3. 心血管疾病，特别是冠心病被证实与抑郁相互影响，互为危险因素，在共患病患者的治疗中提示我们两者的治疗也是互相影响，相辅相成的，在临床工作中需同时对心脏生理性病变及精神心理改变引起重视，预防两者的恶性影响，早期干预以增强其良性影响在临床工作中发挥的作用。

第 13 章　肿瘤相关心血管疾病与自主神经

目前心血管疾病与肿瘤是全球死亡率最高的两大疾病，随着肿瘤诊疗水平的提高，肿瘤患者的生存期也在不断延长，以一种慢性病模式存在。然而，在肿瘤的治疗过程中，越来越多的患者同时合并了较严重的心血管疾病，有的与肿瘤治疗的化学药物或射线对心脏产生的毒性作用相关，有的在患肿瘤的同时已经合并了不同程度的心血管疾病。随着基础研究的不断进步，研究人员逐渐发现，心血管疾病与肿瘤在很多方面有着共同的危险因素及共同的基因表达，这就让两个看起来独立的学科逐渐开始出现交集，形成了一门新的学科——肿瘤心脏病学（onco-cardiology）。作为国际上一门新兴的肿瘤学与心血管病学交叉学科，肿瘤心脏病学的主要研究领域包括心血管疾病与肿瘤共有的危险因素和干预、抗肿瘤治疗导致的心血管并发症、心脏肿瘤及肿瘤合并心血管疾病等。该学科通过研究肿瘤患者的心血管疾病，促进这两类疾病的早期诊断、治疗及相关预防，从而进一步提高此类患者的生存时间及生活质量。在近些年的研究中，发现自主神经与部分心血管疾病有着息息相关的联系，尤其是在心房颤动等心律失常疾病方面取得了丰硕的成果，为临床治疗提供了新的思路和途径。自主神经和肿瘤均与心血管疾病的发生、发展存在密切的联系，那么这三者之间的关系如何，存在哪些共性和差异，其内在联系如何，本章拟对这些内容进行叙述。

一、肿瘤与心血管疾病

（一）肿瘤与心血管疾病的共同危险因素

随着目前对肿瘤及心血管疾病研究的进展，发现大多数肿瘤患者发生心血管疾病并不仅仅是因为治疗药物的毒性作用，这些患者可能已经存在尚未被诊断出的心血管疾病，或者是心脏结构已有改变，但尚处于疾病代偿阶段。临床上很多肿瘤患者在接受治疗的过程中，同时出现心脏结构及功能的永久性和不可逆的损害，而实际上，大多数患者心脏症状是由药物毒性以外的机制引起的。这两种疾病可能存在一定的联系，他们通常具有一些共同的危险因素。目前公认的这些心血管危险因素在肿瘤的发生、发展中也具有重要的作用。

1. 心血管疾病中可变的危险因素对肿瘤的作用

（1）肥胖：是心血管疾病发病的重要危险因素，有研究显示，即使是不合并高血压的肥胖人群也存在心室肥厚的改变。Meta 分析显示，肥胖可增加肿瘤的发生风险。美国癌症研究所和世界癌症研究基金会（ACIR/WCRF）提出，肥胖与食管癌、胰腺癌、肝癌、结肠癌、绝经后乳腺癌、子宫内膜癌及肾癌密切相关。脂肪组织可产生白介素-6、肿瘤坏死因子、瘦素、血管紧张素、C反应蛋白等，其中一些激素具有抗凋亡和促血管生成的作用，在维持脂肪存储的同时具有致癌的作用。

（2）糖尿病：导致动脉粥样硬化的机制早已明确。2010年美国糖尿病管理委员会发表的一项专家共识指出，糖尿病与结肠癌、乳腺癌、肝癌、胰腺癌、子宫内膜癌、膀胱癌发病相关。2015年一项针对2型糖尿病和肿瘤观察研究的Meta分析显示，乳腺癌、结肠癌、肝内胆癌、子宫内膜癌与2型糖尿病明确相关。

（3）高血压：长期血压升高可导致高血压性心脏病，最终导致心力衰竭。2012年一项大规模研究显示，男性血压升高可增加肿瘤的发生风险；同时，血压每升高10mmHg，男性癌症患者的死亡风险可增加12%，女性癌症患者的死亡风险可增加6%，特别是肾癌与高血压有较强的相关性。

（4）高脂血症：血脂紊乱易导致动脉粥样硬化的形成，与心血管疾病密切相关。血脂水平与肿瘤的相关性目前尚不完全明确。较多的临床研究提示，低水平低密度脂蛋白及总胆固醇与肿瘤发生有关，这种负相关关系可能受肿瘤前临床状态的影响，因肿瘤本身可改变胆固醇的代谢。

（5）吸烟：长期吸烟易导致血栓形成，增加心血管疾病的发生率及死亡率。美国癌症委员会2014年最新统计数据显示，美国癌症死亡人群中30%与吸烟有关，主要机制为反复损伤鳞状上皮细胞，超过细胞再生能力，从而导致癌症发生。

（6）饮食：大量研究显示，饮食与心血管疾病的发生明显相关。很多癌症也与饮食结构及习惯相关。ACIR/WCRF最新提出了有证据支持的特定食物和特定癌症关系的报道，其中包括红肉和结直肠癌，黄曲霉素和肝癌，饮用水中的砷、β胡萝卜素和肺癌等。在对饮食的研究中发现，叶酸代谢途径的基因突变及叶酸摄入不足引起的叶酸缺乏可能是心血管疾病、癌症共同的病理基础。

（7）酒精：有Meta分析显示，过量饮酒会增加心血管疾病不良事件的发生。有大量研究证据表示，饮酒可以导致口咽癌、喉癌、食管癌、肝癌、结肠癌及绝经前后的乳腺癌。

（8）运动：大量科学报道，运动有益于心血管健康。目前关于运动可降低癌症发病风险的流行病学证据较多。研究提示适当有氧运动可减少消化系统肿瘤的发生，同时也可能会降低绝经后乳腺癌及子宫内膜癌的发生风险。通过体能活动可以减少体内脂肪组织，降低血液中性激素、代谢激素、胰岛素、瘦素、炎症指标含量，这些物质都有潜在的致癌性。

2. 与肿瘤相关的不可变的心血管疾病危险因素

（1）年龄：在心血管疾病及癌症的发病风险中属于相对稳定的因素，在发达国家，新发的癌症和年龄增长呈正相关。

（2）性别：男性患心血管疾病的年龄较女性早，癌症发生率较女性高。

（3）种族：基因的遗传倾向也会使种族人群朝着某一特定的疾病模式发展。据统计，2009年美国黑种人癌症发病率最高，主要是男性的前列腺癌和女性的乳腺癌。这可能与基因多态性导致疾病易感性不同有关。

3. 肿瘤和心血管疾病的共同分子机制研究　随着肿瘤和心血管疾病分子机制的研究日渐深入，发现其中某些机制同时存在于两种疾病之中。目前研究较多的相关分子机制主要有环境应激信号的调控、microRNA-27（miRNA-27 家族及其基因簇）、microRNA-143（miRNA-143）、长链非编码 RNA（long non-coding RNA，LncRNA）、生长分化因子 -15（growth differentiation factor-15，GDF-15）、Gab 家族蛋白（Grb2-associated binder family proteins）等。

（1）环境应激信号的调控：肿瘤和心血管疾病的发生均与机体对于生理性或非生理性的环境应激信号异常应答有关，细胞内种类繁多的 microRNA 可以实现对这些应激信号的反应性调控。目前有研究发现 microRNA-26a 在正常细胞表达，可以使细胞停滞在 G1 期，抑制细胞分裂增殖过程，但在肝癌细胞中，因为某些应激信号的刺激，致使其表达降低，从而促进肝癌细胞增殖。而血管发生损伤时，应激刺激信号阻止 miRNA-143 和 miRNA-145 的转录，导致其下游相关细胞分子高表达，使得血管平滑肌细胞增殖活跃，引起心血管疾病的发生。

（2）miRNA-27：已有研究发现，miRNA-27 在胃癌、乳腺癌、肺癌等多种肿瘤细胞中表达量显著上调，表明其与肿瘤的发生具有密切关系，另外通过体内体外实验发现，miRNA-27 可用于动脉粥样硬化的诊断。

（3）miRNA-143：是目前研究较多的 miRNA 之一。现有的研究表明，miRNA-143 在消化系统肿瘤、鼻咽癌、宫颈癌、膀胱癌、骨肉瘤、脂肪肉瘤、白血病、前列腺癌、肾癌和黑色素瘤细胞中的表达下调，miRNA-143 过表达可以抑制肿瘤增殖，促进肿瘤细胞凋亡。高表达的 miRNA-143 会促使心脏成纤维细胞增殖，此外，miRNA-143 还可能与心肌肥厚的调控有关。

（4）LncRNA：大规模的肿瘤组织转录组测序发现 LncRNA 在肝癌、乳腺癌、白血病、前列腺癌等多种肿瘤中均大量异常表达。另有研究表明，LncRNA-MIAT 第 5 外显子的单核苷酸多态性（single nucleotide polymorphism，SNP）位点变异与心肌梗死的易感性关系密切，但是具体机制尚不明确。

（5）GDF-15：在肿瘤早期可以抑制肿瘤细胞生长并诱导细胞凋亡，而在肿瘤晚期，GDF-15 则会促进细胞的增殖、迁移及癌细胞的转移。因此，GDF-15 可以用于判断肿瘤患者的预后。在心血管疾病研究方面，GDF-15 可能通过激活 Smad2/3，抑制细胞凋亡，降低心肌肥厚的发生率，而激活 Smad6 及 Smad7 后则作用会消失，故 GDF-15 在肿瘤和心血管疾病中都表现出双向的调节作用。

（6）Gab 家族蛋白：目前已知 Gab1 引起肿瘤发生的主要机制是通过上调原癌基因表达，进而增强涉及肿瘤生物学行为的信号转导，Gab1 对于许多肿瘤细胞的迁移也至关重要，同时 Gab1 还与肿瘤细胞耐药性的形成有关。在心肌细胞中 Gab1 和 Gab2 可通过 NRG-1 和 ErbB 受体来维持心脏的正常发育。

（二）肿瘤相关的心血管毒性研究进展

1. 定义与分类

（1）定义：心脏毒性是抗肿瘤治疗常见的不良反应之一，美国国立癌症研究所

（National Cancer Institute，NCI）将其定义为"影响心脏功能的毒性"，而美国心脏评估委员会（Cardiac Review and Evaluation Committee，CREC）则制定了更为具体的定义：①表现为整体功能降低或室间隔运动明显降低的心肌病，LVEF 降低；②充血性心力衰竭（congestive heart failure，CHF）相关症状；③第 3 心音奔马律、心动过速等 CHF 相关体征；④LVEF 较基线降低至少 5%且绝对值<55%，伴有 CHF 症状或体征；或 LVEF 降低至少 10%且绝对值<55%，无症状或体征；以上至少满足 1 项即可诊断。常见的心血管疾病不良反应主要包括心脏的各种症状及血管功能异常。心脏的表现主要是心力衰竭、左心室或右心室功能障碍、各种心律失常、心源性胸痛、急性冠脉综合征、心肌梗死、心搏骤停、心肌病、心包炎、心肌炎、心脏瓣膜病。血管功能异常主要表现为高血压、低血压、脉管炎、血栓栓塞、末梢或内脏缺血、淋巴水肿。

（2）分类：肿瘤治疗相关的心脏毒性根据发病时间可分为急性心脏毒性、亚急性心脏毒性或慢性心脏毒性。急性心脏毒性多在用药期间发生，持续时间短，多为非特异性心电图改变；亚急性心脏毒性常发生在治疗 1 个或 2 个疗程后，包括心包炎、心肌缺血、心力衰竭等；慢性心脏毒性多发生在治疗 6～8 个月后，表现为心肌病、高血压、心律失常和 CHF 等。根据病理改变和临床表现可分为Ⅰ型和Ⅱ型两大类。Ⅰ型心脏毒性常伴有不可逆的心肌损伤，更容易导致 CHF，多见于传统化疗药物如蒽环类、烷化剂和抗微管类药物治疗后。Ⅱ型心脏毒性是近年来发现的新类型，最初报道于曲妥珠单抗治疗后，近期发现一些新型靶向药物如 VEGF 抑制剂和酪氨酸激酶抑制剂治疗后也可出现Ⅱ型心脏毒性，其通常导致心肌收缩力的暂时性丧失（如心肌顿抑），发生率和严重程度各异，且多数为可逆性，停止治疗后可恢复。

2. 临床表现及病理机制

（1）系统性高血压：在众多化疗药物的应用过程中均可见新发高血压及病情逐渐进展的高血压，尤其是在使用具有抑制血管内皮细胞生长因子（VEGF）信号通路功能的药物的人群中更为常见。其导致血压升高的可能机制之一为继发于血管内皮的细胞功能失调和毛细血管稀疏的血管抵抗，即 VEGF 在血管新生及由血管内皮细胞 NO 合成酶所产生的 NO 方面的影响，而 NO 在维持正常的血管内皮细胞功能、血管稳态及血管新生方面至关重要。

（2）肺动脉高压：接受肿瘤治疗的患者常可出现治疗过程中诱发的各种呼吸困难。化疗药物导致肺动脉压升高，可能还会造成内皮细胞的 VEGF 受体 2 缺陷、血管再生的减少，以及影响肺内动脉血栓的分解，而 Rho 激酶介导的血管收缩有助于加重阻塞性肺动脉高压的严重程度。

（3）典型及不典型胸痛：许多化疗药物都可以引起心肌缺血的产生，这是由于化疗药物改变了控制血管平滑肌细胞张力的信号通路，从而引起血管收缩。

（4）急性冠脉综合征：肿瘤患者可以出现从不稳定型心绞痛到急性心肌梗死甚至心脏性猝死等一系列急性冠脉综合征表现。急性冠脉综合征的基础是冠状动脉发生斑块破裂或糜烂、溃疡，并发血栓形成、血管收缩、微血管栓塞等导致急性或亚急性心肌供氧减少。肿瘤患者由于应用化疗药物导致血管内皮细胞功能失调，从而引起斑块破裂和糜烂。同时，很多化疗药物可以改变冠状动脉血管的反应性，从而出现心绞痛的表现，随着冠状动脉血管收缩程度的增加和持续时间的延长，患者甚至会出现心肌梗死，以及室性心动过速、心室颤动等心律失常表现。肿瘤患者由于冠状动脉疾病或者冠状动脉血管解剖学的异常，可以导致心肌储备功能显著降低，诱发心动过速、低血压、低氧血症及贫血，从而发生急性冠脉综合征。化疗药物对于血小板功能的影响可能为其造成急性血管事件的另一诱发因素。血小板因子 IV 与肝素诱导性血小板减少症的病理生理机制密切相关，与血小板因子 IV 相似，药物与肝素结合，导致血小板聚集及诱发促凝活性。

（三）减少肿瘤治疗相关心血管毒性策略

心血管疾病及癌症都是高发病率、高死亡率的疾病。患者通常会经历与潜在的无症状结构性心脏疾病相关的心血管事件，这些疾病在癌症治疗的压力下逐渐显露出来。随着肿瘤患者预期寿命的延长，对这些不良反应的管理变得相当重要。新的心脏不良反应机制的发现燃起了研究者们利用新型心脏标志物进行检测的兴趣，以帮助预测、监测和预防心脏毒性，并开发更为安全和可耐受的药物。临床医师能更好地运用研究结果来筛选能耐受治疗的患者，在治疗的同时监测不良反应。此外，临床上肿瘤患者在不同的疾病进程、治疗方案中产生的心血管毒性反应不同于非肿瘤患者，如在对置入心室辅助设备的心脏衰竭患者的分析中显示，与其他病因的患者相比，化疗相关的心肌炎患者更需要右心辅助支持装置，可能是因为化疗所致的心肌炎患者右心室更易遭受二次损伤，心肌受损更加严重。所以这更体现出肿瘤科专家与心血管疾病专家间建立良好的临床联系的重要性和必要性。肿瘤心脏病学继续发展，以满足肿瘤患者在诊治肿瘤的同时也需密切关注心血管不良反应的需求。未来，在癌症试验中使用精确和标准化的心脏毒性评估工具，将心血管结果作为一种常见的可测量结果一定会使这一领域的研究受益。

1. 消除认知差距　相关的肿瘤学家和心血管疾病专家应该认真地衡量已有心脏疾病或有相关的危险因素的肿瘤患者抗肿瘤治疗的风险和获益。

2. 限制肿瘤治疗相关心血管毒性的策略　2016 年 8 月 28 日欧洲心脏病学会（European Society of Cardiology，ESC）肿瘤治疗和心血管毒性协作组编写了肿瘤心脏病学领域首部纲领性指南文件——《2016 年欧洲心脏病学会肿瘤治疗与心血管毒性声明》，该声明对抗肿瘤药物引起心血管毒性的病理生理及防治方法进行了总结，并对诊治及慢性期的管理策略进行了规范和建议，对肿瘤患者心血管疾病的预防和诊疗有重要的指导意义。

（1）重视心功能的评价：左心室功能不全的发生率与不同化疗药物的种类及剂量相关（如蒽环类、烷化剂等）。若已知所使用的化疗药物具有心脏毒性，应严格控制肿瘤患者的心血管疾病风险因素，监测心功能变化。若确认患者 LVEF 小于 50% 和（或）降低幅度大于 10%，在没有禁忌证的前提下，应积极推荐使用血管紧张素转化酶抑制剂或血管紧张素联合 β 受体阻滞剂预防心功能进一步恶化。

（2）强化冠状动脉疾病的防治：抗肿瘤的化学治疗可以导致心肌缺血甚至心肌梗死，对心肌缺血的临床评估和检查是诊断隐匿性冠状动脉疾病的关键，不建议常规做冠状动脉痉挛的药物激发试验，若考虑存在冠状动脉痉挛，可以考虑使用硝酸酯类和（或）钙通道阻滞剂（calcium channel blockers，CCB）类药物，同时强调门诊随访以识别远期损伤。肿瘤合并冠心病患者，可以借鉴 2016 年美国心血管造影与介入学会（Society for Cardiovascular Angiography and Interventions，SCAI）肿瘤心导管专家共识。不建议合并稳定型心绞痛患者行经皮冠状动脉介入治疗（percutaneous coronary intervention，PCI）等积极血运重建治疗；合并急性冠脉综合征患者，如恶性肿瘤进一步恶化和扩散，酌情选择 PCI，如肿瘤可以治愈或控制，冠状动脉旁路移植术也是适用的；合并急性 ST 段抬高心肌梗死，尽管死亡率高，直接 PCI 仍是最优先的选择，建议尽量选用经桡动脉入径，PCI 时选用裸金属支架或新一代药物洗脱支架。强调冠状动脉血流储备分数在 PCI 策略中的应用，同时评价抗栓药物包括双联抗血小板药物的抗栓和出血平衡获益/风险比。

（3）重视放射治疗对心瓣膜病的影响：有研究显示，放射性相关瓣膜病的主要发病机制是纤维化和钙化。化疗药物并不直接影响心脏瓣膜。该声明推荐超声心动图作为诊断及随访此类患者的检查手段，尤其是放射野累及心脏的患者，若需更换瓣膜治疗，推荐行经导管主动脉瓣置换术。

（4）突出抗肿瘤治疗对 QT 间期的影响：许多抗肿瘤的化学药物可以导致缓慢及快速性心律失常，该声明推荐所有的患者皆应监测心电图和 QT 间期，尤其是既往有 QT 间期延长、心脏病、服用导致 QT 间期延长的药物、心动过缓、甲状腺功能不全或电解质紊乱等病史的患者，同时应避免出现低血钾和极度心动过缓等诱发尖端扭转型室性心动过速的因素，尽量避免使用导致 QT 间期延长的药物，若发现 QT 间期>500ms，QT 间期较基础值延长超过 60ms 或者心律失常，应考虑停药或者改变给药方式。对于心房颤动和心房扑动的治疗仍需权衡出血与血栓情况。

（5）肿瘤患者应继续积极控制高血压病：高血压病也是肿瘤患者常见的合并疾病，亦可引发肾肿瘤。该声明建议按照目前指南合理控制高血压病，同时强调抗肿瘤期间监测血压，防止心脏并发症的发生，血管紧张素转化酶抑制剂、血管紧张素受体阻滞药、β 受体阻滞剂和二氢吡啶类钙通道阻滞剂是优选的抗高血压药物，不推荐应用非二氢吡啶类钙通道阻滞剂，若血压控制不理想，在调整降压药物及剂量的同时，应考虑 VEGF 抑制药的不良反应，酌情减量或暂时停用。

（6）肿瘤患者血栓疾病的防治策略仍需进一步规范：肿瘤细胞可通过促凝、抗纤溶和促凝集活性，释放促炎和促血管形成细胞因子、细胞黏附分子与血管和血细胞相互作用，从而诱发凝血。对发生动脉血栓栓塞的肿瘤患者，目前临床处理的方式仍不理想，应综合多学科意见，尤其是肿瘤心脏病学方面的建议，更好地使用抗栓、溶栓和（或）血管内干预治疗。对有症状的静脉血栓栓塞症（venous thromboembolism，VTE），目前建议继续遵循临床常规的 VTE 治疗方案。鉴于恶性肿瘤是 VTE 复发的高危因素，该声明推荐对已知 VTE 患者行抗凝治疗，直至肿瘤临床治愈。对已接受抗凝治疗的 VTE 患者，则需根据预期寿命及出血风险定期评估抗凝风险与获益，以调整治疗方案。

（7）重视肿瘤患者的周围血管病和卒中的防治：治疗慢性粒细胞白血病的抗肿瘤药物（如 Nilotinib 等）可引发严重的下肢外周血管疾病（peripheral arterial disease，PAD），发病率高达 30%。该声明积极推荐评估 PAD 基线风险且控制高危因素，规律随访，若已经出现 PAD 症状，则考虑应用抗血小板药物，对严重 PAD 患者，应由血液病学、血管外科学及肿瘤心脏病学等多学科医师会诊，进行个体血运重建治疗。对于行头颈部肿瘤或淋巴瘤放射治疗的患者，可以考虑应用超声监测颅内血管的情况。

（8）肺动脉高压的早期诊断：尽管抗肿瘤药物导致的肺动脉高压（pulmonary arterial hypertension，PAH）的发生率比较低，但服用某些抗肿瘤药物和干细胞骨髓移植治疗后仍会造成严重影响。对服用潜在致肺动脉压力升高的抗肿瘤药物患者，该声明建议定期复查超声心动图，以早发现右心负荷增加征象，必要时行右心导管检查。鉴于早期 PAH 发病后停止相关抗肿瘤药物或更换药物可以逆转 PAH，该声明建议由血液病学、肿瘤学等多学科医师会诊，评估停用或更换相关抗肿瘤药物的获益与风险。

（9）心包疾病的对症处理：急性心包炎主要与蒽环类、环磷酰胺等药物有关，常与心包及纵隔肿瘤伴随出现。该声明强调超声心动图对疑诊化疗药物相关心包疾病的诊断作用，对于少量心包积液患者，可对症应用非甾体抗炎药物；对于大量心包积液或血流动力学不稳的患者，则需考虑心包穿刺。

3. 肿瘤治疗相关心血管毒性的监测　肿瘤存活患者心血管事件的发生率逐渐增高，这促使我们通过制定筛选方案来找出高危患者。对接受抗肿瘤治疗后的患者进行监测，根据目前的系统抗肿瘤治疗中及治疗后的心血管毒性监测指南，推荐常规进行心电图、心脏多普勒超声检查及 LVEF 测定，根据患者情况还可进一步行放射性核素血管造影、软组织多普勒成像、负荷超声心动图、闪烁照相法、高级磁共振成像及 CT 扫描，以上检查对肿瘤患者的优化监测和监督对肿瘤治疗相关的心脏血管毒性的早期检出非常重要。

4. 肿瘤治疗相关的心血管毒性的预防　迟发性心脏毒性通常由无症状的心功能障碍经历数月或者数年发展而来。推荐早期应用治疗性药物来防止无症状肿瘤治疗相关的心脏血管毒性患者的亚临床损伤。例如，将 β 受体阻滞剂或者血管紧张素 I 转化酶抑制剂用于防治抗肿瘤药物引起的心肌收缩功能障碍。他汀类药物具有降脂、抗炎、抗氧化作用，可用于防治动脉粥样硬化。两项临床研究结果显示，他汀类药物可以通过增加 LEVF 和降低 HF 的发生率来保护心脏功能。右丙亚胺是一种心脏保护剂，推荐用于多柔比星治疗大于 300mg/m^2 的患者，从而使患者在后续的含多柔比星方案化疗中获得心脏保护作用。有 Meta 分析显示预防性使用右丙亚胺、β 受体阻滞剂、他汀类药物或血管紧张素受体阻滞剂等可有效降低化疗药物引起的心脏毒性。近年来也有研究证实抗氧化剂如维生素 E、硒、番茄红素、褪黑激素、白藜芦醇及辅酶 Q10 可抑制铂类化合物引起氧化损伤，从而具有潜在的肿瘤治疗相关毒性的保护作用。

5. 预测性生物标记　生化标记可作为心血管毒性早期检测的诊断工具，也可作为心功能障碍的预测因子。抗肿瘤治疗前、治疗中、治疗后心血管毒性监测的血清生化标记包括肌钙蛋白（troponin，Tn）、心脏钠尿肽（cardiac natriuretic peptide，CNP）及髓过氧化物酶（myeloperoxidase，MPO）。肌钙蛋白可用于预测左心室功能不全的发生、级别及严重程度。肌钙蛋白测定可在明显的心功能损害出现之前对心脏毒性进行早期检测，也可以有效地将心血管毒性高危患者和低危患者区分开。心脏钠尿肽对心力衰竭具有诊断和预后判断价值。髓过氧化物酶是一种过氧化物酶，它在中性粒细胞中表达最为丰富，在抗肿瘤药物诱发的心血管毒性发生的病理过程中起重要作用，因此它有可能成为肿瘤治疗相关的心脏血管毒性潜在的生物标记。另外，多种生物标记的联合应用，如肌钙蛋白 I、N 端脑钠肽前体（NT-pro-BNP）、C 反应蛋白等，改善了对心血管相关死亡率的预测。目前仍有大部分生物标记的明确预测价值正在通过临床实践进行证实。

二、自主神经与心血管疾病

心脏神经（cardiac nerves）来自心丛，包括交感神经、副交感神经和感觉神经。心脏的交感神经、副交感神经为心脏运动神经，又称心脏传出神经，副交感神经又名心脏传入神经。心脏自主神经系统主要包括交感神经系统和副交感神经系统。心脏的交感神经系统起源于 $T_1 \sim T_5$ 脊髓旁侧的交感干，投射到星状神经节、颈上、颈中、颈下纵隔和内源性心脏神经节的节后神经元。心脏的副交感神经系统主要发自延髓的背核和疑核，后沿双侧迷走神经沿双侧颈部下行入胸腔，胸内神经节主要位于肺静脉、下腔静脉、左心房下部的交界处及房室沟的脂肪垫，由此发出节后纤维进入心肌组织，并集中在窦房结和房室结周围。交感神经的节后纤维主要是肾上腺素能纤维，交感神经兴奋可加速窦房结冲动的发放，加快房室传导，增加心肌收缩力，扩张冠状动脉。副交感神经的节后纤维主要是胆碱能纤维，它的作用与交感神经相反，但对心室肌和冠状动脉的作用较小。感觉神经包括两种，传入痛觉的传入纤维与交感神经同行；传导压力和牵张等感觉的传入纤维伴随迷走神经至延髓孤束核。感觉神经的周围末梢分布于心壁各层。心肌中可能还有一种感受器对心肌缺血敏感，此感觉传入中枢可产生心绞痛。而迷走神经中的感觉纤维末梢主要分布于大静脉和心脏附近的化学感受器。

心脏除接受中枢神经系统和心交感神经、副交感神经支配外，其自身还存在复杂的心内神经系统，即心脏微脑系统。该系统广泛存在于心外膜的脂肪垫，不仅接受副交感神经的节前纤维，还接受交感神经的节后纤维，不仅接受心外神经纤维来源，还接受大量心内神经纤维支配，并且有感觉神经元散在其中。

（一）心脏神经分布特点

心脏各部基本上都由交感神经和副交感神经双重支配，心脏的活动是受两种神经共同调控的，两者相互拮抗、交互作用，从而维持心脏的动态平衡及其稳定性。一旦平衡被破坏，将导致或促进心血管疾病的发生与发展。交感神经和副交感神经对心脏的相互影响可发生在神经心肌突触连接前后不同水平上，分布接近的交感神经和迷走神经末梢是其产生相互影响的解剖学基础。在突触连接前，相互作用主要发生在神经末梢，通过释放不同的神经递质来发挥调控作用；而在突触连接后，相互作用则发生在心肌细胞水平，通过对腺苷酸环化酶的相反调节作用，调节细胞离子泵，影响心肌的除极和复极。虽然心脏各部基本上均同时分布交感神经和副交感神经，但因各部功能不同，其神经分布也有一定差异。

1. 心房肌的神经分布　心房较心室肾上腺素能受体分布多，同时也有胆碱能受体分布。神经围绕肌纤维，终止于肌细胞表面，分泌心钠素的心肌细胞旁有神经纤维及神经末梢存在，可能以递质或分泌物自由弥散的方式发挥作用。随着年龄的增长，心房神经元递质去甲肾上腺素再吸收转运功能明显下调或减退，通过对神经递质的影响，可改变心房复极，增大有效不应期离散度，导致心房颤动。我国汤宝鹏教授团队通过对增龄犬开展系列研究，从电生理、转运调控蛋白、心房肌基质金属蛋白酶、凋亡相关基因表达、离子通道等方面论证了增龄与犬心房颤动之间的关系。

2. 心室肌的神经分布　交感神经首先分布于心外膜以下，之后分布于心室肌之间，心室肌传出神经分布少于心房肌，基底部神经分布多于心尖，肾上腺素能受体较胆碱能受体更丰富。学者曾认为迷走神经主要支配窦房结、房室结和心房肌，而心室肌分布较少，但现在研究证实，迷走神经跨过房室沟后立即穿过心室壁到达心内膜，在心内膜下由基底向心尖方向分布，最后再发出穿透支穿过心壁到达心外膜。也有学者认为，迷走神经在通过室间沟后在心外膜下走行 1～2cm，然后进入内膜下，这一特点导致心肌缺血发生时，缺血区迷走神经活性减弱，交感神经活动增强。而发生心肌梗死时，梗死区远端交感神经和迷走神经均受损，形成去迷走神经的高敏状态，心室肌不应期缩短和兴奋性增强，诱发室性心律失常。超高龄高血压左心肥厚患者交感神经活性明显增强，迷走神经活性下降不明显，自主神经兴奋性的改变可以直接刺激心肌局部生长因子释放，心肌细胞增大，蛋白合成增加，还可促进心律失常的发生。

3. 心瓣膜的神经分布　心脏瓣膜内有神经肽 Y、胆碱、肾上腺素、神经紧张素、降钙素基因相关肽等阳性反应纤维分布，其发病机制和意义尚待进一步研究。

4. 冠状动脉的神经分布　心丛的分支沿左右冠状动脉及其分支分布于动脉壁和心肌。无髓较细的交感神经纤维主要分布于血管中膜，较粗大的迷走神经传出纤维止于血管外膜，小动脉支可能主要由副交感神经支配。冠状动脉的传出神经主要经脊神经传入中枢。

5. 窦房结的神经分布　窦房结内有丰富的交感神经和副交感神经分布。一般认为，供应窦房结的迷走神经和交感神经以右侧者占优势。有神经肽 Y、胆碱、肾上腺素、神经紧张素、降钙素基因相关肽等肽能神经分布。我国刘启明教授团队，首次记录到比格犬窦房结区域内心脏内源性神经活动，并进一步论证了窦房结区域内心脏内源性交感神经活动、右侧星状神经节神经活动和心率之间存在联动关系，房性心动过速的发生与终止与窦房结内心脏内源性神经活动及右侧星状神经节神经活动密切相关。

6. 房室结、房室束、束支及希浦系统的神经分布　房室结神经供应较窦房结偏少，神经节细胞主要分布于房室结的后端和浅层。房室结内神经节细胞很少，但有丰富的交感神经和副交感神经，并由房室结深入到房室束。有学者认为，星状神经节、心壁内感觉和运动神经元、房室结细胞等可能参与构成一个心脏自律系统的外周调节环路。Moravec 认为，心壁内的神经终末也参与引起特殊心肌细胞的自动去极化和房室传导功能，来调整心脏的收缩。房室结迷走神经占优势，左侧居多。迷走神经张力增加可延长交界区不应期，抑制房室传导功能，增加隐匿传导使心室率减慢，出现长 RR 间期。左右束支及其主要分支分布少数胆碱能纤维，浦肯野细胞无神经分布。

7. 脂肪垫的神经分布　心外膜脂肪垫内存在迷走神经丛，这些神经丛主要分布于心外膜某些特定区域凋亡脂肪垫中，并且心房和心室表面各种神经丛内神经元分布不均，功能不一。这些神经元相互连接形成局部神经网络，并且接受心外交感神经和副交感神经系统的调控，研究者们形象地称其为心脏的"小脑"。在这些脂肪垫中右肺静脉和右心房交界处的脂肪垫、下腔静脉和左心房交界处的脂肪垫最为重要。支配心房迷走神经纤维通过上腔静脉和主动脉之间的脂肪垫，到达右肺静脉脂肪垫和下腔静脉与左心房之间的脂肪垫之后再分布到心房。也有迷走神经绕过上腔静脉中部脂肪垫直接连接到右肺静脉脂肪垫或左心房交界处脂肪垫，或直达心房肌。这些脂肪垫内分布的迷走神经丛可参与源自肺静脉的阵发性心房颤动的发生，脂肪垫消融可在一定程度上降低心房颤动的诱发次数。近年来发现刺激分布在心外膜脂肪垫可以减慢窦性心律，在减慢心率的基础上诱发房性期前收缩、房性心动过速和心房颤动，出现刺激迷走神经干样的迷走效应。迷走神经先分布到右心房再分布到左心房，这是因为右心房去神经可影响左心房部分去神经，反之则不可。诸多研究提示心脏脂肪垫内的迷走神经张力增高是肺静脉灶性放电导致心房颤动的基础。

（二）心内神经节

1. 心内神经节分布　心内神经节广泛分布于心外膜下近心肌层处，心房多于心室，心房又以心房后壁、房间隔和冠状沟处多见。Singh 等证明，成年人心内神经节全部位于心房，较大的分布在窦房结、房室结周围，较小的存在于心房表面、房间隔和心房心耳交界处，还有一部分分布在冠状沟附近。而犬的心内神经节与其神经合称神经丛，分布在心外膜脂肪垫和心组织。心内神经节在心内分布广泛，多数神经节位置不恒定，与其神经构成神经丛，各神经丛之间相互联络构成复杂的心内神经网络。

2. 神经节的结构和功能　关于神经节细胞的分类，过去认为由主细胞和小强荧光细胞组成。1995 年 Edwards 利用电生理和形态学相结合的方法将神经节细胞分为 S 细胞（synaptic）、SAH 细胞（synaptic after-hyper polarization）和 P 细胞（pacemaker）。小的心脏神经节只由几个细胞组成，大的由上百个细胞组成，密集的排列在心外膜下，没有完整的薄膜，多位于心内神经丛和神经纤维束附近。其形态多呈圆形、椭圆形、多角形或者梨形，细胞直径多在 20～40μm，核多在细胞一端，个别有双核。犬的心内神经节中双核细胞较多，个别有多核细胞，其差异可能是种属不同及实验条件不同造成动物处于不同的功能状态。心脏神经节和神经元在心表面分布不均，相对分散，在脂肪垫内的位置也不恒定，心脏神经节形态、分布的复杂性暗示其功能调控的复杂性。心内神经节细胞存在广泛的纤维联系，不但接受副交感神经的节前纤维，还接受交感神经的节后纤维；既有心外神经来源，又有大量的心内神经纤维支配；而心内神经节存在感觉性神经元中枢突到中枢感觉性核团、外周神经节及心内其他神经节细胞，参与心脏功能的中枢调节、外周短程反射环路和心内局部反射环路的构成，或许正是这些心脏外胸廓内环路神经元群在内源性 CANS 调控心脏电生理的过程中发挥着举足轻重的作用。

（三）心脏神经递质

心内神经节含有多种神经递质，主要为乙酰胆碱和少量儿茶酚胺介质去甲肾上腺素。除此以外，心内神经节中还有多种肽类介质，如神经降压肽、血管活性肠肽、P 物质、神经紧张素、降钙素基因相关肽、生长抑素、神经肽 Y、内源性阿片肽和 NO 等。这些介质以各种组合与传统介质共存于心内神经节细胞和神经纤维中，对心血管系统起着重要的调节作用，在高血压、动脉硬化、冠心病、心力衰竭等疾病的发生、发展中扮演着重要的角色。

（四）神经激素受体

神经激素受体是位于细胞膜或细胞内具有特异识别和结合能力的蛋白，能与神经递质和激素相互作用，传导细胞间信号，触发细胞内相应的生物效应。当激动剂和这些受体结合后可影响心肌收缩力、心律和神经传导、心肌代谢、细胞生长及心室重构。

（五）自主神经与心血管疾病

支配心脏的自主神经系统可划分为外源性自主神经系统和内源性自主神经系统。心脏神经丛位于心外膜表面和大血管周围的脂肪垫内，作为调控心脏外源性自主神经系统和内源性自主神经系统的枢纽，可以串联起一个复杂且高度整合的功能网络。心脏交感神经和副交感神经系统在生理状态下保持动态平衡，共同完成对心脏活动的调控。研究显示，心脏自主神经系统功能紊乱、调控显著受损和不均一重构导致的自主神经失平衡，主要表现为交感神经过度激活和副交感神经活性下降，在心力衰竭、心律失常（LQTS、室性心律失常、房性心律失常和病态窦房结综合征）、高血压、动脉硬化等心血管疾病中均占有重要的位置。

（六）心肌梗死与交感神经重构

心肌缺血或心肌梗死时心脏神经出现损伤，局部心脏神经减少、消失，心肌失去神经支配，心功能受到抑制。急性心肌梗死后的慢性期存在着神经修复反应，表现为神经髓鞘细胞和轴突再生或过度再生。

1. **交感神经重构** 交感神经对缺血损害更为敏感，坏死性心肌损伤导致心肌去神经支配，进而伴随心交感神经纤维芽生，芽生的神经纤维多位于损伤心肌的边缘。大鼠在心肌梗死后 6 天，人类在心肌梗死后 30 天，梗死区周围组织交感神经重构现象相当明显。交感神经重构与心律失常和猝死的发生有密切关系。免疫组化显示，室性心律失常组的神经纤维密度和长度远高于无心律失常组。交感神经的过度增生带来的交感神经活性亢进会对梗死区及其周围存活心肌细胞的自律性、不应期和传导速度产生影响，从而增加区域内电生理的异质性。长期存在的失神经超敏反应及心肌细胞本身的离子流改变加剧电的不稳定性。这些因素在特定的时机和组合下可产生折返性心律失常，而折返环多在梗死周边区域，成为室性心律失常发生的出口。

2. **副交感神重构** 在心肌缺血或梗死情况下，副交感神经出现交感神经类似变化。心肌梗死发生后 24～72h，梗死区胆碱能乙酰转移酶活性逐渐降低甚至消失，提示梗死区出现迷走神经支配。

三、自主神经与肿瘤

免疫系统具有免疫监视功能，对癌变细胞具有识别清除作用，而免疫系统功能的正常运转是机体对抗肿瘤的有效武器。1863 年，Rudoif Virehow 就已发现在肿瘤组织中有白细胞存在，并最早提出"肿瘤组织周围炎症反应引起炎细胞浸润和肿瘤发生之间有着一定联系"的观点。现今，已有大量的研究表明炎症反应和肿瘤之间的确有着一定的联系，是影响肿瘤患者预后的一个重要因素。故有学者提出术前中性粒细胞和淋巴细胞的比值（neutrophils to lymphocytes ratio，NLR）这一概念，并研究其对肿瘤发生、发展的影响。有研究发现，自主神经系统对中性粒细胞、淋巴细胞有着一定的影响，如交感神经兴奋能引起中性粒细胞（neutrophils，N）计数增多、淋巴细胞（lymphocytes，L）计数减少，副交感神经兴奋能使淋巴细胞计数增多。也正因为自主神经系统在免疫系统方面有一定影响，自主神经系统对肿瘤预后也会产生一定的影响。

四、炎症、免疫与肿瘤

免疫系统的免疫监视功能可识别机体内发生癌变的细胞并将其清除，以细胞毒性 T 淋巴细胞为主，通过释放细胞毒性物质，如穿孔素破坏细胞膜、端粒酶进入靶细胞降解 DNA 或通过表达 FASL 而与靶细胞的 FAS 结合，诱导细胞凋亡。肿瘤相关炎性反应是伴随恶性肿瘤进展的重要免疫学机制，其引发的炎性反应可通过抑制肿瘤细胞凋亡、促进肿瘤血管形成等方式来提高肿瘤的转移概率。其中，粒细胞等在此扮演了重要的角色。肿瘤微环境是指肿瘤局部浸润的免疫细胞、间质细胞及所分泌的活性介质等与肿瘤细胞共同构成的局部内环境。中性粒细胞通过分泌大量血管内皮生长因子（VEGF）为肿瘤生长浸润提供了良好的微环境；中性粒细胞是肿瘤细胞内皮选择素受体与内皮素结合的重要介质，参与肿瘤细胞的转移；另外，中性粒细胞还参与诱导抑癌基因突变、降解免疫球蛋白、降解受体和补体等作用，促进肿瘤细胞的增殖、分化。外周血 NLR 作为反映炎症反应的指标之一，总体上，NLR 高者预示癌症分期晚、转移程度高、预后不良，因此 NLR 可对术前评估、术后治疗等提供评估价值。但 NLR 目前没有确切、统一的节点及正常范围，对各肿瘤的生长浸润等属性不能做出相应的诊断及治疗，有学者指出，可供参考的 NLR 节点介于 2.13～5。虽然各种研究的 NLR 临界值不一，但 NLR 升高提示总体预后不佳逐渐成为共识。若能经过更深入的研究，对不同的恶性肿瘤给出一个更具有科学意义的节点，使 NLR 明确成为各种不同肿瘤的预示性指标，那将是一大突破。

五、炎症、免疫与自主神经

有研究发现，白细胞水平变化有着明显的昼夜规律，白天交感神经活跃，中性粒细胞、NK 细胞、巨噬细胞等数量呈现增多的趋势，称为白天节奏；而淋巴细胞在夜间呈现增多的趋势，称为夜间节奏，其相关的机制为：白天节奏大多细胞表面存在着肾上腺素受体，夜间节奏细胞表面存在乙酰胆碱类受体，是交感神经和副交感神经神经递质各自作用的靶点，在神经较兴奋时，其对应的细胞相应增殖。可见，中性粒细胞计数、淋巴细胞计数与自主神经兴奋可能存在一定关系。中枢神经系统和免疫系统也存在多样的结构和生理上的联系，如自主神经对免疫系统主要区域直接支配。同时，大量的化学信号分子，小至小分子如 NO，到神经内分泌多肽如促肾上腺皮质激素释放激素，再到大分子蛋白质如细胞因子、生长因子和它们各自的受体，对中枢神经系统和免疫系统之间的联系也起重要作用。这种联系是双向的，即中枢神经系统可以驱动、调节免疫系统，而免疫系统也可以反过来影响中枢神经系统，在此联系中自主神经常是中枢神经系统和免疫系统之间的重要纽带和桥梁。Ono 等用慢性压力刺激小鼠副交感神经系统，发现副交感神经系统对淋巴器官、淋巴组织和淋巴细胞具有一定的调节作用，其中副交感神经系统兴奋释放的乙酰胆碱和淋巴细胞表面的胆碱受体为信号传递的关键分子。

六、自主神经与肿瘤

自主神经系统与肿瘤细胞生长发育、肿瘤体积大小、浸润程度、预后等方面有着密切的联系。目前已经有学者通过对自主神经的干涉来观察相关肿瘤的预后，如 Magnon 等则研究在前列腺癌的早期阶段，通过化学治疗或手术切除交感神经，能在一定程度上阻止肿瘤的生长；而刺激副交感神经胆碱能纤维，肿瘤会继续浸润生长。Xu 等研究发现交感神经能通过分泌神经递质调节相应部位的免疫细胞，促进其增殖生长或抑制其生长，同时影响该部位的血管生成、血管渗透性和细胞因子的生成等，从而对肿瘤的生长产生影响。

第 14 章 自身抗体和心律失常的研究进展

近年来的研究显示自身抗体在心律失常的发生、发展中起重要作用,这些心律失常包括房性心律失常、传导系统异常和室性心律失常。自身免疫机制不仅对系统性自身免疫疾病伴发的心律失常起作用,还对许多特发性心律失常的发生起重要作用。自身抗体介导的心律失常有两种基本的病理生理机制。①直接作用:直接作用于心肌细胞,使其电生理特性改变形成自身抗体;②间接作用:自身抗体介导的免疫反应,电生理学改变仅仅为继发性改变。在病理状态下自身免疫可以直接引起心肌损害,继而引起电生理改变及心律失常,一些自身抗体识别特殊受体(离子通道或表达于心肌细胞表面的酶)并相互作用,参与这类细胞动作电位的调控。本章就各种自身抗体与心律失常关系的研究进展进行叙述。

一、抗 β 肾上腺素能受体抗体

抗 β 肾上腺素能受体自身抗体与心肌病和心律失常的发生关系密切。Wallukat 和 Wollenberger 观察到培养的新生大鼠心肌细胞与哮喘患者的丙种球蛋白共培养后,可产生对 β_2 肾上腺素受体激动剂克仑特罗反应的抑制作用,而与有心肌病的患者的丙种球蛋白共培养则可使心率增加。他们首次提出这种作用是由自身抗体介导的。

Magnusson 等通过刺激扩张型心肌病患者第二胞外环的 β_1 肾上腺素受体,发现了自身抗体的特异性靶点。Chiale 等则证实了这一发现,他将自身抗体结合到 β_1 肾上腺素能受体自身抗体(β_1AR)细胞外第二环功能表位,还发现自身抗体对 β_2AR 激动有拮抗作用。Magnusson 等用第二胞外环的 β_1 肾上腺素能受体和 β_2 肾上腺素能受体相应的肽序列作为酶联免疫测定扩张型心肌病、缺血性心脏病或健康献血者血清中抗原肽序列,发现自身抗体识别的受体蛋白,其结合点位于人类心肌。Jahns 等进一步验证自身免疫性疾病累及心脏 β_1 肾上腺素能受体可能引发扩张型心肌病。

另有研究显示激活的 β_1AR 和 M_2 毒蕈碱受体(M_2R)能促进格雷夫斯病(Graves disease,GD)患者心房颤动的发生。与格雷夫斯病的窦性心律组相比,在格雷夫斯病的心房颤动组中,β_1AR 和 M_2 受体自身抗体的平均活性较高,在格雷夫斯病患者中 β_1AR、β_2AR 和 M_2R 抗体均升高。在原发性室性心律失常和传导障碍的患者中(如特发性心肌病)也发现 β_1AR 阳性率高。对于特发性心律失常患者的组织学检查发现抗 β 肾上腺素受体自身抗体阳性率为 90%。

Li 等对兔进行 β_1 或 β_2 肾上腺素受体细胞外第二环功能表位肽段对兔进行免疫后，所有兔均表现为 β_1AR 或 β_2AR 的高滴度表达，证明免疫成功并出现心房有效不应期缩短，心率加快，最终导致不适当窦性心动过速和房性心动过速发生。

大规模的临床随机治疗试验尚未见报道，但对免疫吸附和非特异性免疫球蛋白治疗较小的随机研究的结果令人鼓舞，β 肾上腺素能受体阻滞剂治疗的短期疗效似乎有效，但这种治疗方法的远期疗效尚不确定。

二、M_2 受体自身抗体

抗 M_2 抗体在心肌组织内主要为毒蕈碱乙酰胆碱受体，抗 M_2 乙酰胆碱自身抗体在许多以心律失常为主要表现的疾病中都可以检测到，在这些疾病中自身免疫起着关键作用（如扩张型心肌病和 Chagas 心脏病）。

在许多心律失常的患者中也发现了抗 M_2 抗体，包括特发性窦房结功能异常，特发性心房颤动和特发性室性心动过速，表明免疫系统可能在这些疾病的病理生理过程中发挥着一定的作用。在 40% 的 Chagas 心脏病患者中发现抗 M_2 自身抗体阳性，这种自身抗体能特异性地识别毒蕈碱受体的第二细胞外环，产生副交感神经作用。持续性心房颤动患者中也经常发现抗 M_2 受体自身抗体阳性。在没有基础心脏病的患者中 M_2 抗体阳性率越高，心房颤动发生率越高。抗 M_2 受体自身抗体阳性家兔心房有效不应期缩短，有效不应期频率适应性降低，房内传导时间延长，窦房结恢复时间延长，心房颤动诱发率增高。M_2 受体自身抗体可激活 M_2 受体信号传导系统，引起乙酰胆碱敏感钾通道和 L 型钙通道的重构，并可引起心房纤维化；离子通道重构和心房纤维化可引起心房电生理特性的改变，使心房颤动易于发生。越来越多的证据表明，抗 M_2 受体自身抗体在心房颤动的发展中起重要作用。

抗 M_2 受体自身抗体明显影响了心肌细胞的跨膜电位，继而调控几个离子电流（如 I_{Ca-L} 和 I_{KACh}）。已有的研究显示自身抗体增加外向钾电流，导致心肌细胞动作电位时程的缩短。通过产生心房肌有效不应期的降低和传导速度的增加，诱发和促进心房颤动的维持。有报道称 QT 间期和 QT 间期离散度的增加与 M_2 自身抗体相关，并可以作为室性心律失常的病理基础。

三、Ro/SSA 抗原及其自身抗体

抗 Ro/SSA 抗体的体内靶点为抗体核糖蛋白，常在自身免疫性疾病中出现，如系统性红斑狼疮，偶尔也可在表现不典型的患者中出现。在抗 Ro/SSA 抗体阳性的母亲中，胎儿可从母体内获得抗 Ro/SSA 抗体，新生儿罹患心脏阻滞的比例为 1%～2%，复发率为 10%～16%。

许多有抗 Ro/SSA 抗体阳性的胎儿和妇女有窦性心动过缓。一项研究发现 187 例患有新生儿狼疮的儿童中发现有先天性心脏阻滞，其母亲抗 Ro/SSA 抗体也为阳性。对 78 例胎儿通过超声心动图记录发现 3 例出现窦性心动过缓（心率＜100 次/分），对这 3 例胎儿通过尸体解剖发现，他们出现了窦房结发育不全或窦房结缺如以及广泛的心房纤维化。动物实验研究的结果进一步证实疾病特异性的抗体可以导致窦房结功能不全。从有先天

性心脏传导阻滞孩子的母体中检验到包含抗 Ro/SSA 和抗 La/SSB 抗体，将纯化的人 IgG 被动转移到妊娠 11 天的妊娠鼠，可以在 70%的新生鼠中产生明显的窦性心动过缓。当用富含抗 Ro/SSA 和抗 La/SSB 抗体的 IgG 灌流液用 Langendorff 灌流兔心脏时，动作电位记录显示心脏在房室阻滞发生之前发生了窦性心动过缓。

尽管抗 Ro 抗体对胎儿心脏来说是危险的，但最近的研究显示，抗抗 Ro/SSA 阳性的成年人心电图中出现 QTc 间期延长，也可被检出同时患有结缔组织病，结缔组织病的出现可以作为心脏损害的一个征象之一。QT 间期延长是已经被确定的威胁生命的心律失常和猝死的一个危险因素，研究发现抗 Ro/SSA 抗体阳性的 57 例患者中 31 例都有 QTc 间期延长，与阴性对照相比，58%的患者的 QTc 间期超过正常上限。尽管确切的电生理机制尚不完全清楚，给予选择性的抗体阻滞剂对目前心室复极的调控（主要是钾离子通道）尚不能完全阻断。

Pineau 等对 150 例系统性红斑狼疮患者进行研究，显示抗 Ro/SSA 抗体与 QTc 间期延长相关。心电图异常的患者抗 Ro/SSA 抗体的存在是没有心电图异常患者的 12.6 倍。针对这个研究，他们通过 24h 心电监测判断室性心律失常的发生率。有趣的是，抗 Ro/SSA 抗体阳性的患者复杂性室性心律失常的发病率是抗 Ro/SSA 抗体阴性的 5 倍。这个结果显示成年人心肌免疫介导的电紊乱伴随抗 Ro/SSA 阳性。

四、抗热休克蛋白自身抗体

热休克蛋白（heat shock protein，HSP）是一类分子伴侣蛋白，在应激条件下协助细胞保存蛋白质的完整及保持正确的折叠状态。当细胞膜暴露于应激刺激后热休克蛋白在肌细胞表达。已经显示热休克蛋白只在应激细胞中表达，如细胞因子刺激的内皮细胞或缺氧心肌细胞的表面上表达。表达热休克蛋白能够通过循环热休克蛋白抗体攻击，这是交叉反应和被称为介导补体依赖的细胞毒作用，导致细胞损伤和凋亡。Mandal 等对 329 例冠状动脉旁路移植术术后的患者进行了研究，证明抗 HSP65 抗体和术后心房颤动的发生有显著的关联，抗 HSP65 自身抗体可作为心房颤动的一种独立危险因素，提示免疫反应在病理生理过程中发挥一定的作用，证明抗 HSP65 抗体和术后心房颤动的发生有显著的关联；研究者认为有 HSP65 自身抗体的患者可能在围术期加重心肌细胞细胞膜的免疫损伤，包括跨膜传导增加了电解剖紊乱，造成了心房颤动。这些结果表明，术后心房颤动的发病机制可能是抗体介导的免疫反应发挥的作用。

五、抗肌球蛋白重链抗体

与心房颤动相关的抗体中最先发现的自身抗体是抗肌球蛋白重链抗体。这种抗体曾在扩张型心肌病的患者中发现。Maixent 等在一个小规模的研究中发现，在有心肌炎和扩张型心肌病的患者中，对 10 例有阵发性心房颤动的患者的血清和 10 例无阵发性心房颤动的患者的血清进行分析显示，10 例有阵发性心房颤动的患者中有 6 例存在抗肌球蛋白重链抗体，而 10 例无阵发性心房颤动的患者中只有 1 例，两组间的差异具有统计学意义。基于证据表明，用肌球蛋白重链免疫的小鼠发展为心肌炎；来自孤立性心房颤动患者的心房活检显示有隐匿的心肌炎浸润（有 1/3 的病例），Maixent 等推测这样的自身抗体可能在整个自身免疫介导的心肌炎症诱导期间促进心房颤动的发作。

六、抗 Na^+-K^+-ATP 酶抗体

Na^+-K^+-ATP 酶是在心肌细胞的动作电位产生中起关键作用的肌膜酶，因此心肌缺血、洋地黄中毒经常与心律失常相关，通常危及生命。基于这些前提和证据，有报道在特发性扩张型心肌病（IDC）患者中肌膜 Na^+-K^+-ATP 酶活性降低。Baba 等研究了抗 Na^+-K^+-ATP 酶自身抗体在这些患者室性心律失常的发病机制中的可能作用。与阴性患者相比，自身抗体阳性的室性心律失常（室性异位搏动、多灶性和室性心动过速）和心脏性猝死更常见，研究人员用酶联免疫法发现有 26%的扩张型心肌病患者可以检测到 Na^+-K^+-ATP 酶 α 亚基，而对照组的检出率仅为 2%。与自身抗体阴性（32%）的患者相比，自身抗体阳性（81%）的患者的室性异位搏动和非持续性室性心动过速发作更频繁，多变量分析显示抗 Na^+-K^+-ATP 酶抗体自身抗体的存在是心脏性猝死的一个独立危险因素（26.9%比 5.4%）。抗 Na^+-K^+-ATP 酶抗体介导的猝死机制类似于洋地黄毒性相关性电不稳定性。

此外，在对 CHF（继发于冠状动脉疾病或 IDC）的患者进行的另一项研究中，研究者认为 Na^+-K^+-ATP 酶自身抗体是阵发性心房颤动发作的独立危险因素。值得注意的是，在 IDC 患者中，心房颤动的发作更频繁，其中自身抗体阳性的患病率相对于冠状动脉疾病受试者也更高（28%比 4%）。

虽然心律失常的电生理机制是未知的，但据推测，通过降低 Na^+-K^+-ATP 酶活性的异常细胞内 Ca^{2+} 处理可通过 Na^+/Ca^{2+} 交换器的反向模式操作引起延迟的去极化，这是由于细胞内 Na^+ 浓度的增加。

自身免疫可能是几种病理生理状态下心律失常和心脏性猝死的机制之一，免疫机制的识别和自身抗体介导的疾病机制的认识为伴随免疫紊乱的心律失常的预防和治疗提供了新的治疗方式，包括使用免疫抑制和（或）通过免疫吸附技术移除自身抗体。

第15章 ICU患者伴发的心血管疾病和心脏自主神经的关系

心脏自主神经系统主要由交感神经系统和副交感神经系统两个分支组成。心脏的交感神经系统起源于脊髓，并通过腹侧根排出，交感神经节位于椎体外侧，并与脊神经相连。供应心脏的交感神经节包括颈上神经节（$C_1 \sim C_3$）、颈中神经节（$C_3 \sim C_6$）、椎节（$C_4 \sim C_7$）、颈胸和星状神经节（$C_5 \sim T_3$）及胸神经节（$T_2 \sim T_6$）。心脏的副交感神经系统起源于延髓的二歧核，在穿过颈部和胸部时形成左、右迷走神经。在进入腹部之前，迷走神经分裂出支配心脏的分支。交感神经系统兴奋主要是通过释放去甲肾上腺素，表现为心脏正向的变时、变力、变传导，包括心率增快、心室收缩力增强、增加房室传导性；而副交感神经系统兴奋主要是通过释放乙酰胆碱，表现为降低心率、抑制心室收缩及增加静脉容量的作用。交感神经系统和副交感神经系统相互作用，可共同维持心血管系统电传导和血流动力学的稳定。各种心血管疾病中都会出现各种各样的自主神经功能紊乱，如心律失常、急性心肌梗死、心力衰竭、心搏骤停、脓毒症等，主要表现为交感神经兴奋和迷走神经抑制。

一、脓毒症相关心律失常

脓毒症的一种重要临床表现是自主神经功能障碍，其心率变异度降低，且表现为心率增快。去甲肾上腺素和肾上腺素释放增多，作用于心肌，使心肌的兴奋性增高而引起心律失常。当机体轻度缺氧使交感神经兴奋，分泌去甲肾上腺素和肾上腺素，作用于心肌细胞膜肾上腺素受体，心率增快，心肌收缩力增强可导致心律失常。心率增快可能会进一步增强心肌损伤，导致心律失常，使舒张功能恶化。在ICU超过50%的心功能障碍患者表现为舒张性心功能不全，常可导致心脏节律的改变，发生心律失常。炎症因子释放至传入感觉神经，进而激活传出迷走神经，促使迷走神经末端释放乙酰胆碱（ACh）。其次ACh刺激炎症细胞表面的ACh受体，抑制其合成和释放促炎细胞因子，从而抑制炎症反应，迷走神经活动水平与全身促炎细胞因子水平呈负相关。有研究ICU住院患者脓毒症相关心律失常发现，脓毒性休克患者脓毒症所致新发心房颤动的发生率增加，且与患者短期和长期预后相关，发生心律失常者预后较差。

动物实验和临床研究均提示迷走神经刺激能增加副交感神经张力，减弱交感神经活性，并激活胆碱能抗免疫炎症通路，从而可快速、直接地调控全身炎症反应，降低心率和心肌组织中TNF-α、髓过氧化物酶及血CK-MB，改善心率变异性，缓解心肌炎性病理改变，起到对脓毒症所致新发心房颤动的保护作用，它的效果甚至优于 β 受体阻滞剂的治疗效果。

二、室性心律失常

自主神经系统平衡失调，交感神经重构（功能障碍、神经芽生）、中枢神经调节异常等都会引起室性心律失常。急性心肌梗死发生时，梗死部位远端交感神经和迷走神经均会受到损伤，形成去神经支配的高敏状态，使心室肌有效不应期缩短及兴奋性增强，发生室性心律失常。

副交感神经过度活跃对室性心律失常的发生具有保护作用。在急性心肌缺血和 I/R 动物模型中，颈迷走神经刺激已被证明可以抑制室性心律失常，尤其是室性心动过速和心室颤动。在已缓解心肌梗死的有意识动物中，直接迷走神经刺激也能有效预防包括心室颤动在内的室性心律失常。多种机制参与了迷走神经刺激的抗心律失常作用，如心动过缓作用、抗肾上腺素能作用、防止磷酸化连接蛋白-43 丢失、抑制线粒体通透性过渡孔的开放。最近的研究表明，迷走神经的抗颤动作用可以由心内神经元或神经纤维释放的神经元一氧化氮介导，从而降低心室动作电位恢复曲线的最大斜率。

在正常心脏中，心脏心房 GPS 可以延长心室有效不应期，降低心室动作电位恢复曲线斜率，延迟动作电位时程的交替。经静脉心内膜房 GPS 已安全、可行地应用于心房颤动期间对心室率的控制，通过电刺激副交感神经系统（包括颈迷走神经、耳迷走神经、脊髓和心房神经节丛）的自主神经调节，已成为治疗心力衰竭、心房颤动和室性心律失常的一种新的治疗方式。

Yu 等研究表明：①神经节丛刺激显著延长心室有效不应期和动作电位时程，降低其空间弥散；②神经节丛刺激显著降低心室动作电位时程，恢复曲线斜率和空间弥散的最大斜率；③神经节丛刺激抑制动作电位时程交替。提示神经节丛刺激对室性心律失常具有一定的保护作用。降低恢复曲线斜率的干预措施，如抗心律失常药物，将使心室颤动难以诱导，并可将心室颤动转化为"稳定的"室性心动过速。因此，动作电位时程恢复曲线斜率的降低可以降低室性心律失常的风险，尤其是心室颤动。Brack 等证明神经元一氧化氮通过对兔子脏动作电位时程恢复的影响介导迷走神经对心室颤动的保护作用。最近的研究也表明 SCS 可降低室性心律失常的发生率，这可能是 SCS 引起迷走神经张力增强所致。低强度 GPS 不会增加正常心脏中室性心律失常的风险，也可以防止 AMI 期间的室性心律失常。

三、电风暴

电风暴（electrical storm）被定义为 24h 内发生 3 次或以上的室性心动过速或心室颤动，需抗心动过速治疗、电复律或电除颤等紧急干预的临床症候群。电风暴的发生是自主神经系统、电生理基质和细胞环境改变等多种因素的结果，交感神经过度激活在电风暴中起重要作用。在心肌缺血、心力衰竭发作、情绪波动等交感神经过度激活的情况下，机体释放过量儿茶酚胺，使大量钠离子、钙离子内流，钾离子外流，引起恶性室性心律失常，然后反复发作的恶性室性心律失常进一步加重心肌缺血，导致中枢性交感神经兴奋，使电风暴反复持久发作，同时肾上腺素可激活β受体，致心肌复极离散度增加，导致恶性室性心律失常。此外，血钾、血镁异常及酸中毒等可引起心肌电活动异常的因素也可诱发电风暴。Guerra 等的 Mata 分析显示电风暴是一个强烈的死亡风险因素，电风暴导致死亡、心脏移植和心力衰竭住院的联合风险增加 3.39 倍。电风暴不仅与死亡率升高有关，而且还增加患者住院率，严重影响了患者的生活质量，同时削弱 ICD 给患者带来的安全感。与单纯的室性心动过速或心室颤动相比，电风暴导致心律失常相关住院率增加，同时频发的电风暴也会对患者及家属的心理造成严重影响。

四、心房颤动

心房颤动是一种相对常见的心律失常，其特点是心房跳动迅速且不规则，已被公认为是脑卒中的主要危险因素。心房颤动与年龄增长及许多其他心脏病危险因素（如血压升高、糖尿病、肥胖、酗酒和许多其他因素）有关。有 300 万～600 万美国人患有心房颤动，每年有 750 多例患者因心房颤动入院。心房颤动的治疗重点是控制心率，抗凝及预防脑卒中。一些患者可以恢复正常的窦性心律（即停止心房颤动并恢复正常的心跳）。然而，在大多数患者中，这一目标无法实现，许多有心房颤动发作的患者会发展为慢性心房颤动。

虽然对心房颤动的确切病因尚不清楚，但通常认为与交感神经和副交感神经张力相关的心脏因素会影响心房颤动。研究表明，自主神经系统在心房颤动的发生和维持中起着重要作用；交感神经自主神经系统的过度激活可导致心房颤动风险的增加。低强度迷走神经刺激在调节自主神经反应中的作用已证明在临床前模型中可降低心房颤动的发生风险。

Carpenter 等在犬体内使用快速心房起搏（rapid atrial pacing，RAP）诱导心房颤动。结果发现，低强度迷走神经刺激可以逆转快速心房起搏诱导的心房重构，抑制心房颤动的发生。Yu 等证实，电重构和自主重构的共同作用可提高心房颤动发生的可能性，而迷走神经刺激能够抑制神经电系统和自主神经系统的重构，降低心房颤动发生的可能性，发现低强度迷走神经刺激可逆转心房重构，并降低心房颤动的诱导性。这种效应可能归因于胆碱能抗炎途径的激活，以及当应用低强度迷走神经刺激时对内在心脏神经系统的抑制。

低强度迷走神经刺激还被证明可以有效地恢复有效不应期中快速心房起搏诱导的下降，增加心房颤动诱导的脆弱性窗口，以及将神经活动恢复到基线值，这些作用被认为是由于低强度迷走神经刺激抑制了心脏固有自主神经系统，此外，低强度迷走神经刺激的结果是通过迷走神经的耳支传递实现的，表明这些有效的治疗可以非侵入性地实现。Yu 等发现迷走神经刺激通过抑制神经节丛的神经活动而发挥作用，此前已有研究表明，迷走神经刺激可能通过 Nav1.8 介导对迷走神经刺激的反应。

五、急性心肌梗死

心肌梗死通常被称为"心脏病发作"，发生在心脏因缺乏灌注而受损时，由一个或多个冠状动脉阻塞而引起。心肌梗死是冠状动脉疾病或冠心病的急性结果。冠心病和冠状动脉疾病在美国的患病人数超过 1500 万人。每年有近 12 万美国人死于心肌梗死，尤其是当心肌梗死导致心搏骤停时。不是所有的冠状动脉疾病患者都将遭受心肌梗死，但冠状动脉疾病的存在与心肌梗死的发生密切相关。迷走神经信号通过心内神经节到达心脏，心房广泛受迷走神经副交感纤维支配。Han 等研究表明，在活动犬中，星状神经节存在解剖重构，心肌梗死后交感神经活动相对于副交感神经活动增加。也发现自主神经失调会增加心律失常的可能性。VNS 的心脏保护作用也已在猪模型中显示，发现 VNS 通过增加连接蛋白-43 的磷酸化提供保护作用，可以减少 T 波从高峰到结束的时间。这说明 VNS 主要改善心室复极化，而非去极化。Beaumont 等在豚鼠模型中研究了 VNS 对心肌梗死后心肌细胞重构和心肌固有神经元系统的影响。心肌梗死后 90 天，实验动物左心室收缩末期容积增加，与基线相比射血分数降低，这些可以被 VNS 改善。Beaumont 等还发现 VNS 诱导糖原分解增强，使心肌梗死中常见的促凋亡 bcl-2 相关的 X 蛋白钝化。

在猪、大鼠和犬科动物模型中，低强度迷走神经刺激也被作为心肌梗死的一种与其他治疗方法相结合的潜在治疗方法。在 I/R 期间应用低强度迷走神经刺激可改善心室功能并显著减少室性心动过速或心室颤动发作频率。这些保护作用可归因于对心脏交感神经的拮抗作用、β 肾上腺素能信号传导的抑制作用和 L 型钙通道的拮抗作用。除此之外，低强度迷走神经刺激还可以减少活性氧种类，保护心肌连接蛋白-43。除了改善心脏功能外，Laurita 等还发现低强度迷走神经刺激可以减小梗死面积。除此之外，Wang 等发现经皮低强度迷走神经刺激对改善心肌梗死后的心肌重构是有效的。Zhang 等研究了低强度迷走神经刺激及其对心肌梗死后大鼠钙处理的影响；低强度迷走神经刺激改善了心肌梗死后的 LVEF，减轻了心肌间质纤维化。迷走神经刺激可以降低血浆去甲肾上腺素和多巴胺的水平，但没有降低肾上腺素水平。这些效应与 VNS 刺激时心肌 SERCA2a、NCX1 和 PLB 的恢复有关。心肌梗死后这些钙处理蛋白的亚细胞水平下降，应用低强度迷走神经刺激后恢复。这对于心肌梗死后心脏功能恢复到基线水平具有重要意义。Beaumont 等的研究还表明 VNS 对心脏电活动有电生理作用，其中固有的心脏神经元表现为静息膜电位去极化，输入电阻增加，VNS 组降低。心肌梗死后 VNS 组和非 VNS 组的神经元兴奋性与对去甲肾上腺素的敏感性均增加。Vaseghi 等发现 VNS 的应用通过降低心室兴奋性和复极化异质性可显著降低心室心律失常的诱发性。

VNS 也被证明对心肌具有抗凋亡和抗炎作用，这是细胞色素 c 释放减少和 IL-4 释放增加所致。研究发现，VNS 的时间至关重要，必须在缺血期间和再灌注开始前应用 VNS。Kong 等研究发现，心肌梗死后用 VNS 治疗的大鼠 TNF-α 表达显著降低。此外，他们发现心肌梗死降低了压力感受器反射反应，VNS 使其恢复到基线水平。最后，心肌梗死显著降低了 α7nAChR 水平，接受 VNS 的大鼠受体水平接近基线水平。这些受体与 VNS 的抗炎特性有关。

六、心搏骤停

心搏骤停（sudden cardiac arrest）是指心脏射血功能的突然终止，通常，这是恶性心律失常（如心室颤动）的快速结果。如果不及时治疗，它会导致心跳完全停止，甚至猝死。然而，通过快速启动高质量的心肺复苏（CPR），如胸外按压、除颤、通气、药物和其他先进的复苏技术，可以有效地治疗；然而，这些干预措施都对时间有很高的要求。在最初几分钟内，如果没有及时治疗，死亡的概率会显著增加。目前治疗心搏骤停可分为三个阶段：第一个阶段为电性阶段（前 5min），通过除颤可有效治疗；第二个阶段为循环阶段（5~10min），可以通过高质量的 CPR 和除颤来有效的治疗；第三个阶段为代谢阶段（10min 后），是高度致命的阶段。目前先进的心脏生命支持（ACLS）在这个阶段不是很有效，绝大多数心搏骤停患者死于第三个阶段。心搏骤停的治疗对时间非常敏感，在心搏骤停开始后的不同时间点考虑不同的治疗方法。心搏骤停是美国死亡的主要原因，院外心搏骤停（OCHA）发病率为（35~60）/10 万，院内心搏骤停（IHCA）发病率为（20~90）/10 万，死亡率接近 82%。Sun 等研究发现，当 VNS 与 CPR 联合应用于啮齿类动物时，与单纯 CPR（成功率为 83.33%）相比，恢复自然循环（return of spontaneous circulation，ROSC）的成功率为 90.91%。结果还表明，迷走神经刺激通过预防心律失常而缩短 CPR 的持续时间，这与迷走神经刺激中预期的心脏减慢机制无关。除了对 CPR 的影响，VNS 还减少了实现 ROSC 所需的电击次数。这可能与交感神经活动增加导致除颤失败的原因有关。在复苏过程中使用迷走神经刺激可以抑制交感神经刺激对心脏的影响，从而提高除颤的效果。接受迷走神经刺激的实验动物在心肺复苏后的心肌缺血率也低于未接受迷走神经刺激的动物，这是心率降低导致心脏耗氧量减少所致。最后，接受 VNS 治疗的小鼠比未接受 VNS 治疗的小鼠存活时间增加了 72h。研究人员推测，迷走神经刺激的保护作用可能与激活 α7nAChR 抗炎通路有关。

VNS 被证明可以直接影响心室功能，因为室性心律失常（如心室颤动）是心脏性猝死的主要原因。Naggar 等发现 VNS 可以直接调节猪和羊的左心室功能，可能与心室颤动期间 VNS 影响主频率的传播有关。主频是振幅最大的波形，与心室收缩速度有最直接的关系。VNS 还能增加动作电位时程和有效不应期，降低细胞内钙离子浓度，降低了收缩力，从而减少了左心室壁的运动。此外，当 VNS 应用时，心室肌细胞的心室肌细胞的电传导异质性增加。虽然迷走神经刺激对心搏骤停后的心脏有明显的积极影响，但迷走神经刺激也能显著降低血压，从而可能导致器官缺血。

室性心律失常与迷走神经张力降低有关。Winter 等研究了这种作用在增加交感神经和副交感神经张力的同时对孤立神经支配的兔子心脏的影响。他们发现交感神经张力的增加是长 QT 相关性心律失常的先兆，VNS 减弱了这些作用。在对分离的非失神经的心脏进行研究时，发现心室有丰富的迷走神经支配，可用于预防心室颤动。这种保护作用可能是 VNS 通过一个独立的神经网络释放一氧化二氮（N_2O）来调节心脏的生理功能。为了探索这种可能性，Naggar 等测试了 VNS 在存在毒蕈碱阻滞的情况下仍然能够降低心室颤动的发生率。在 VNS 前用一氧化氮合酶抑制剂处理的兔心脏中也发现了类似的效果。在抑制剂存在的情况下，心室颤动阈值和有效不应期不受影响；去除抑制剂阻断后，VNS 的抗颤动作用得以恢复。其他人也发现迷走神经张力的降低是心室颤动发生的一个因素，而 VNS 通过 G 蛋白门控的内整流 K^+（GIRK）通道作用于心脏的频率和节律。将 VNS 应用于转基因 GIRK 通道敲除的小鼠模型时，未观察到有明显的反应，表明 GIRK 对于 VNS 的作用是必要的。这些发现在一项最近的研究中得到了证实，该研究表明，在 VNS 中，GIRK 的激活主要导致心率动力学（即心率变异性）的变化。

七、心力衰竭

心力衰竭（heart failure，HF）是指心肌无法维持足够的血液流量来满足身体的需要，其原因包括心脏瓣膜异常、感染、冠状动脉疾病和许多其他可能的病因。泵血能力下降导致流向肾脏的血液减少，从而导致水潴留，被称为充血性心力衰竭（CHF）。CHF 被认为是一种进行性疾病，尽管接受治疗的患者可能会活很长一段时间。心脏通常会试图通过增加重量和加快跳动来适应 CHF，但这些适应机制最终将无法满足血液流动的需求。患者的症状会逐渐加重，尽管接受了治疗，仍有许多人死于 CHF。目前有近 570 万美国人患有 CHF，每年有约 90 万美国人被诊断为 CHF。CHF 的全球医疗成本约占所有心血管成本的 10%，2012 年已达到 310 亿美元，并且随着人口老龄化仍在迅速上升。

Kishi 等发现在心力衰竭期间，交感神经系统和副交感神经系统之间存在异常失衡，其中交感神经系统变得过度活跃并恶化心力衰竭。交感神经系统的过度活动会引起传入交感信号，从而导致心脏迷走神经传出活动的强直和反射抑制；交感神经系统的过度激活也会导致左心室舒张功能障碍和心血管风险增加。β 受体阻滞剂已被证明能显著改善心力衰竭动物的左心室血流动力学，并将死亡率从 50% 降至 14%。Hamann 等在冠状动脉内微栓塞致心力衰竭的犬模型中也发现了类似的 VNS 对心脏的保护作用。Hamann 等发现低水平的 VNS（低强度迷走神经刺激）对交感神经驱动、减少促炎细胞因子、NO 的表达及心肌缝隙连接蛋白的表达有积极影响，而心肌缝隙连接蛋白的表达可以改善心力衰竭。在各种动物模型中，VNS 除了改善 Kishi 发现的左心室功能外，还能抑制室性心律失常、心室重构和心脏性猝死。心率的降低，交感神经过度减弱，肾素-血管紧张素-醛固酮系统的下调可能在心脏功能的降低中起关键作用。几项研究表明，心力衰竭患者炎症标志物的含量可预测冠心病症状的严重程度和减少对治疗的反应。迷走神经刺激被证明可以减少促炎细胞因子的表达，如 TNF-α 和 IL-6 等，是一个有前途的治疗心力衰竭的措施。

VNS 被证明对信号通路有影响，如抑制促炎细胞因子、NO 通路正常化及抑制间隙连接重构等。VNS 治疗可改善 LVEF，降低收缩末期和舒张末期容积。此外，VNS 降低预负荷，可改善左心室功能，而不增加耗氧量。与心室重构相关，VNS 可降低置换纤维化体积分数、反应性间质纤维化体积分数、心肌细胞横截面积和氧扩散距离，同时显著增加毛细血管密度。

自主神经功能障碍对心血管疾病的发生发展有着很大的影响，在 ICU 中更为常见，目前研究发现 VNS 在治疗多种心血管疾病方面有着广阔的前景。已被证明有助于动物心脏停搏的复苏、心肌梗死后的恢复及心力衰竭症状的减轻，并具有调节心律失常的能力。因此，通过 VNS 治疗临床心血管疾病有着更为广阔的前景。

第三部分　自主神经干预防治心血管疾病

第16章　颈部交感神经节干预在心血管疾病中的治疗作用

心血管疾病又称循环系统疾病，主要包括高血压、冠心病、心律失常、心力衰竭等，具有发病率高、进展快、死亡率高等特点。人类平均寿命的增加、生活方式的改变使心血管疾病发病率快速增加，增重社会及家庭的负担，因此政府及医学相关部门着力开发各种治疗方案。虽然心血管疾病的治疗方法有很多种，从药物治疗至手术治疗，甚至心脏移植，但是因患者疾病严重程度、家庭经济情况、药物不良反应等因素，所以心血管疾病的治疗局限化，使每年心血管疾病死亡率均维持在高水平。《中国心血管病报告2018》显示，2016年心血管病死亡率仍居首位，高于肿瘤及其他疾病。农村心血管病死亡率从2009年起超过并持续高于城市水平。

交感神经对心血管系统起关键性调节作用，在疾病发生、发展过程中都有交感神经的参与。在猝死、心肌梗死、心律失常等多种动物模型中已经证实心肌内交感神经纤维或星状神经节存在结构和功能方面的重构。交感神经重构是指在疾病状态下交感神经出现失分布、再分布或过度分布及功能状态的变化。颈部交感神经节是心脏交感神经的重要组成部分，包括颈上神经节、颈中神经节、星状神经节及胸神经节。本章主要评述颈交感神经节干预在心血管疾病中的治疗。

一、高血压与颈交感神经节

高血压是指以体循环动脉血压[收缩压和（或）舒张压]增高（收缩压≥140mmHg，舒张压≥90mmHg）为主要特征。随着人口老龄化，更多久坐不动的生活方式及饮食方式的改变使高血压在全世界范围内的患病率继续上升。《2018年欧洲心脏病学会/欧洲高血压学会高血压指南》指出，到2025年，高血压患者人数将增加15%～20%，接近15亿。我国高血压病患者人数亦逐年增多，《中国心血管病报告2018》指出，我国高血压患者数至少有 2 亿人。高血压是一种可以控制而不能治愈的疾病，需要终身治疗，且不可随意自行停药、换药，否则会使血压再次升高，甚至难以控制。长期高血压可引发心脏病、脑卒中、脑出血、肾衰竭、眼底病变甚至失明等严重的并发症，影响患者的生命安全及生活质量，增加社会及家庭经济负担，需要高度重视。

交感神经通过调节肾脏水盐代谢、直接激活盐皮质激素，进一步增加下丘脑神经元兴奋性，从而对血压产生调节作用。在安静状态下，交感神经持续地发放低频冲动。当交感神经兴奋性增强，血管平滑肌收缩，血管变窄，血压升高。既往研究证明，交感神经过度激活参与高血压的发生和发展过程，交感神经在功能、数量及结构方面发生变化。交感神经活性与高血压严重程度呈正相关，随其高血压严重程度和并发症而变化。颈交感神经节是交感神经中的重要部分，因此干预颈交感神经节可能对高血压治疗有较好的治疗作用。

（一）颈交感神经节干预与高血压在国外的研究进展

高血压目前主要的治疗方法是生活方式干预及药物治疗，因患者依从性差，加上药物不良反应等多种因素，目前高血压控制率仅 10%，基于设施的疗法也逐渐兴起。研究显示，在高血压患者中，交感神经系统和肾素-血管紧张素系统均存在不同程度的过度激活。高血压期间交感神经活性（SNA）升高可能归因于 AngⅡ（血管紧张素Ⅱ）受体或血管 α_2 肾上腺素受体的刺激。早在 1979 年 Tarazi 等证实，阻滞星状神经节可达到快速、持续地降低血压的目的。不久后 Bonvento 等于 1990 年研究发现，双侧颈交感神经节切除可降低去甲肾上腺素释放、5-羟色胺浓度，从而达到降压作用。随后也得到相似的结论，交感神经去除能够降低因 AngⅡ 注射引起的血压升高幅度。2018 年 ESC/ESH 说明颈交感神经直接受下丘脑神经中枢调控。颈部置入式脉冲发生器可降低交感神经活性，对难治性高血压患者有较好的治疗作用。

（二）颈交感神经节干预与高血压在国内的研究进展

我国在交感神经干预治疗高血压方面也取得了一定的成果。林雪群等发现，自发性高血压大鼠中脑底动脉神经肽 Y（NPY，具有强烈的缩血管效应）分布明显密集。脑底动脉神经纤维分布密度增加，使动脉收缩功能增强，与鼠的血压升高密切相关。然而此模型中切除双侧颈上节可降低血压。颈源性高血压可能的发病机制主要有：①颈上神经节（superior cervical ganglion，SCG）节后纤维兴奋，使颈内动脉兴奋性增高，大脑血管平滑肌兴奋，血管口径相对变小，造成大脑血管运动中枢供血不足，为了得到充足的血液，则要加强外周血管收缩，导致全身性的血压升高。②SCG 节后纤维兴奋，兴奋其支配的椎动脉，继而影响丘脑下部的缩血管中枢，血压升高；影响延髓网状结构中的缩血管中枢，血压升高。③当颈上节受刺激时，心上神经的兴奋性也随之增高，心跳加快，心排血量增多，导致血压升高。④SCG 兴奋引起继发性体液变化，其节后纤维主要释放 NE，NE 与血管壁平滑肌上的 α 受体结合产生血管收缩反应，反过来又促进交感神经兴奋，致使血压升高。

在高血压的发生过程中常出现神经-内分泌-免疫系统功能紊乱。在自主神经功能紊乱的患者中行星状神经节阻滞可以纠正其功能失调，调节内分泌，维护机体内环境稳定。星状神经节埋线治疗可抑制交感神经兴奋传递，抑制肾素、醛固酮分泌，松弛小动脉的平滑肌，扩张血管，降低外周血管阻力而降压。既往也有大量研究证实，肾交感神经化学消融或神经切除，也有降压作用。肾交感神经（RSN）去神经支配发现左侧星状神经节神经活动明显降低，即肾交感神经干预降压也可能与星状神经节活动有关。自发性高血压大鼠中，阻滞星状神经节，心肌重量减轻、内皮素（ET-1）和内皮型一氧化氮合酶（eNOS，主要位于神经元中）水平明显降低，同时胶原蛋白发生明显的改变，星状神经节阻滞不仅可改善心肌重构，还可以减轻神经重构，从而起到降压作用。药物及生活方式干预无效的高血压患者中星状神经节阻滞可降低血压。

除此之外，颈椎病患者中高血压发生率较高。颈椎可压迫或牵拉其前方的颈交感神经节，使其发出的颈后纤维兴奋性增高，造成支配的血管平滑肌收缩，影响脑血管运动中枢的功能，从而导致血压升高。病理退化椎间盘中交感神经纤维的刺激可产生交感神经兴奋，并引起交感神经反射，显著增加血清去甲肾上腺素浓度，引起血压升高。2012年全国针灸经络学术研讨会提示，针对颈椎治疗后血压有明显的下降趋势。颈椎病可能是继发性高血压的原因之一。早期治疗可缓解颈椎病症状，可能会对颈椎病患者的心血管疾病风险产生有益影响。

不管是自发性高血压还是继发性高血压，颈交感神经节干预在一定程度上可降低血压。此种方法简便、经济，可能是一种新的治疗高血压方法。

二、冠心病与颈交感神经节

冠心病是最常见的心血管疾病之一，是动脉粥样硬化病变而引起的血管腔狭窄或阻塞，从而造成心肌缺血、缺氧或坏死。随着年龄的增长，冠状动脉狭窄和硬化的问题也随之增加。冠心病预后主要取决于疾病严重程度及是否正确、及时干预。反之，随时可能出现心力衰竭、恶性心律失常、心脏性猝死等。

美国心脏学会（AHA）2018年心脏病和卒中统计报告显示心血管疾病（CVD）是全球的主要死因。2015年有1790万人死于CVD，到2030年死亡人数将增至2360万以上，即每死亡3人中就有1人是因CVD死亡。然而冠心病是心血管疾病死亡的主要原因（43.8%）。

临床研究报道，急性心肌梗死（AMI）患者在心肌梗死后2~4天出现交感神经活性显著增强，并持续到心肌梗死后3个月。动物研究证实心肌梗死后1h内交感神经活性急剧增强，直至梗死后2个月仍持续性、进行性增强。Cao等于2000年发现心肌损伤后心室肌的交感神经分布不均一，表现为血管和梗死周围区局部神经过度支配，而心肌坏死区局部去神经支配，降低交感神经活性，可对缺血心肌起到保护作用。

（一）颈交感神经节干预与冠心病在国外的研究进展

心肌梗死后胸神经节（SG）和背根神经节（DRG）中炎性基因的表达可导致自主神经系统异常激活，导致心肌病理性重构。颈上神经节（SCG）位于颈动脉分叉后支配心肌的心外交感神经节。神经节切除术导致左心室前壁心肌交感神经几乎全部丧失。近期研究证实，心肌梗死兔的局部颈上交感神经去除导致 NGF 水平大幅降低并降低交感神经表达。同时可逆转心肌梗死诱导炎症细胞的显著且持久的心肌浸润，减少心脏巨噬细胞数量。

（二）颈交感神经节干预与冠心病在国内的研究进展

国内也有研究证实，心肌梗死后出现交感神经重构。而星状神经重构主要表现为神经元神经细胞体积增大，TH 及神经肽 P 活性增强，局部 NGF 释放增加。心肌梗死中逆行示踪测试显示，TH 酪氨酸羟化酶从心脏向 SCG 神经元发芽。星状神经节阻滞可抑制局部缺血心肌中的自主神经失调。阻滞星状神经节对心肌起保护性作用，一方面，可缓解心肌缺血和心绞痛状态，阻断疼痛上传，缓解紧张和恐惧情绪，降低应激反应儿茶酚胺分泌降低，周围血管阻力下降。另一方面，可直接阻断交感神经下行传导冲动，降低心率及心肌收缩力，降低心肌氧耗量。星状神经节阻滞可降低心肌梗死后交感神经的发射性增加及心肌氧耗，同时抑制炎症反应，然而此项作用与神经重构密切相关，从而起到保护作用。炎症反应和氧化应激是促进心肌梗死后局部心肌 NGF 水平增加的重要机制，因此控制心肌 NGF 水平可改善心肌梗死后交感神经重构。何姗姗等也发现，在心肌梗死模型中右侧颈交感离断可降低 TNF-α、IL-6，她认为降低炎症反应，对梗死心肌起保护作用，提高射血分数及左心室短轴缩短率，抑制心室重构。冠心病星状神经节阻滞不仅可降低交感神经重构，还可降低心肌重构。

三、心律失常与颈交感神经节

急性心肌梗死存活患者中，64%的患者存在室性心律失常。AMI 后住院期间发生心室颤动和室性心动过速的患者 30 天内的死亡率分别为 31%和 24%，1 年内的死亡率分别为 34%和 29%。AMI 后发生室性心律失常患者 1 年内的死亡率是无室性心律失常患者的 3~8 倍，室性心律失常所导致的心脏性猝死是心肌梗死患者最常见的死亡原因。

心肌梗死后交感神经过度激活，引起内源性儿茶酚胺增高，β肾上腺素能受体激活，增加钠/钙交换，增加钙离子内流，心肌细胞的自律性异常增高，动作电位时程缩短，心率增快，房室传导时间缩短，有效不应期缩短。此外，心肌细胞发生"钙超载"，进而加速心肌细胞凋亡，促发早期后除极和晚期后除极，心律失常阈值下降，而易导致室性心律失常。而心肌梗死后出现的交感神经重构必然增加心肌电生理的异质性。梗死周边区交感神经过度再生引起局部儿茶酚胺释放增多对梗死区、梗死周边区及非梗死区的心肌细胞自律性、不应期和传导速度产生影响，增加区域间的电生理异质性，促进自律性异常和触发活动的产生及折返的形成，从而引起室性心律失常。

（一）颈交感神经节干预与心律失常在国外的研究进展

心肌梗死导致双侧星状神经节的突触密度持续增加，导致交感神经活性和交感神经结构发生明显的重构，被阻滞可降低室性心律失常发生的负荷。既往有研究证实，去除双侧星状神经节可减轻心肌梗死后心肌复极化分散，改善电稳定性，降低室性心动过速或心室颤动的发生率。在无脉搏性室性心律失常的情况下，采用常规措施难以治愈时，星状神经节的超声引导下区域神经阻滞在急诊医师的实践范围内作为辅助干预措施，且可能挽救患者的生命。除此之外，Lin 等发现，颈椎病患者每 1000 人中约有 11 人发生心律失常，明显高于正常人，而且随年龄增长发生率也增加。心房颤动及室性心动过速风险分别增加 2.22% 及 3.19%，可能考虑颈椎病压迫或刺激颈交感神经节而导致心律失常发生率的增加。

（二）颈交感神经节干预与心律失常在国内的研究进展

室性心律失常电风暴又称交感风暴，根据 2006 年 ACC/AHA/ESC 发布的室性心律失常治疗和心脏性猝死预防指南，将其定义为 24h 内自发 2 次或 2 次以上室性心动过速或心室颤动，且需要紧急治疗的临床症候群。交感风暴是心脏性猝死的主要原因，发生机制主要包括内源性儿茶酚胺急剧增加、交感激活时离子通道功能紊乱、β 受体高活性、心脏交感神经分布异常等。星状神经节又名颈胸交感神经节，是交感神经支配心脏的重要通路，交感神经节节前纤维在星状神经节换元后发出心下神经支，沿锁骨下动脉后方、气管前方下降，加入心丛，参与支配心脏。

SG 作为交感神经调节心脏功能的重要枢纽，其结构和功能改变对心脏电生理具有重要的影响。心肌梗死后不仅心脏局部心肌组织发生交感神经再生和过度分布，心脏远隔区域的 SG 结构和功能也发生改变，并与心脏电生理性质改变及室性心律失常的发生密切相关。干预 SG 对心肌梗死后室性心律失常和电风暴有显著疗效。最新研究显示，SG 阻滞后 72h 内室性心律失常发作降低 92%（$P<0.001$），有效减轻了 50% 以上无手术相关并发症患者的电风暴。AMI 导致血浆 NE 水平显著升高，左侧星状神经节活性和功能增强，缺血区域的有效不应期和动作电位时程显著降低。然而星状神经节消融可以抑制局部缺血引起的心脏自主神经失调和心脏电生理不稳定，以预防 AMI 引起的室性心律失常。左侧星状神经节切除术可以延长心室有效不应期，并降低血清去甲肾上腺素的浓度、心率变异性的交感指数及室性心律失常的发生率。毁坏左侧星状神经节，可降低交感神经节，一定程度上使得心脏自主神经再平衡，改善心肌梗死后电生理特性，从而防止恶心心律失常的发生。

在颈椎病患者中，若颈椎发生小关节紊乱、横突增生、颈部椎体后缘增生及颈部椎间盘突出，均可压迫或反射性刺激位于横突部的交感神经节，交感神经的兴奋性增强，其传导速度加快，心率亦加快，心律不稳定，从而出现心律失常。2015 年中华中医药学会中医药防治疼痛学术年会指出，这种心律失常可通过解除颈交感神经的刺激因素降低其发生率。

四、心力衰竭与颈交感神经

心力衰竭是心脏病死亡最常见的原因。《中国心血管病报告 2018》显示，我国心力衰竭患病率为 0.9%，全国至少有 420 万心力衰竭患者。据我国 50 家医院住院病例调查，心力衰竭住院率占同期心血管病的 20%；死亡率却占 40%，提示预后差。

当心脏排血量不足，心腔内压力升高时，机体全面启动神经体液机制进行代偿，包括：①交感神经兴奋性增强，如增加心率、增加心肌收缩力、增加输出量；②肾素-血管紧张素-醛固酮系统的激活，如水钠潴留和回心血量增加。为适应心脏负荷的增加，心肌及心肌之间的间质细胞功能、数量、结构发生变化。过度的交感神经刺激导致 β 肾上腺素能受体（ARs）脱敏和下调，导致左心室收缩力降低和心肌病表型扩大。交感神经兴奋性增强与 RASS 系统的过度激活，促进心脏和血管重构，加重心肌损伤和心功能恶化，也是心力衰竭的重要机制之一。有学者发现慢性心力衰竭大鼠中 LV 扩张和功能障碍，心肌局灶性坏死，毛细血管痉挛。然而高胸交感神经阻滞（HTSB）改善了 LV 扩张和功能障碍、心肌坏死和毛细血管痉挛。胸交感神经阻滞可能有助于逆转心肌重构和功能障碍。

（一）颈交感神经节干预与心力衰竭在国外的研究进展

心力衰竭增加星状神经节神经活动（SGNA），且心律失常发生前后会出现 SCGA，还可出现窦房结纤维化，影响 P 波变异性。心力衰竭中 SGNA 的间歇性短暂爆发引起心动过速，而星状神经节和胸交感神经节冷冻，可降低交感神经放电，降低心律失常的发生。对心力衰竭患者出现的室性心动过速、心室颤动和电风暴，经皮星状神经节阻滞也有一定的治疗作用，尤其是那些病情危重，无法耐受单形性室性心动过速和早期心室收缩触发的多形性室性心动过速，消融治疗时可能适合经皮星状神经节阻滞。交感神经激活可增加复极化离散度（DOR），易致室性心律失常，然而双侧星状神经节切除可使室性心动过速或心室颤动易感性急剧降低。此外，星状神经节激活可导致神经传递增加和进入细胞内存储的 Ca^{2+} 负载增加，可能对心肌肥厚及心肌重构有促进作用。然而阻滞星状神经节可在一定程度上逆转心肌重构。

（二）颈交感神经节干预与心力衰竭在国内的研究进展

心力衰竭患者中 NE 水平升高，作用于心肌 β_1 肾上腺素能受体，增强心肌收缩力并提高心率，从而提高心排血量。但同时周围血管收缩，心脏后负荷增加及心率加快，均使心肌耗氧量增加。NE 对心肌细胞有直接毒性作用，促使心肌细胞凋亡，参与心室重构的病理过程。此外，交感神经兴奋还可使心肌应激性增强而有促心律失常作用。心脏交感神经因缺血易发生缺血性损伤，损伤后神经纤维修复活跃，造成交感神经形态与功能重构，此外局部 NE 水平也会出现明显差异。这种显著的 NE 浓度梯度会导致心肌的复极、兴奋过程出现明显差异，引起心肌电生理特征的不均一改变及显著的复极化离散，从而增加区域间电生理的异质性。这种由交感神经重构导致的结构和电生理不均一性共同构成了折返环和触发激动的基础，最终导致致命性的室性心动过速及心室颤动。

心脏交感神经阻滞后，心率减慢，心肌收缩力降低，心肌氧耗量减少，心功能得以改善。同时 NE 释放减少使心脏交感神经失支配进度减缓，从而影响交感神经重构。颈交感神经节是心脏交感神经的重要部分，颈交感神经节切除时降低心肌 TH 表达，同时心肌胶原组织Ⅲ、结缔组织生长因子 MRNA 表达明显降低，提示颈交感神经节对心肌肥厚及纤维化有调节作用。星状神经节阻滞可抑制交感神经活性、降低心肌损伤及心肌重构，对心力衰竭可起到一定的治疗作用。陈永权等于 2013 年发现，星状神经节阻滞可降低左心室质量指数，降低Ⅰ型胶原和增加Ⅲ型胶原表达，降低心肌组织中 ET-1 和增加 eNOS 的含量，可改善和逆转左心室重构。

第17章 低强度迷走神经刺激在心血管病中的治疗作用

一、心血管疾病与自主神经失衡

在心房颤动、慢性心力衰竭、缺血性室性心律失常、高血压及冠状动脉疾病等心血管病的发生和维持中，均与自主神经系统的失衡有着密切的关系，这种失衡主要表现为交感神经活性的增加和（或）迷走神经活性的降低。因而干预自主神经能促自主神经系统再平衡，对防治和改善心血管疾病预后起作用。对心脏自主神经系统进行刺激或抑制可使心血管系统产生不同效应。药物治疗心血管疾病，主要是控制和缓解病情，避免患者症状加重，常不能解除病症。有些患者对药物抵抗或不耐受，这时可以考虑神经干预治疗。神经干预疗法包括迷走神经刺激、肾脏去神经、脊髓电刺激及压力感受性反射刺激等治疗，迷走神经刺激是治疗癫痫和难治性抑郁症的公认手段，目前正在研究将低迷走神经刺激作为治疗心力衰竭、心房颤动等其他心血管疾病的治疗方法。

（一）心脏自主神经系统

心脏自主神经系统分为外源性心脏自主神经系统和内源性心脏自主神经系统。外源性心脏自主神经系统由来自大脑神经核团内的胞体、迷走神经、脊旁神经节链和分布至心脏的节后神经元轴突构成。内源性心脏自主神经系统由多个心脏表面的神经节丛和相互连接的神经和（或）神经元构成。另外，心脏自主神经系统也可分为心脏交感神经系统和心脏迷走神经系统。心脏交感神经节前纤维起自脊髓颈胸段的侧角神经元，在颈上、颈胸和胸神经节终止并发出节后纤维，沿头臂干、颈总动脉及锁骨下动脉支配心脏。交感神经激活时，交感神经节后纤维释放去甲肾上腺素，与心脏传导通路神经元和心肌细胞上的肾上腺素受体结合，可增强心脏收缩能力，使心率加快、血压升高。心脏迷走神经节前纤维起自迷走神经背核和疑核，构成迷走神经主干，其进入胸腔时发出心支与交感神经节后纤维组成心脏神经节丛。迷走神经激活时，迷走神经节后纤维释放乙酰胆碱，使心率减慢、血压降低。

（二）迷走神经刺激

传统观念认为迷走神经刺激是致心律失常的，Zhang 等却发现只有高强度迷走神经刺激才可易化心房颤动的诱发，而持续轻度至中等强度刺激则对心房颤动的诱发没有影响，这说明迷走神经刺激并不只有致心律失常作用。目前能够使迷走神经活性增强的方法有 2 种，即置入性迷走神经刺激法及经药物增强迷走神经。

置入性迷走神经刺激法是指通过手术在体内置入一个电刺激发生器，从而起到刺激迷走神经的方法。迷走神经刺激装置是一个置入性的神经刺激装置，它通过不对称双极的多点接触套囊电极固定在颈部迷走神经上。刺激电极的一端固定于锁骨下区域，另一端与脉冲发放器相连（图 17-1）。该设备包含一个不对称双极的多点接触套囊电极，经过特殊设计，优先刺激右侧颈部迷走神经的传出纤维。该刺激导体主要刺激迷走传出神经的 B 纤维，较少刺激 A 纤维，较多刺激 A 纤维会产生严重不良反应。该装置还包含一个感受电极，置入右心室用以防止迷走神经刺激导致的心动过缓的发生。低强度迷走神经刺激是指使窦性心律减慢或出现房室传导阻滞的最低输出电压为 50% 或 90%。置入性迷走神经刺激法因需要手术置入刺激装置，有发生感染、咳嗽等手术并发症风险，且费用昂贵。迷走神经耳支是迷走神经在体表的唯一分支，最近的研究发现低强度经耳迷走神经刺激可以逆转心房重构，减少炎性细胞因子，减轻心肌梗死后的心脏纤维化，改善心室重构，改善心功能，且低强度迷走神经刺激引起的所有心脏保护作用可通过以右侧低强度经耳迷走神经刺激来实现，可能成为一种新型的非侵入性迷走神经刺激疗法，本章主要对低强度迷走神经刺激法在心血管疾病的诊疗与应用进行概述。

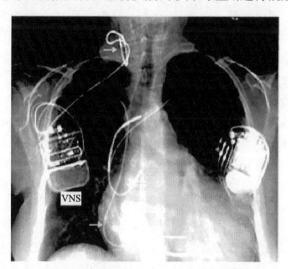

图 17-1　迷走神经刺激装置置入后胸部 X 线正位片

VNS. 迷走神经刺激器

二、低强度迷走神经刺激在心血管病中的治疗作用

（一）低强度迷走神经刺激在心房颤动中的治疗作用

心房颤动是临床上最常见的心律失常之一，其特征为心房快速、电位活动混乱，导致心室收缩加快且不规则，使心房失去了正常的机械功能，增加了心房血栓形成的概率，典型的心房颤动主要发生于之前有高血压、冠状动脉疾病、糖尿病等心血管病危险因素的个体，但偶尔也可影响健康人正常的心脏。2004 年在我国进行的一项研究表明，心房

颤动患病率在 30～85 岁的人群中为 0.77%，在 80 岁以上人群心房颤动患病率达 7.5%以上。随着年龄的增长，心房颤动患病率逐渐升高。目前随着人口老龄化及心血管疾病发病率的增加，我国心房颤动患者的数量越来越多。国内外学者一致认为，心房颤动不仅发病率高，而且致残率和致死率也非常高，由于心房颤动可以引起心力衰竭和脑卒中等血栓栓塞等致残并发症，不仅增加了社会及家庭的经济负担，而且极大程度地消耗了国家的卫生资源。

但到目前为止，确切的心房颤动触发因素和维持因素始终没有完全阐明，近半个世纪以来，国内外学者一直致力于心房颤动发病机制的研究和治疗方法的探索。近年来研究发现，在心房颤动的发生与维持中，自主神经，即交感神经与迷走神经兴奋性调节失衡有着不可忽视的作用。Amour 等研究发现心脏同时接受交感神经和副交感神经的支配，有大量的胆碱能和肾上腺素能神经元存在于心脏神经节中，在心房颤动的发生和维持中这些神经元的功能协调和平衡起着重要作用。

经导管射频消融术是目前治疗心房颤动的主要方法，然而其复发率高达 20%～50%。以往认为，心房颤动消融术后复发率升高与高血压、肥胖、左心房增大、持续性心颤动等因素有关。所以，国内外学者一直在试图寻找除消融之外的治疗心房颤动的非药物方法。自 20 世纪早期以来，颈部迷走神经干刺激一直被公认为是心房颤动诱发和持续的重要因素之一，其可能的发生机制是缩短心房的有效不应期并增加心房有效不应期离散度，从而进一步加速多重折返环的形成。但最近的一系列相关研究结果表明，迷走神经刺激并不总是导致心律失常，迷走神经刺激引起的心房颤动具有强度依赖性，高强度迷走神经刺激有利于心房颤动的发生，而较低强度的迷走神经刺激则有抗心律失常作用。Takei 等对犬进行双侧的迷走神经刺激使心率下降 30%，随后进行 7h 的心房快速起搏并不能使心房有效不应期缩短。这说明迷走神经刺激并不只有致心律失常作用，并且低强度迷走神经刺激可能与阈上刺激不同，有可能是一种预防和治疗心房颤动的有效手段。

Sheng 等对犬进行低强度迷走神经刺激，进一步证明双侧低强度迷走神经刺激不仅能够预防肺静脉和心耳区域兴奋性增高所引起的局灶性心房颤动，而且能够预防和逆转心房快速起搏所引起的心房重构，同时也能够抑制迷走神经高度兴奋所诱发的心房颤动，其机制可能与心脏内源性自主神经系统被抑制有关。在 Yu 的另一项研究中证实了低强度迷走神经刺激可逆转因心房快速起搏引起的心房颤动。孟庆军等通过研究犬进行阻塞性睡眠呼吸暂停诱发心房颤动，提示低强度迷走神经刺激可以抑制反复阻塞性睡眠呼吸暂停导致的急性电重构，也能够降低阻塞性睡眠呼吸暂停对心房颤动的诱发率，可能与其降低因阻塞性睡眠呼吸暂停引起的炎症反应有关。Chen 等的研究结果提示低强度迷走神经刺激可通过保护心脏心房缝隙连接蛋白起到降低心房颤动的诱发率。

低强度双侧迷走神经刺激可抑制心房颤动的发生，然而双侧迷走神经刺激限制了该策略的临床应用，故有研究探讨低强度单侧迷走神经刺激是否也可达到理想的抑制心房颤动发生的效果。Sha 等研究右侧低强度迷走神经刺激与心房颤动诱发的关系，将 10 只雄性犬用苯巴比妥钠静脉麻醉后，在右侧颈部迷走神经干置入电极，以能引起窦性心律下降或房室传导阻滞的最低电压的 50%为刺激电压进行刺激；在心房及肺静脉多部位分别缝合固定多级电极导管以记录心电信号；在右前神经节丛插入多级电极导管，以记录其神经活动。给予 3h 低强度右侧迷走神经干刺激，在每小时末检测心房颤动阈值，结果发现，给予 3h 低强度右侧迷走神经干刺激的每小时末，心房及肺静脉各部位的心房颤动阈值进行性增加（$P<0.05$），右前神经节从神经活动的频率和振幅显著降低。Wang 等采用一种无创更安全的方式，通过经耳迷走神经刺激的方式证明在心房颤动患者中，低强度经耳迷走神经刺激能够提高心房颤动发作的刺激阈值并减少阵发性心房颤动患者中的炎症因子。

综上，低强度迷走神经刺激预防和治疗心房颤动是有潜力运用到临床的。随着研究的完善，低强度迷走神经刺激完全有可能成为安全有效、损伤较小的心房颤动治疗方法，为临床上治疗心房颤动提供一种新的选择。

（二）低强度迷走神经刺激对心力衰竭的影响

心力衰竭是指由于心脏的舒缩功能障碍，引起体循环和（或）肺循环淤血的病理生理综合征。慢性心力衰竭是多种心脏疾病的终末阶段，死亡率高，是心脏性死亡的主要原因。我国成年人慢性心力衰竭的患病率为 0.9%。全球 197 个国家的调查分析显示，2012年我国慢性心力衰竭患者花费的疾病成本占全球慢性心力衰竭疾病总成本的 5.01%。2017 年我国心力衰竭调查研究结果显示，我国大于 18 岁人群中心力衰竭患病率为 0.9%，心力衰竭死亡率约每年平均 10%，全国心力衰竭患者大概 400 万，是我国主要的卫生问题之一。

交感-肾上腺素能系统、肾素-血管紧张素-醛固酮系统等神经内分泌系统激活及心室重构为慢性心力衰竭发生、发展的重要机制。中国慢性心力衰竭治疗指南针对其神经内分泌异常提出了包括 β 受体阻滞剂、血管紧张素转化酶抑制剂、血管紧张素受体阻滞剂、醛固酮受体阻滞剂的"金三角"治疗方法，进而慢性心力衰竭患者治疗取得了积极的疗效，但慢性心力衰竭患者生存质量低，再住院率高，约 50%心力衰竭患者于确诊后 5 年内死亡。因此，寻找更加积极有效的治疗慢性心力衰竭的方法，对改善慢性心力衰竭患者的症状、提高生存质量、降低死亡率具有重要意义。

目前迷走神经刺激治疗作为一种新型疗法，逐渐由动物实验走进临床。Katare 等研究了迷走神经刺激对大鼠离体心肌 I/R 损伤的拮抗作用，将大鼠整体心脏缺血 30min，与假手术组相比，迷走神经刺激显示出明显的与心率无关的抗心肌梗死作用，左心室功能也得到明显的改善，实验结果提示迷走神经刺激对大鼠心肌 I/R 损伤具有拮抗作用。迷走神经刺激不仅拮抗交感神经活动，同时上调一氧化氮合成，减少 TNF-α、IL-6 等多种炎症因子表达。Uemura 等在心肌梗死兔模型中研究发现，心肌梗死再灌注急性炎症期，迷走神经刺激降低 TNF-α 蛋白水平，抑制中性粒细胞浸润。在心肌梗死再灌注慢性期，迷走神经刺激显著改善左心室功能障碍和左心室重构。进而更多的研究开始探讨低强度迷走神经刺激在心力衰竭中的应用，2005 年和 2007 年 Sabbah 先后进行两个迷走神经刺激治疗慢性心力衰竭的研究。通过冠状动脉内注射自体微血栓制作犬心力衰竭模型，治疗组给予持续的低强度迷走神经刺激，两组犬心率无显著差别，但与对照组相比，治疗组犬左心功能明显改善，炎症因子水平显著降低。之后，在相同犬心力衰竭模型中，迷走神经刺激联合 β 受体阻滞剂在改善左心室收缩功能方面，显著优于单独应用 β 受体阻滞剂组。而在 ANTHEM-HF 试验，通过研究纳入 60 例慢性症状性心力衰竭患者，LVEF≤40%；在最佳药物治疗基础上，患者被随机分成两组，分别在左侧和右侧置入迷走神经刺激装置。对迷走神经进行长期间歇性刺激，刺激频率为 10Hz，脉宽为 250μs，刺激电流为 2.0mA，刺激周期为开 14s、关 66s。结果证实，低强度长期迷走神经刺激治疗是可行的，患者能良好耐受。不良事件包括 19 例患者出现声音嘶哑或其他声音变化；13 例患者出现新发咳嗽。这些不良反应与使用迷走神经刺激装置治疗癫痫或抑郁的患者中观察到的不良反应相似。左侧和右侧迷走神经刺激疗效无差别。治疗 6 个月后，患者 LVEF 从基线值 32.4% 增加到 37.2%（$P<0.000\ 1$），左心室收缩末期容积降低 4.1%，NYHA 分级较基线明显改善，6min 步行试验和生活质量均明显提高。阿曼古丽·亚森等通过给予 Beagle 犬起搏器制作心力衰竭模型，造模后给予低强度迷走神经刺激 8 周，以探讨低强度迷走神经刺激改善心室电重构和结构重构相关机制，结果提示低强度迷走神经刺激显著提高心力衰竭犬心脏射血分数，抑制心肌重构及心肌细胞变形和纤维化，降低 NT-pro-BNP 和炎症因子，减慢心率和延长有效不应期，从而增强迷走神经活性，改善心力衰竭电重构和结构重构。

目前对于心力衰竭还没有十分有效的治疗方法，而低强度迷走神经刺激和（或）经耳低强度迷走神经刺激可能可以作为一种新型治疗方法，但这需要更多的临床研究去证实。

（三）低强度迷走神经刺激对心肌梗死的影响

急性心肌梗死是心血管疾病中的危重急症，也是导致心脏性猝死的首要原因，我国心肌梗死后心脏性猝死的年发生率约为 1.8%。对于心肌梗死患者，及时有效的再灌注治疗是逆转心肌损伤并预防心脏性猝死的有效方法，然而，突然的血流恢复本身即可通过引发 I/R 损伤，诱导交感神经系统过度激活，最终引发恶性室性心律失常。Cao 等研究 53 例接受心脏移植患者的原始心脏，其中共有 30 例患者记录了恶性室性心律失常，包括室性心动过速和心脏性猝死。在所有 30 例患病心肌和血管周围观察到交感神经的区域性增加，提示在严重心力衰竭患者中，自发性室性心律失常病史与交感神经密度增加之间存在关联。这些研究结果表明，交感神经密度异常增加可能是这些患者发生室性心律失常和心脏性猝死的部分原因。交感神经的神经重构在急性心肌梗死后发生的室性心律失常中起着非常重要的作用。目前针对急性心肌梗死患者的室性心律失常，临床主要采取药物、置入 ICD 及射频消融治疗，这些治疗方式的联合应用可极大改善患者的预后，但仍不能完全治愈室性心律失常。

近几年研究发现，迷走神经刺激能抑制心肌梗死后局部或全身炎性反应，减少心肌梗死范围，抑制心肌梗死后心肌重构，对心肌具有保护作用。国际上有学者开始尝试用迷走神经刺激治疗心肌缺血所引起的室性心律失常。Vanoli 等在犬心肌梗死模型中发现于冠状动脉闭塞前或闭塞时行迷走神经刺激可显著抑制心室颤动的发作。最近一项动物研究发现，低强度迷走神经刺激能逆转左侧星状神经节刺激引起的心室有效不应期缩短和动作电位时程缩短等心室电生理改变，提高心室颤动阈值，防止心室颤动发生。布阿杰尔古丽·纳斯尔等探讨了经耳迷走神经刺激对室性心律失常的影响及机制，结果提示经耳迷走神经刺激降低心肌梗死后心脏电重构，并降低心肌梗死后心脏神经重构，改善神经分布的异常，同时也能够改善心肌梗死后心脏结构重构。

（四）低强度迷走神经刺激对其他心血管疾病的影响

不适当性窦性心动过速多见于不伴有器质性心脏病的年轻女性患者。尽管心脏自律性增加和自主神经功能紊乱被认为是不适当性窦性心动过速的可能机制，但其病因和发病机制至今仍不十分明确。Zhou 等通过对右侧星状神经节与右前神经节丛之间的右侧神经节间神经行高频刺激，发现可以引起窦性心律显著加快，却不伴有血压的改变，从而在动物模型上模拟出不适当性窦性心动过速的表现。当通过注射甲醛毁损右前神经节丛后，相同电压刺激右侧神经节间神经引起的窦房结的改变就会被减弱，这说明交感神经从右侧星状神经节到窦房结是在右前神经节丛处集合的。于是他们提出在将来可以尝试通过消融这些神经节来治疗不适当性窦性心动过速。而黄兵等通过对 14 只成年犬经上腔静脉途径给予低强度迷走神经刺激来探讨其对右侧星状神经节及右前神经节丛功能的影响，提示经上腔静脉内低强度迷走神经刺激可以明显抑制右侧星状神经节及右前神经节丛的功能，这或许可以作为一种胜利性调控的手段来治疗不适当性窦性心动过速。

三、低强度迷走神经刺激对心血管疾病诊疗应用前景

低强度迷走神经刺激作为一种新型的治疗手段，已经在临床上用于癫痫和抑郁的治疗，安全性已经得到了验证，在今后或许也可以在临床心血管病的诊治中应用低强度迷走神经刺激，但这需要进一步多中心、大型临床试验去验证。经耳低强度迷走神经刺激作为一种操作更为简单、方便的手段，可以减少迷走神经刺激仪置入过程中对心肌的损伤作用，可为临床心血管病诊疗提供一种新思路。

第18章　心脏神经节丛干预治疗心律失常

一、神经节丛的发现

20 世纪初，不断有学者发现心脏神经节丛的存在，一些生理学研究证明，哺乳动物的心脏神经元主要分布在左、右心房腹侧面，以及下腔静脉窦表面、前降支和前旋支冠状沟内，环绕主动脉和肺动脉的脂肪组织。大量文献已报道心律失常的发生与维持常与自主神经系统功能失调密切相关。

二、心脏表面神经节丛的解剖

心脏副交感神经节前纤维起自延髓的迷走神经背核，向下延续为迷走神经干，后经胸腔与心交感神经构成心丛。心丛内的心脏自主神经节聚集于心脏表面的脂肪垫中，主要为心脏副交感节后神经元。神经节丛是心脏内在自主神经系统的重要组成部分，心房和心室均有数个主要的神经节丛。位于心房及肺静脉附近的 4 个主要神经节丛包括右心房与右上肺静脉交界区的右前神经节丛（anterior right GP，ARGP），右心房和右下肺静脉交界区的右下神经节丛（inferior right GP，IRGP），左心房根部和左上肺静脉交界区的左上神经节丛（superior left GP，SLGP），以及左心房和左下肺静脉交界区的左下神经节丛（inferior left GP，ILGP）。另外，大多数进入心房前的迷走神经传出纤维都会途经位于上腔静脉、主动脉及右肺静脉之间的神经节丛，该神经节丛被认为是心脏外在自主神经纤维与内在自主神经系统之间连接的"头站"。心室神经节丛主要分布在主动脉根部，左、右冠状动脉起始处，后降支起始处，以及锐缘支、钝缘支的起始部位的脂肪垫内。此外，大量的连接神经纤维束在各个神经节丛之间，以及神经节丛与心房和肺静脉之间形成了彼此关联的复杂神经网络。

三、神经节丛的神经支配

内在心脏神经节包含不同功能的神经元，一般分为 3 种神经元：心脏传入神经元、心脏传出神经元（交感节后传出神经元、副交感节后传出神经元），以及胸内局部回路神经元。神经节丛内不同神经元之间相互协调，并与其他胸内神经节、心外神经节发生突触联系，以调控多种心脏功能，如心脏电生理的稳定与心肌的有效收缩舒张。不同物种间的心脏神经节丛数量不一致，人的心脏分布有 14 000 个以上的神经元细胞，而每个神经节丛包含 200～1000 个神经元，主要为胆碱能神经元和小部分去甲肾上腺素能神经元。Hoover 等对 8 例患者的 ARGP 进行组织活检，免疫荧光检测结果显示 ARGP 中多数神经元胞体同时具有乙酰胆碱酯酶和神经元型一氧化氮合酶的免疫活性，说明神经节丛受大量的胆碱能和硝基能神经支配。这种双重免疫活性提示在迷走张力减弱的患者中，一氧化氮及乙酰胆碱的同时缺失可能导致不良的预后及转归。

四、心脏神经元对心脏功能的调节

心脏神经元支配着窦房结、左心房、右心房、房室结区、右心室窦部和圆锥部，左心室腹侧壁和外侧壁等广泛区域。心脏神经节各类神经元向心脏各个部位发出轴突，以调节心脏功能，并同时接受心脏的传入冲动，在心脏神经节丛内进行整合，并上传到心外神经节和中枢神经系统，以及下达心脏。自主神经系统对心律失常的发生、维持及症状的产生都具有重要作用，因而越来越受到临床医师的重视。自主神经系统与心律失常密切相关的主要依据有：实验与临床研究表明，虽然许多心律失常的折返机制有其解剖基础，但大多数快速心律失常及一些缓慢性心律失常的发作通常是阵发性的，表明在心律失常的发生中有一个或者多个因素起关键性或辅助性作用，而自主神经系统可以通过影响心电生理的特性，直接或间接引起心律失常；急性心肌梗死患者中大规模 β 受体阻滞剂应用的临床试验已经证实，自主神经的干预对预防心脏性猝死有确切效果；中枢及外周神经的刺激可以激发心律失常；应用兴奋交感神经及副交感神经的药物可以产生心律失常；各种压力负荷试验可造成心律失常；近年来直接针对迷走神经丛进行消融治疗心房颤动取得了一定的疗效。交感神经及迷走神经对心血管系统的调节较为复杂，对心脏的不同部位及不同的电生理特性影响均不同。迷走神经主要作用于心房及传导系统，交感神经主要作用于心室。两者均能缩短心房不应期，但对房室结及心室的电生理特性影响则相反。通过兴奋迷走神经刺激而保持窦性心律频率的稳定，然后刺激交感神经，可见右心房、右心室及左心室不应期缩短，房室结传导时间不变、延长或者缩短。如保持房室传导时间恒定，心房及心室不应期仍然缩短。白天清醒状态下与夜间睡眠心率相同时，夜间的 QT 间期延长，提示根据窦性心律及房室传导时间不能完全反应自主神经对心脏其他部位作用的强弱。

五、神经节丛对不同类型心律失常的干预

（一）心房颤动

心房颤动是最常见的持续性心律失常之一。随着年龄增长，心房颤动的发生率不断增加，75 岁以上人群可达 10%。心房颤动时心房激动的频率达 300～600 次/分，心跳频率往往快而且不规则，有时候可达 100～160 次/分，不仅比正常人心跳快得多，而且绝对不整齐，心房失去有效的收缩功能。心房颤动患病率还与冠心病、高血压病和心力衰竭等疾病有密切关系。心房颤动按持续时间可以分为阵发性心房颤动、持续性心房颤动和永久性心房颤动。通常认为阵发性心房颤动指能在 7 天内自行转复为窦性心律者，一般持续时间小于 48h；持续性心房颤动指持续 7 天以上，需要药物或电击才能转复为窦性心律者；永久性心房颤动指不能转复为窦性心律或在转复后 24h 内复发者。按有无基

础心脏疾病分为病理性心房颤动和特发性心房颤动（临床检查无基础心脏疾病）。特发性心房颤动通常发生在年龄较轻者，多数小于 50 岁，特发性心房颤动有时也称孤立性心房颤动。脑卒中是心房颤动最大的危害之一，非瓣膜病性心房颤动患者脑卒中发生率是正常人的 5.6 倍，瓣膜病心房颤动脑卒中发生率是正常人的 17.6 倍；而且心房颤动引起的脑卒中后果更为严重。心房颤动的致残率、致死率及医疗负担心房颤动导致男性和女性全因死亡率分别增加 1.5 倍和 2 倍。为改善心房颤动患者的预后，心房颤动的干预治疗成为现今一大研究热点。且已有研究表明自主神经系统在心房颤动的发生维持中发挥了重要作用。1978 年 Coumel 等报道了自主神经活动可使患者发生阵发性心房颤动，随后通过心率变异性分析自主神经张力，指出心房颤动是交感神经与副交感神经失衡所致。国内范博渊等用 10 只实验用犬，建立 Langenfroff 离体灌流心脏模型，在基础状态下，刺激心脏神经节丛时，分别测量心房有效不应期、肺静脉有效不应期及心房颤动诱发率，得出以下结果：刺激心脏神经节丛能够缩短心房有效不应期[基线：（129±11）ms；刺激：（105±17）ms；$P<0.05$]及肺静脉有效不应期基线：[（136±12）ms；刺激：（112±14）ms；$P<0.05$]，同时能显著增加心房颤动的诱发率（基线：7%；刺激：93%；$P<0.05$）。因此得出以下结论：在完全去除心脏外在神经支配的情况下，心脏内在神经系统张力增高，能够独立诱发心房颤动。心脏内在神经系统组成的局部环路在心房颤动的产生中起重要作用。在部分心房颤动患者，特别是阵发性心房颤动患者，肺静脉等异位兴奋灶发放的快速冲动可以导致心房颤动。国内黄从新等通过大量的基础研究和临床研究，完整地论证了进入心脏的大静脉（包括肺静脉、腔静脉、冠状静脉，Marshall 韧带等）在心房颤动触发机制中的作用，发现入心大静脉肌袖内具有异常自律性的细胞，在某些特定情况下，可自发产生快速电活动，导致心房颤动。张正楠等所做的犬实验也证明刺激交感神经对心房颤动起诱发作用。选择杂种犬 28 只，随机分为 4 组：交感刺激组、交感离断组、异丙肾上腺素组（Iso 组）、美托洛尔组（Met 组），每组 7 只。各组分别于交感神经干预前后检测心房有效不应期（AERP）及快速右心房起搏的心房颤动诱发情况，观察各组交感神经干预对其的影响，得出以下结果：与基础状态比较，Iso 组心房颤动诱发率明显升高（$P<0.01$）。随着 AERP 时程延长，心房颤动的诱发率逐渐下降，呈负相关线性趋势（$r=-0.728$，$P=0.003$）。得出结论：交感神经活性与心房电重构有一定的联系，单纯刺激交感神经不能改变心房颤动的诱发频率，但交感神经递质可使心房颤动更易于诱发。根据心脏神经丛导致心房颤动的机制，也提出了相应的治疗方法，包括神经消融和神经刺激治疗。低水平刺激迷走神经可以降低内源性心脏神经的活动，从而抑制心房颤动的发生。PO 团队通过动物实验发现右心耳的期前刺激可以激活远处的神经节丛，并诱发心房颤动，并提出了著名的"章鱼假说"：激活的神经节丛（章鱼头）以梯度局部释放神经递质引发心房颤动；而激活的神经节丛轴突（章鱼触手）又可逆向兴奋远处的神经节丛，释放神经递质形成高浓度的环境，并引起心房颤动的诱发与维持。Shen 等直接记录的神经活动证明持续的低水平迷走神经刺激是通过降低星状神经节活动抑制了清醒犬心房颤动的发生。在心房颤动高发的清晨上述现象最明显。组织学研究表明，低水平迷走神经刺激使左侧星状神经节内神经细胞减少，这些神经细胞酪氨酸羟化酶染色阳性。随后的实验证实，左侧星状神经节低水平迷走神经刺激可以使小电导钙激活钾

离子通道上调并增加其在细胞膜的表达，这些改变可以促进神经节细胞超极化减少神经元放电的频率。因此，低水平迷走神经刺激可以改变左侧星状神经节的结构和功能，发挥抗心律失常作用。经导管射频消融治疗心房颤动是心房颤动治疗史上的一个里程碑，对于发作频繁、症状严重且药物治疗疗效不好的心房颤动患者，射频消融有其独特的优势。心房颤动过程中产生的碎裂电位，为心房颤动的持续提供基质。在肺静脉心房电隔离基础上行自主神经节消融，有助于阻断肺静脉电冲动，并消除或减少心房颤动过程中的碎裂电位。徐毅对 63 例阵发性心房颤动患者依次进行了左心房神经节丛消融和肺静脉电隔离，单纯神经节丛消融（肺静脉心房电隔离之前）使患者肺静脉激动发生率（无异丙肾上腺素或其他刺激因子）从消融前的 75%（47/63）减少至消融后的 14%（9/63）（$P<0.01$）。随后行肺静脉心房电隔离，消除剩余 9 例患者肺静脉激动。该结果提示，肺静脉心房电隔离进一步中断了延续自神经节丛轴突的作用，这部分在神经节丛消融过程中尚未被损毁（在消融范围之外）。既往研究中肺静脉电隔离并未针对激动的靶区域，但仍可消除肺静脉激动，可能与阻断了支配肺静脉心肌袖的延续自神经节丛的轴突的作用有关。肺静脉心肌袖在交感神经及副交感神经同时激活下产生局灶激动。肺静脉心房电隔离之后轴突可再生，所以肺静脉心房电隔离消融可能不是永久性的办法，轴突再生可能就是一些患者术后肺静脉激动或心房颤动复发的原因。而神经节丛消融损毁了神经节丛细胞体，作用可能更持久，可作为肺静脉心房电隔离的补充。神经节丛消融也降低了持续性心房颤动的诱发，从术前的 68%（43/63）到术后的 37%（23/63）（$P<0.01$）。肺静脉心房电隔离则将持续性心房颤动的诱发进一步降低至 17%（11/63）（$P<0.01$）。另外，对 5 例在神经节丛消融后（肺静脉心房电隔离之前）仍存在持续性心房颤动的患者消融前后进行了左心房及肺静脉处 FAP 的标测。尽管消融范围局限在 HFS 迷走反射阳性的区域内，神经节丛消融仍然显著减少了 5 例患者 FAP 的范围（$26.9cm^2$ 比 $2.3cm^2$，$P<0.01$）。这个结果与动物实验结果一致。临床和实验研究均显示 FAP 来自神经节丛激活，神经节丛消融减少或消除了大部分来自轴突作用产生的 FAP。直接针对神经节丛的消融可能优于其他外周的 FAP 区域，因为外周轴突的消融可能只是暂时性地消除 FAP。随着轴突的再生，心房颤动可能复发。而直接针对神经细胞体部的神经节丛消融可能作用更持久，因为神经细胞胞体不可再生。总而言之，自主神经在心房颤动的发生、维持中发挥了重要作用。随着对心房颤动触发机制认识的加深，相关的神经治疗也被逐渐应用于临床，包括上文阐述的迷走神经刺激及神经消融等，相关神经干预在实验过程中虽尚有一定的局限性和盲区。但是，相信随着对自主神经和心房颤动的进一步了解，尤其是外源性心脏自主神经在心房颤动中发挥的作用及通过调节外在神经而终止心房颤动将是下一步研究的新方向及目标，进而用以指导临床心房颤动治疗并降低心房颤动的复发率。

（二）室性心律失常

室性心律失常包括室性期前收缩、非持续性与持续性室性心动过速、心室扑动与心室颤动。结构性心脏病和离子通道病是室性心律失常的常见原因，无结构性心脏病患者室性心律失常并非少见。室性心律失常的临床表现差异很大，可毫无症状，也可引起血流动力学障碍。恶性室性心律失常是心脏性猝死的重要原因，而交感神经的过度支配、迷走神经活性的减弱，以及神经激素水平的异常改变与室性心律失常的发生密切相关。目前，迷走神经刺激在多种室性心律失常模型中的抗心律失常作用已有文献报道，其中的机制是多方面的，包括心率减缓作用、抑制交感活性、减少心肌凋亡、抑制缝隙链接蛋白减少及炎性反应等。神经节丛作为心脏副交感节后神经元聚集的部位，大部分为胆碱能神经元，但也有小部分为去甲肾上腺素能神经及肽能神经，刺激神经节丛是否发挥着同样确切的抗心律失常作用，仍需讨论。

Zhou 等长期持续记录慢性心肌梗死犬模型左侧星状神经节的活性，发现86.3%的室性心动过速和心室颤动在发生前15s内出现左侧星状神经节活性急剧增高，而且越临近恶性心律失常的起始，左侧星状神经节活性增高越显著。左侧星状神经节可作为自主神经系统调控心脏的重要交感神经节点，因此交感神经的过度激活导致的自主神经系统失衡是恶性心律失常发生和维持的重要机制之一。

何勃等选取12只犬，分别沿心尖至心底缝入2根多极电生理导管，用自制的Ag-AgCl记录左、右心室游离壁上的4个局部心电图（图18-1），分别在基线、左、右、双侧高强度神经节丛刺激（窦性心律降低50%或房室传导阻滞2：1）时测量电极相动作电位，建立有效不应期、动作电位时程、动作电位时程交替及动作电位时程恢复曲线。结果显示，高强度神经节丛刺激明显延长了有效不应期和动作电位时程，降低了有效不应期和动作电位时程的空间离散度（$P<0.05$）。高强度神经节丛刺激使心室动作电位时程恢复曲线斜率变小，空间离散度变小，出现动作电位时程交替延迟（$P<0.05$）。得出以下结论：高强度神经节丛刺激可抑制室性心律失常的作用。

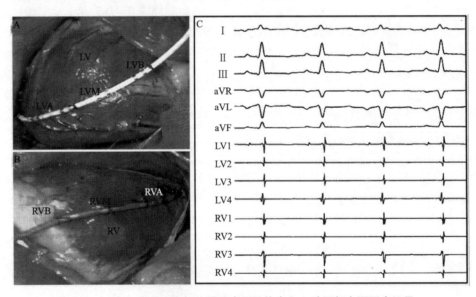

图18-1　左、右心室电极位置示意图及体表和心脏局部电图同步记录

A、B分别为左、右心室电极位置示意图；C. 体表和心脏局部电图同步记录。LV. 左心室；LVA. 左心室心尖部；LVB. 左心室心底部；LVM. 左心室心尖-心底之间；RV. 右心室；RVA. 右心室心尖部；RVB. 右心室心底部；RVM. 右心室心尖-心底之间

心脏交感神经电刺激，尤其是左侧神经节刺激，可降低心室颤动阈值，增加心室不应期或动作电位恢复曲线异质性，诱发室性心律失常。心肌缺血的存在可以放大上述神经因素的影响，心肌缺血和心肌梗死常成为室性心律失常的重要触发机制，因为心肌梗死不仅导致梗死部位的细胞和组织重构，还导致心室神经异质性，即心室交感神经再生。Cao 等研究发现，对心脏移植患者的心脏进行检查，发现曾经出现过室性心律失常的心脏，与同样程度的结构性心脏病但未合并室性心律失常的心脏相比，出现过室性心律失常的心脏具有更多的交感神经再生，交感神经再生的部位主要在正常心肌和瘢痕组织的边界。因此，控制交感神经活性是治疗室性心律失常的至关重要的方式之一。

室性心律失常的干预主要包括消融治疗、神经切除和迷走神经刺激。首先，直接消融交感神经或交感神经切除术是治疗室性心律失常，改善神经重构的措施之一，主要针对耐药的室性心动过速。100 年前，Jonnesco 首次执行左侧星状神经切除术治疗伴随严重室性心律失常的心绞痛患者，并成功终止了心绞痛及心律失常。也有研究显示双侧星状神经节切除或上胸神经节切除可成功抑制耐药患者室性心动过速和心室颤动。随后，有研究表明左心交感神经切除可降低心肌梗死患者后的心脏性猝死风险，主要应用于 β-blockers 禁忌的高危心肌梗死后患者。去神经治疗已被批准用来治疗获得性室性心律失常风暴。研究发现双侧心交感神经去除比左侧交感神经去除可更有效地预防室性心律失常。但也有研究提示，双侧心脏交感去除需谨慎，因为有可能会导致负性肌力作用，影响临床预后。其次，迷走神经刺激也可治疗室性心律失常，改善神经重构。150 多年前研究即已发现颈迷走神经刺激可以上调诱发心室颤动的阈值。随后，在对实验动物犬的研究中发现迷走神经刺激法可减少急性冠状动脉闭塞后的快速性室性心律失常的发生。迷走神经刺激法的抗心律失常的作用并不完全清楚，研究显示阿托品及非选择性毒蕈碱的受体阻滞剂可增加冠状动脉闭塞导致的室性心律失常，这表明心室肌细胞的毒蕈碱受体的激活有可能是迷走神经刺激治疗室性心律失常机制之一。

江洪团队开展的一系列动物实验也探究了神经节丛与心室电生理性质的关系，研究结果表明高强度和低强度的心外膜心房神经节丛刺激与迷走神经刺激对心室电生理性质产生的影响相似，均能延长心室的有效不应期和动作电位时程，但对动作电位时程恢复曲线斜率及动作电位时程交替的影响并不一致；在正常对照和急性心肌梗死模型中，神经节丛刺激不增加正常心脏室性心律失常的风险且有助于抑制急性心肌梗死后室性心律失常的发生。另外，神经节丛消融却会显著增加急性心肌梗死后室性心律失常发生率和降低心室颤动阈值，提示合并冠心病的患者神经节丛消融可能增加室性心律失常发生的风险。这些结果表明神经节丛刺激对急性心肌梗死后恶性心律失常具有保护性作用。

武金娥等通过对 63 例经射频消融术治疗的特发性室性心律失常患者资料进行回顾性分析及随访，评估特发性室性心律失常经射频消融术治疗的疗效与安全性。选取自 2008 年 1 月至 2014 年 3 月在本院接受射频消融术治疗的特发性室性心律失常患者 63 例，进行定期门诊或电话随访，复查动态心电图，观察射频消融术后室性心律失常发作情况，心动超声比较左心室舒张末期内径大小及射血分数变化。结果显示，射频消融术治疗特发性室性心律失常的即刻成功率为 89.29%，远期成功率为 82.14%；射频消融术前术后心动超声示 LVEF 及左心室舒张末期内径无明显改善（$P > 0.05$）；射频消融术后动态心电图示室性期前收缩负荷较术前明显减少（$P<0.05$）；1 例患者射频消融术后合并主动脉窦瘤破裂，1 例出现股动脉穿刺处血肿形成，因此得出结论：射频消融术治疗特发性室性心律失常是安全而有效的。

（三）缓慢性心律失常

缓慢性心律失常是以心率减慢为特征的常见的心血管系统疾病，是指有效心室率低于 60 次/分的各种心律失常，其主要原因是冲动形成异常或传导异常。缓慢性心律失常包括窦性缓慢性心律失常、传导阻滞、逸搏或逸搏心律，临床上最常见的是窦性心动过缓和病态窦房结综合征。窦性心动过缓（SB）的发生与心脏自主神经系统的失衡密切相关，而心脏神经节丛作为自主神经系统的重要组成部分，是调节心脏电生理活动的重要因素之一。多个关于神经节丛及其功能的研究提示，调节其活性可能有助于改善窦性心动过缓。窦性心动过缓作为临床上常见的心律失常之一，多见于正常人群睡眠期间或高迷走张力的人群，分为生理性窦性心动过缓和病理性窦性心动过缓。正常人的窦性心动过缓可能无任何症状或危害，但一部分窦性心动过缓患者有心悸、乏力、头晕等不适。窦性心动过缓的机制目前尚不完全明确，已知可由窦房结自身的改变（如缺血、炎症、退行性病变、变性等）及自主神经张力失衡等因素引起。迷走神经的兴奋可以提高心肌细胞膜对 K^+ 的通透性及减少 Ca^{2+} 的内流，从而引起心率减慢、心肌收缩能力减弱、房室传导减慢等；而交感神经的兴奋可增加窦房结细胞的 4 期超极化激活的内向离子电流、增加 Ca^{2+} 内流等，进一步引起心率增快、心肌收缩能力增强、房室传导加快等。因此，对于有症状且窦房结功能尚可的窦性心动过缓患者来说，调节自主神经张力理论上有助于改善窦性心动过缓及窦性心动过缓引起的症状。

症状性缓慢心律失常是心脏起搏治疗的 I 类适应证。但许田等研究发现安装起搏器进行治疗的患者的心动过缓症状及焦虑程度会随着心功能分级的增加而加剧，说明起搏器治疗虽然可以缓解心动过缓症状，但也会给患者的身心带来不良影响。Pachon 等报道采用非选择性消融心脏神经节的方法，治疗迷走神经张力病理性增高导致的窦房结功能异常和房室传导障碍，使部分患者免除了永久起搏器治疗。心脏神经消融术治疗迷走神经过度兴奋介导的缓慢性心律失常，是对心脏周围的主要副交感神经自主神经节进行射频消融，改善或消除窦房结和房室结的迷走神经支配。该技术对在阿托品作用下有正常反应的迷走神经介导的二度或三度房室传导阻滞、功能性窦房结功能障碍、神经性心源性晕厥及血管迷走性晕厥患者有确切疗效。这些患者的心脏结构和功能正常，发病时常伴有心悸、乏力、胸闷头晕和晕厥等症状。由于迷走神经抑制剂选择性较差，缺乏器官特异性，因此药物治疗时易发生全身性不良反应，而起搏器对混合型及血管迷走性晕厥治疗效果较差。有研究对拟采用起搏器治疗的功能性心动过缓患者行导管射频消融，结果显示窦房结和房室结功能显著改善，证实选择性消融心脏窦房结或房室结周围神经用以治疗迷走神经介导的缓慢心律失常安全有效，具有临床可行性。郭成军等为探讨选择性消融窦房结与房室结周围神经治疗缓慢性心律失常的方法与初步效果。选择症状严重，拟行起搏器治疗的阵发性心动过缓者，在 X 线与 64 排螺旋 CT 心脏解剖影像指导下，以手工或磁导航遥控操作，标测窦性心律心房激动顺序，围绕并避开心房最早激动位点和房室束区域，记录心内电图神经组织电位，温控射频消融，观察消融反应，随访治疗效果。13 例患者中男性 9 例，女性 4 例，年龄 36.46 岁±9.51 岁（14～51 岁）；器质性心脏病 1 例，高度房室传导阻滞 7 例，病态窦房结综合征 4 例，病态窦房结综合征合并高度房室传导阻滞 1 例，窦性心动过缓 1 例，黑矇或晕厥 6 例。在窦房结和房室结周围均记录到神经组织电位，放电 10～15s 后神经组织电位消失。消融时先出现迷走激惹效应，之后出现窦房结和房室结功能改善。12 例术中心动过缓消失，1 例失败。随访 13 个月±5.89 个月（3～20 个月），2 例复发，其余症状消失，无并发症。得出以下结论：选择性消融窦房结与房室结周围神经治疗迷走介导的缓慢心律失常的方法可行、安全、有效，并且临床常见迷走张力病理性增高导致的缓慢心律失常。患者多数年轻，心脏结构和功能正常而有严重症状。药物治疗不良反应大，效果欠佳；起搏治疗为非根治手段，一生需要多次更换起搏器，患者不易接受。选择性消融窦房与房室结周神经为之提供了新的治疗手段，为根治阵发性窦房结功能障碍、高度房室传导阻滞和迷走介导的晕厥带来了希望。

六、结论

心脏内在自主神经系统是一个复杂且相互关联的神经网络，而神经节丛作为心脏内在自主神经系统与外在自主神经系统的中继站，在维持正常窦性心律，以及房性、室性心律失常的发生与维持中扮演着重要角色。神经节丛干预作为一种调整自主神经平衡的潜在治疗手段，可能更为直接有效地发挥作用。相对于迷走神经刺激，神经节丛的刺激作用更集中于心脏内在神经系统，而可以避免迷走神经刺激带来的全身性不良反应，如不能忍受的迷走反射、感觉异常等。也不难发现神经节丛干预在治疗作用上存在一些矛盾的地方，如神经节丛消融能减少心房颤动的复发率，但也可能增加室性心律失常发生的风险；神经节丛高频刺激一方面可诱发房性心动过速和心房颤动，另一方面也可抑制心肌梗死后心律失常的发生。摸索合适有效的刺激参数，使益处最大化、不良反应最小化也是非常必要的。从研究中可以看出，自主神经系统在心律失常中的调节作用是错综复杂的，并且难以预测。调节自主神经系统中交感神经、副交感神经张力的平衡是预防及治疗心血管疾病的重点，如何找到这其中的平衡点则需要开展更细致、深入的研究。

第19章 脊神经刺激防控心力衰竭后恶性心律失常假说

慢性心力衰竭（chronic heart failure，CHF）是一种复杂的临床症候群，是多种心血管疾病的终末阶段。目前我国 CHF 患者约有 450 万，是导致 65 岁以上患者住院的首要原因。CHF 患者中有 70%～95%伴有复杂和频发的室性心律失常，而 50%～60%的 CHF 死亡与室性心律失常引发的心脏性猝死相关。因此，探讨 CHF 后心脏性猝死的机制及如何对其进行更有效的干预已成为全球心血管领域迫切需要解决的问题。

一、慢性心力衰竭进展过程中心脏性猝死与交感神经过度激活

大量临床和基础研究证实 CHF 后交感神经系统活性上升，副交感神经系统活性降低，肾血流量减少，肾素-血管紧张素-醛固酮系统激活，炎症因子明显增加，神经免疫通路激活，以及氧化应激损伤，钙稳态失衡，离子通道异常等，引起这些情况的主要原因为：①心肌细胞钙超载，形成折返及早期后除极、晚期后除极，从而诱发恶性室性心律失常（如室性心动过速、心室颤动）和心脏性猝死。心动过速、房室传导加速、心室有效不应期缩短、有效不应期离散度增加及心律失常易感性增加，成为室性心律失常的触发机制。②神经体液调节系统失衡，心肌细胞能量代谢异常，心肌细胞凋亡甚至坏死，心肌纤维化，心室肌传导不均一性增加，氧化应激损伤、免疫通路激活及炎症反应的参与，导致心室电重构，电活动不稳定增加，共同促成恶性心律失常的易感基质，促进了室性心动过速的维持。由此可见交感神经系统的过度激活在 CHF 后心脏性猝死的诱发和维持中发挥着至关重要的作用。

虽然临床 β 受体阻滞剂和肾素-血管紧张素-醛固酮系统阻滞剂在一定程度上延缓了 CHF 患者病情的进展，同时 ICD 及 CRTD 的应用也取得了一定的疗效，但因 CHF 导致的心脏性猝死仍占心血管全因死亡率的 1/3，5 年生存率小于 50%。因此，探索逆转神经重构更有效、更安全的干预策略更为重要。

二、心脑迷走神经环路参与心脏性猝死中自主神经失衡的调控

笔者所在课题组之前的研究已在大动物实验证实心肌梗死致 CHF 后，肾上腺素水平增加及神经因子水平增高，心肌存在交感神经不均一性芽生，86.3%的室性心动过速和心室颤动发生前 15s 内均伴有左侧星状神经节活性骤升。通过肾去交感神经术、低强度耳迷走神经刺激术干预心肌梗死后 CHF 动物，均可降低左侧星状神经节活性，改善 CHF

的心室肌电重构及神经重构，降低 CHF 后室性心律失常易感性。支配心脏的迷走神经起自脑干迷走运动神经背核（dorsal motor nucleus of vagus，DMVN），可以通过迷走神经传入纤维传至 DMVN 核团，其接收并处理传入信号后通过迷走神经传出纤维调节下游心脏功能。故笔者所在课题组推测机体在调控左侧星状神经节活性及 CHF 失稳态过程中可能存在一条双向负反馈迷走神经环路——"心脏-DMVN 神经环路"，而这条神经环路可能是 CHF 进程中调控自主神经功能平衡的关键通路，但目前对这条神经环路的具体构成尚不清楚。

三、脊髓电刺激调控自主神经活性的机制

Zipes 教授所在课题组曾分别于 2005 年和 2009 年在 *Circulation* 上发表文章，证实脊髓电刺激（SCS）可抑制动物心肌梗死后室性心律失常的发生并改善心功能。2012 年 Tse 等在 *Journal of Cardiovasc Electrophysiol* 上发表文章证实 SCS 可改善心功能，却不增加心肌氧耗，2015 年 Tse 等在 *Heart Rhythm* 上发表了第一个 SCS 用于收缩性心力衰竭 NYHA Ⅲ 级患者的研究，发现 SCS 可明显改善心功能，减少左心室缩末容积及提高生活质量，而单纯标准药物治疗组并未有明显改变，但 SCS 治疗有效的具体机制不明。

依据脊髓神经分布特点，$T_1 \sim T_5$ 节段脊髓神经节主要影响心脏。江洪团队于 2015 年和 2016 年连续在 *Heart Rhythm* 上发表系列报道，表明刺激 $T_1 \sim T_5$ 节段可抑制急性心肌梗死后左侧星状神经节的过度激活，减少室性心律失常的发生，SCS 亦可抑制快速心房起搏模型中左侧星状神经节的过度激活，减少心房颤动的发生。据此，笔者所在课题组推测 SCS 可以通过调控左侧星状神经节来抑制 CHF 后心脏性猝死。SCS 影响心脏-中枢神经轴多个水平的自主神经反射，使交感神经反射最小化。SCS 可通过刺激脊髓产生一种抑制性神经递质，如强啡肽可改变交感神经节节前神经元基础活性，并钝化初级传入神经。SCS 影响了脊髓后角内感觉性神经元的电位发送和传导，并影响背根神经节细胞汇集而来的内脏传入神经纤维携带的信号，从而影响了脊髓神经元中外侧角释放的交感神经节前纤维张力，最终导致交感神经活性的抑制及迷走神经活性的增强。

综上所述，笔者所在课题组提出假设，SCS 在调控神经网络中可发挥承上启下的作用，一方面，刺激脊髓可分泌抑制性神经递质，从而减少自身交感反射和输出，抑制 CHF 后心脏性猝死的触发机制；另一方面，SCS 通过调控心脏-DMVN 神经环路活性，增强迷走神经张力，激活胆碱能抗炎通路，抑制 CHF 后心脏性猝死的易感基质。SCS 可能通过调节"心脏-延髓迷走神经背核"神经环路和胆碱能抗免疫炎症通路防止恶性心律失常的发生。该技术有望为 CHF 后心脏性猝死的治疗提供一种新策略。

第 20 章　干预星状神经节治疗
心血管疾病

多个研究表明交感神经过度激活，是许多心血管疾病发生与发展的重要病理机制之一。星状神经节是心脏交感神经的重要组成部分，对星状神经节干预是心血管疾病防治的一个重要的潜在靶点。星状神经节作为支配心脏的远端交感神经的重要组成部分，通过对星状神经节的刺激或干预，有诱发或者缓解高血压、LQTS、继发性室性心律失常、房性心律失常和病态窦房结综合征等心血管疾病的作用。因此，也许可以选择性使用星状神经节干预的方法来达到防治这类心血管疾病的目的。所以本章笔者就国内外学者干预星状神经节治疗心血管病的历史进展、最新发现、不足与展望等进行叙述。

一、星状神经节的解剖与生理

星状神经节呈卵圆形长约 2cm，宽约 1cm。C_7 横突与星状神经节的距离最近，前后距离分别仅为 0.6cm，是标定星状神经节体表投影的最佳骨性标志。星状神经节也称颈下神经节，它是由 C_7 和 T_1 交感神经节融合而成，其附于颈长肌的前表面，该肌肉位于 C_7 横突至 T_1 椎体的前方。星状神经节的下界位于胸膜的后方，被疏松的蜂窝组织和脂肪组织所包裹。另外，星状神经节也发出灰交通支，连接第 7、8 颈神经和第 1 胸神经，还发出分支围绕锁骨下动脉及其分支组成神经节丛，并到达腋动脉的第一段。该节的另一些分支分别围绕椎动脉组成椎动脉丛，沿椎动脉上行。进入颅腔，围绕椎动脉及基底动脉直到大脑后动脉，在此和起自颈内动脉的神经丛汇合。星状神经节发出的心下神经沿锁骨下动脉后方、气管的前方下降，加入心丛，参与心脏的活动。

二、星状神经节与心血管疾病

（一）心律失常

自主神经在心律失常发生中的作用正逐渐受到重视，星状神经节是交感神经通向心脏的重要通路，与心律失常的关系密切。已有研究表明，在星状神经节内注射神经生长因子，或进行电刺激，或星状神经节阻滞或切除，具有诱发或抑制心律失常发生的效应。此与交感神经重构及病理生理、结构和功能的改变有关。可通过选择性干预星状神经节达到防治心律失常的目的。

1. 长 QT 综合征　是一种遗传性心律失常综合征，与尖端扭转型室性心动过速（torsade de pointes，TDP）导致的心脏性猝死有关。依据 LQTS 有无继发因素将其分为遗传性长 QT 综合征（hereditary long QT syndrome，hLQTS）和获得性长 QT 综合征（acquired long QT syndrome，aLQTS）两种。其中，我国最常见的 LQTS 类型是 LQT2。先天性 LQTS（特发性长 QT 综合征）较少见，到目前为止，其确切的发病率尚无确切的流行病学资料，估计其发病率为 1/7000。在美国每年约有 4000 例猝死是由于 LQTS，好发于儿童和青少年。由于发病年龄小，对家庭和社会影响巨大。当前 LQTS 的治疗包括药物治疗（主要是 β 受体阻滞剂）、器械治疗（主要是 ICD）及外科治疗（主要是左侧星状神经节切除术，LCSD）。此处主要探讨 LCSD 治疗 LQTS。

LQTS 的发病机制目前尚不清楚，其理论包括局灶性神经炎和心内传导系统和心肌神经变性，以及 8 种心肌异常代谢物和肾上腺素能激素的刺激作用。自从 1964 年 Ward 等报道以来，已经发现 4 例有关晕厥发作与室性心动过速或心房颤动的报道，而相关研究提示干预星状神经节可以有效预防室性心律失常的发生。

早在 1971 年，Moss 和 McDonald 报道了 1 例 QT 间期为 0.64s 的 39 岁女子接受左侧星状神经节切除术后的满意结果。手术后 12 个月，患者无症状，QT 间期为 0.44s，药物治疗也停止。自 Moss 等报道后，又有其他成功星状神经节切除术报道证实星状神经节切除术后 QT 间期的不连续缩短。当然在进行星状神经节切除术前，应排除其他导致 QT 间期延长的原因，如低钾血症、高钾血症、低钙血症、洋地黄过量及奎尼丁或吩噻嗪的使用。但当药物无法控制时，星状神经节切除术可以导致心室快速复极，QT 间期缩短，并在长时间内控制心室颤动的发生。

之后 Strickman 等又报道了 1 例 52 岁患有 LQTS 并晕厥的女性，在成功接受左侧星状神经节消融后可控制室性心律失常的案例，并对其随访 9 年，这个病例是 LQTS 患者最长的随访时间，她接受了左侧星状神经节和上胸神经节切除术。尽管有多种药物治疗方案，只有手术干预改变了心室复极，停止了室性心动过速和心房颤动。9 年后，患者仍无持续性室性心动过速，延长的 QT 间期缩短。而这为 LQTS 患者行星状神经节切除术后能否长久地预防室性心律失常提供了可靠依据。

国内来看，2002 年，Hu 等对 4 例确诊为 LQTS 且服用 β 受体阻滞剂效果不佳的患者进行 LCSD。4 例手术均成功，其中只有 1 例发生短暂的左眼充血和霍纳综合征，但随后症状逐渐减轻，出院时症状几乎完全消失，说明切除交感神经的效果明显。Li 等于 2002 年 12 月至 2007 年 5 月对 11 例药物治疗无效的 LQTS 患者行胸腔镜左心交感神经切除术，结果发现，11 例患者均顺利完成胸腔镜手术，平均手术时间为（40.9±7.7）min，除 1 例出现一过性霍纳综合征外，均无明显并发症及围术期死亡。平均随访（42.8±27.3）个月，7 例未再发作晕厥；1 例从术前的每年发作 5～6 次减少为 2～3 次；1 例每年仍发作 3～4 次，频率无变化，但发作时间缩短，症状减轻；1 例症状加重，每年发作 10 次；1 例 6 岁男孩术后第一年无发作，但第二年突发猝死。可见经胸腔镜切除左胸交感神经治疗先天性 QT 间期延长综合征具有操作简单、创伤小、长期疗效可靠等优点，有可能作为治疗此类病例的基本方法。

2. 心房颤动　是最常见的心律失常，其发病率约占心律失常总数的 15%，是继室性期前收缩后的第二位常见的、有临床意义的心律失常。随着年龄增长，心房颤动的发生率不断增加，75 岁以上人群可达 10%。发病率为 72 万人/年，我国心房颤动发病率为 0.8%，估计有 700 万～800 万心房颤动患者。第一年严重致残率高达 73%。近年来发病率正急剧上升，脑卒中风险增加 5 倍，心力衰竭风险增加 3 倍，心肌梗死风险增加 2 倍，痴呆风险增加 2 倍，死亡风险增加 40%～90%，在降低生活质量的同时还给社会和个人造成巨大经济负担。目前药物治疗、射频消融手术已经成为治疗心房颤动的主流方法。在维持窦性心律方面，射频消融术要优于药物治疗，在 1 年内，对阵发性心房颤动的窦性心律维持率为 88%～92%，而药物治疗为 35.4%～87%。对于持续性心房颤动，射频消融术的窦性心律维持率为 50%～88%，而药物治疗只有 0%～7.7%。考虑到患者个体差异，可选择不同治疗。而通过干预星状神经节治疗心房颤动是一个比较新颖的方法，已知的有单侧或双侧星状神经节切除术、星状神经节冷冻消融术等。

1978 年国外学者 Tanaka 等就利用左侧星状神经节阻滞术治疗了 1 例房性心动过速患者，该患者心动过速的发生与体位和左上肢的活动有关，药物治疗无效。经以 C_6 横突前结节为标志，沿气管旁入路向星状神经节区注入 5% 的利多卡因 10ml 行星状神经节阻滞术，成功终止心动过速的发生。Tanaka 等认为，该患者房性心动过速的发生为左侧星状神经节受到机械刺激兴奋后所诱发。

近年国外学者 Swissa 等研究自主神经与房性心律失常的关系时发现，星状神经节在阵发性心房颤动和阵发性房性心动过速的发生中起重要作用。该学者结扎犬冠状动脉前降支造成心肌梗死，并通过消融房室结形成完全性房室传导阻滞。在此动物模型上，给予左侧星状神经节 NGF 注射或给予阈下电刺激，结果导致心房交感神经芽生和重构，阵发性房性心动过速和心房颤动的发生率显著增加，此与交感神经重构的严重程度相关。也有研究发现，给予犬左侧和右侧星状神经节刺激可引起窦性心动过速和房性心动过速，破坏犬的窦房结后，星状神经节刺激则引起异位兴奋，异电位分别来自肺静脉、左心房、右心房和 Marshall 韧带。该研究组建立心房快速起搏（20Hz）诱发心房颤动动物模型，同步记录心电图、左侧星状神经节和迷走神经电活动，发现交感神经和迷走神经放电可触发房性心律失常，而冷冻消融左右侧星状神经节、左迷走神经心支后，心房颤动诱发相对较难，且无阵发性心房颤动和房性心动过速发生。

Yano 等观察到双侧星状神经节切除术可以显著降低低钾犬电刺激诱发心房颤动的诱发率。Jayachandran 等在快速的心房起搏犬模型中研究了双侧星状神经节切除术对心房颤动和电重构的影响。他们发现，尽管进行了快速心房起搏，双侧星状神经节切除术组中 80% 的犬仍保持窦性心律 6 周，而对照组中的全部犬在快速心房起搏 4 周后就出现了持续性心房颤动。该结果进一步表明双侧星状神经节切除术可以预防持续性心房颤动。Ogawa 等对 6 只犬的左、右侧星状神经节和 T_2～T_4 胸交感神经节的尾半部进行冷冻消融，然后使用置入的无线电发射器连续记录左上星状神经节神经活动、迷走神经活动和心电图，发现双侧星状神经节消融可显著降低 CHF 犬的阵发性心房颤动和阵发性房性心动过速。这一研究证实了 CHF 犬模型中星状神经节神经活动与房性心律失常（包括心动过速和心动过缓）之间存在因果关系。该研究告诉我们减少星状神经节的交感神经流出或阻断心肌上的交感感受器可能是一种不仅控制心动过速而且控制与 CHF 相关的心动过缓的新方法。

国内也有学者进行相关研究。Zhou 等进一步研究了左侧或右侧星状神经节刺激对心房的影响，发现左右侧刺激对心房的效应不同。右侧星状神经节及其分支刺激可引起右心房局部不应期缩短，特别是在窦房结区域，并容易引发窦性心动过速。左侧星状神经节及其分支的刺激仅影响左心房有效不应期，并诱发房室交界节律。Zhou 等发现右侧星状神经节刺激比左侧星状神经节刺激（6～18V）引起的心率变化更大，而左侧星状神经节刺激比右侧星状神经节刺激（6～10V）产生的收缩压变化更大。在较强的刺激强度（20V）下，双侧星状神经节刺激对心率或收缩压的影响之间没有显著差异。这些发现表明，LSG 或其心脏神经分支可能是交感神经性心房颤动治疗的有效靶点。最近 Cai 等研究关于切除左侧星状神经节下部对心房颤动维持时快速心室率的影响，并探究其机制。选取成年健康雄性比格犬 12 只，随机分为 2 组（对照组和实验组），每组各 6 只。对照组：只应用左心房快速起搏建立犬持续性心房颤动模型，不做其他处理；实验组：应用左心房快速起搏建立犬持续性心房颤动模型，心房颤动模型建立成功后再切除犬左侧星状神经节下部。心房颤动模型建立成功后，在麻醉前、麻醉后，以及左侧星状神经节切除后 30min 及 1 个月，分别记录犬的心室率，并在左侧星状神经节切除后 1 个月测定犬的房室结前传有效不应期。最后得出结论：切除左侧星状神经节下部可以有效减慢心房颤动犬的快速心室率，其机制之一可能就是通过延长心房颤动犬的房室结前传有效不应期。

3. 心室颤动　为心室肌快而微弱的收缩或不协调的快速乱颤，其结果是心脏无排血，心音和脉搏消失，心、脑等器官和周围组织血液灌注停止，阿-斯综合征发作和猝死。据统计，心脏性猝死是 20 世纪人类面临的最大威胁。绝大多数流行病学研究表明，欧洲人 20～75 岁院外心脏性猝死的发生率约为 1‰，美国人为 1‰～2‰，可见心室颤动引起的并发症对人体造成的伤害极大。目前心室颤动的治疗方法主要有抗心律失常药物治疗、ICD 治疗和导管消融治疗。鉴于星状神经节对心脏的支配作用，许多学者也在积极探究新的治疗手段。

星状神经节干预的心室电生理效应研究始于 20 世纪 70 年代，在 1972 年，成功进行了第一例左侧星状神经节切除术，以控制室性心律失常。Schwartz 等发现右侧星状神经节阻滞增加了缺血心肌室性异搏、室性心动过速、心室颤动的发生率，而左侧星状神经节阻滞则降低了室性心律失常的发生率。1979 年 Crampton 报道了星状神经节干预对 7 例 LQTS 患者心电图的影响，发现左侧星状神经节阻滞和右侧星状神经节刺激可缩短患者 QT 间期，抑制 T 波交替和室性心动过速；反之，右侧星状神经节阻滞和左侧星状神经节刺激作用相反。因此，左侧星状神经节阻滞术而非右侧星状神经节阻滞术被认可是稳定心室电活动的手段，此后陆续有左侧星状神经节阻滞治疗室性心律失常的临床案例报道。Grossman 报道了 1 例先天性脑基底动脉瘤破裂患者，顽固性室性心动过速药物治疗无效后行左侧星状神经节阻滞术，心律失常成功终止。Yanagida 等同样以左侧星状神经节阻滞术终止了 LQTS 患者的室性心动过速，Biagini 等报道了左侧星状神经节阻滞术可有效治疗急性心肌梗死后反复发作的心室颤动。1993 年有学者利用左侧星状神经节阻滞术终止顽固性恶性室性心律失常，为 1 例 9 岁的特发性 LQTS 男孩赢得了转院接受 ICD 治疗的时机。随着对星状神经节干预效应的认知，左侧星状神经节阻滞术或左心交感神经节切除术，即目前使用的经胸腔镜切除左侧星状神经节下 1/3 及 T_1～T_5 之间的交感神经节，成为治疗 LQTS 的一个重要手段。2007 年日本学者 Amino 等报道了 272 例心肺复苏患者的救治过程，其中 55 例为恶性室性心动过速或恶性心室颤动，40 例经电除颤或电除颤结合静脉给予盐酸尼非卡兰后成功恢复窦性心律，另 15 例上述处理无效患者中的 11 例接受了左侧星状神经节阻滞术，在此后的电除颤中，7 例成功恢复窦性心律，4 例失败，该研究组对 11 例患者的基础疾病、星状神经节阻滞特点进行分析，提示左侧星状神经节阻滞术可增加电除颤和静脉注射盐酸尼非卡兰的心肺复苏成功率。后续又有很多学者陆续报道了星状神经节阻滞治疗室性心动过速、心室颤动。

国内也有左侧星状神经节阻滞术可降低缺血再灌期心律失常发生率、减少围术期室性期前收缩的报道。Yong 等又探讨了星状神经节阻滞术对家兔心肌梗死后心肌电生理特性的影响，他们结扎新西兰大耳白兔冠状动脉前降支制备心肌梗死模型作为心肌梗死组（32 只），假手术组（32 只）为对照组，两组均随机分为左侧和右侧星状神经节阻滞组，以及相应的对照组（每组各 8 只）。8 周后先根据分组给予动物 0.25%布比卡因溶液 0.5ml 行左侧或右侧星状神经节阻滞术（对照组以生理盐水代替），然后麻醉开胸暴露心脏，分别测量梗死周边区和假手术对应区域心室内、中、外膜层心肌组织单相动作电位复极 90%的时限、心室复极离散度、有效不应期和心室颤动阈值，结果表明左侧星状神经节阻滞具有稳定心电活动的效应，可作为预防室性心律失常的一种手段，而右侧星状神经节阻滞不宜用于室性心律失常高危患者。近期 Zhou 等又发现选择性化学消融左侧星状神经节可预防缺血引起的犬室性心律失常。

4. 病态窦房结综合征　窦房结是心脏自律传导系统的最高起搏点，当窦房结及其邻近组织出现器质性病变，引起窦房结起搏功能和窦房结传导障碍时，可产生由多种心律失常和临床症状组成的症候群，称为病态窦房结综合征。该病多发于>65 岁的老年人，病程可持续 5～10 年，早期临床表现不典型，随病程进展，可出现因心率缓慢所致的重要脏器血供不足的临床表现。以下是国外学者关于星状神经节和病态窦房结综合征之间的研究。

Ogawa 等通过快速心室起搏造成 CHF 犬模型，对 6 只实验犬置入无线电发射器，持续同步监测造成心力衰竭前后的左侧星状神经节活动、迷走神经活动和心电图。结果发现窦性停搏的发作可以是自发的（没有迷走神经活动的增强），也可以发生在一段很短时间星状神经节活动增强导致的心动过速之后。他们认为，第一种大多数都发生在夜间，而夜间的交感神经张力降低可能导致迷走神经张力相对增加，从而导致心动过缓。第二种发病方式是星状神经节活动增强可能导致心动过速，从而导致对窦房结的抑制，在星状神经节活动撤除后无法立即恢复。Huang 等报道了 1 例 34 岁窦性心动过速患者，药物治疗无效，在经皮注射麻醉双侧星状神经节后，患者的心率持续改善，先前的症状也随之消失。在此病例中，鉴于窦房结的偏侧性，右侧星状神经节阻滞可能比左侧星状神经节阻滞更有效。

不足与展望：虽然 LSCD 可有效预防长 QT 间期导致的室性心律失常，且 LSCD 在减少 LQTS 患者心律失常负荷方面具有重要作用，但该手术很少进行，而且还不能完全消除 LQTS 患者的急性和长期并发症。所以还需开展更多研究。由于目前国内在干预星状神经节治疗心房颤动方面的研究太少，还需做大量工作来证实国外学者结论的可靠性，为该技术更好地应用于临床奠定基础。星状神经节的兴奋性变化与心律失常的发生密切相关，且在心肌的病理状态下，交感神经重构，星状神经节也随之发生相应的变化，使心律失常更易于发生。星状神经节阻滞术或切除术，是心外自主神经非药物干预的一种手段，已证实可发挥稳定心电活动及抗心律失常作用。但对于高危心律失常患者，能否通过给予选择性星状神经节阻滞术预处理，来避免或减少患者高交感状态下心律失常的发生，其可行性和临床效果还有待进一步研究和观察。另外虽然星状神经节改良是治疗难治性室性快速心律失常的一种选择。然而，最佳程度的左、右侧星状神经节去神经必需的抗心律失常效果，临床研究仍然不够，仍有待研究。

SG 干预治疗病态窦房结综合征相关研究太少，还需要大量实验和数据。

（二）高血压

Circulation 于 2018 年刊出的我国"十二五"高血压抽样调查最新结果显示，我国 ≥ 18 岁的成年人高血压患病率为 23.2%，患病人数达 2.45 亿，正常高值血压患病率为 41.3%，患病人数达 4.35 亿。高血压是一种终身性疾病，并且疾病早期并没有任何显著的征兆，因此大部分高血压患者并不知道自己患上了高血压，导致其血压并没有得到有效控制，进而使身体出现了严重的疾病，甚至给自身造成了较大的危害。已知的治疗和控制高血压的方法有很多，但根据药物的不良反应及患者的依从性等考虑，探寻其他经济有效的治疗方法也是新的研究方向。

大量文献显示高血压患者血压的变化与自主神经活动密切相关。Hinto 在 1942 年 2 月至 1948 年 2 月的 6 年期间，对 473 例患者（男性 185 例，女性 288 例）进行了手术治疗，其中大多数有长期高血压病史。手术操作遵循从 T_9 至 L_2 的 Smithwick 手术原则，但后来将手术范围扩大，前后共进行了约 40 次全交感神经切除术（包括星状神经节）。扩大手术的结果优于较小手术的结果，但死亡率也更高。Hinto 表明，扩大手术比 Smithwick 手术效果更好，并得出结论：胸腰交感神经切除术在高血压的治疗中具有一定的地位。1978 年 Tarazi 报道了 27 例患者冠状动脉旁路移植术后伴发高血压，局部注射 15ml 利多卡因注射液阻滞单侧星状神经节（左侧或者右侧），其中 18 例患者的血压迅速得到了持续的控制。此研究提示星状神经节干预很可能成为冠状动脉疾病伴高血压患者的辅助治疗方式。Jessica 后又通过实验说明刺激星状神经节，血压显著升高，终止刺激血压急剧下降，相反刺激迷走神经，血压明显下降。后续研究表明对星状神经节的干预治疗，如星状神经节切除、阻滞或针刺等，有一定的降低血压的作用。

不足与展望：相关文献均提示干预星状神经节治疗高血压有效，还需对其内在机制等进行深入研究。综上所述，星状神经节的过度兴奋与心血管疾病的发生密不可分，而对星状神经节的干预能显著减少心血管事件的发生。我们可以直接切除、阻滞或者缓慢刺激星状神经节等达到干预作用，也可以间接通过颈动脉体刺激、脊神经刺激或肾去交感神经术等干预心脏外在神经。但星状神经节干预治疗毕竟是有创的，还存在不良反应，一般在心血管疾病中只能作为辅助治疗手段。我们还应研究其与其他心血管疾病是否也有联系，积极寻求新的干预手段，以达到最佳的疗效。

第21章 干预肾交感神经防治
室性心律失常

不同的病理条件可以增加患者患心力衰竭、糖尿病、肥胖、心肌梗死、心律失常的风险。在缺血和（或）非缺血原因引起的心脏扩大的患者中，室性心动过速及心室颤动是最常见的引起猝死的原因。虽然目前临床已应用 β 受体阻滞剂等多种药物治疗心力衰竭和室性心律失常，但药物可能引起患者血压过低、心率过慢，患者耐受力较差，而抗心律失常药物通常有致心律失常的作用。心肌梗死后许多疾病的发生、发展均与自主神经系统的变化有关，包括交感神经作用增加和副交感神经活性抑制，其中最为常见的改变是心脏交感神经功能异常。以调节心脏交感神经传导为靶点的治疗，如 β 受体阻滞剂和神经节切除术可以降低心力衰竭和室性心律失常的发生率，延长寿命，提高患者的生活质量。

一、心肌梗死后室性心律失常产生机制

心肌梗死时局部心肌的坏死干扰梗死区神经纤维的迁移，导致交感神经去神经化。心肌梗死后梗死区与非梗死区比较，交感神经密度和活性下降。此外，梗死区神经损伤后的神经芽生引起交感神经过度再生，导致梗死瘢痕边缘区交感神经分布和活性的不均一改变，这可能是产生室性期前收缩，进展为室性心动过速、心室颤动的原因，室性心律失常时常伴随局部神经支配过强，中枢交感神经活性也随之增强。交感神经张力的增高可引起有效不应期缩短，折返容易形成，心室自律性增加，心律失常阈值下降，进而发生室性心律失常。

室性期前收缩是心电图中的常见改变，多被认为是良性改变。然而，频发室性期前收缩或短阵室性心动过速可能会诱发心室颤动，引起心脏性猝死。此外，室性期前收缩负荷过高可能导致左心室心肌间质纤维化，引起其功能障碍及心脏扩大。室性心律失常导致心脏扩大的发病机制尚未明确，一个可能的机制是左心室机械性改变。频繁的不规则室性期前收缩节律导致左心室机械性收缩不同步，这会增加左心室充盈压力，导致左心室超负荷。这些血流动力学改变激活肾素-血管紧张素-醛固酮系统，导致心肌伸长、心肌纤维化及炎症细胞因子激活，这可能引起最终心脏结构性重构。在以 50%期前收缩构建的猪室性心律失常模型中，在 14 周随访期间，左心室舒张末期容积和左心室收缩末期容积逐渐增加，LVEF 无明显改变，未出现嗜睡、活动减少、液体潴留或呼吸急促等心力衰竭表现。目前大多数学者认为，室性期前收缩诱发的心脏扩大或心肌病可能是可逆的，这可能是一种功能性异常，部分动物实验及临床研究发现，消除室性期前收缩可

以改善左心室功能，逆转心脏扩大。

二、心肌梗死后心力衰竭的发生机制

心肌梗死导致血压降低和心肌损伤，导致一系列神经体液系统激活，如交感神经系统、肾素-血管紧张素-醛固酮系统、内皮素及其他各种炎症和血管活性物质。交感神经系统激活促进肾上腺素神经末梢释放肾上腺素并抑制其吸收，肾素-血管紧张素-醛固酮系统激活，儿茶酚胺分泌增加，这些改变共同作用，导致心率增快，心肌和血管收缩以维持血压及血流动力学稳定。

在肾脏水平，交感神经系统及肾素-血管紧张素-醛固酮系统被过度激活，引起肾动脉血管收缩，增加近端肾小管钠重吸收。从远期效应来说，这种慢性交感神经刺激加重容量超负荷，导致左心室异常重构及心功能恶化。一方面，随着心功能逐渐下降，肾脏出现低灌注性改变，引起肾静脉充血，动静脉压力梯度降低，平均动脉压和肾灌注压随之降低，导致肾小球灌注不足，肾小球滤过率下降。另一方面，心脏与肾交感神经激活导致去甲肾上腺素分泌增加，钠重吸收率提高；去甲肾上腺素浓度增加刺激肾小球旁细胞分泌肾素增多，引起下游血管紧张素 II 分泌增加，继而刺激肾上腺皮质分泌醛固酮，进一步促进水钠重吸收。多种神经体液机制激活导致水钠潴留，循环容量后负荷过重，导致心脏结构重构，心功能紊乱，心脏扩大，进而引起心力衰竭。

三、肾去交感神经术在室性心律失常和心力衰竭中的应用

Huang 等发现，肾去交感神经术(renal sympathetic denervation，RSD)可以明显降低有效动作电位峰值，降低心室动作电位时程及有效不应期离散度，增加心室电稳定性。在犬心力衰竭模型中，Guo 等实验结果表明，RSD 可有效缩短校正 QT 间期，降低 QT 间期离散度。这些研究均表明，RSD 可有效抑制心室电重构。Tsai 等的研究为 RSD 减少心脏交感神经活性提供了直接证据。

一般认为肾素-血管紧张素-醛固酮系统和交感神经系统的活性对心肌纤维化、炎症和细胞凋亡有影响。有研究表明，肾素药理作用抑制和血管紧张素型 II 1a 受体基因缺失可以抑制心肌纤维化及心脏结构重构。RSD 可以阻断交感神经系统和肾素-血管紧张素-醛固酮系统的过度激活，降低心脏交感神经压力，减少心肌耗氧量、心肌损害和心肌细胞凋亡。此外，抑制血管紧张素转化酶可以降低心室体积和压力超负荷，减弱心肌梗死后心室的重构，从而对心肌纤维化和重构起保护作用。在 2012 年，Brandt 等研究表明，RSD 可改善患者的左心室肥厚和舒张功能。在 2014 年，Mahfoud 等也发现 RSD 可减少左心室重量。值得注意的是，RSD 的这些影响至少部分独立于血压变化。

在顽固性高血压患者中，RSD 通过血管内去神经治疗，减少肾交感传入神经和传出神经活性，从而控制患者血压。RSD 在降低肾交感神经活性的同时，对其他器官交感神经活性也有影响，表明此技术在交感神经过度激活的心血管疾病患者中也是有益的。

电针刺激肾交感神经可以提高肾脏、心脏乃至全身交感神经活性，提高急性缺血诱导的室性心律失常，使用 β 受体阻滞剂可显著减少此类事件的发生概率，组织学研究也表明，交感神经活性及密度增加可导致室性心律失常发生率明显增加。降低交感神经活

性可以提高室性心动过速或心室颤动阈值，缩短 QT 间期，抑制早期后去极化和早期后复极化，预防或治疗室性心律失常。Linz 等对 13 只猪行前降支钳夹 20min 建立 AMI 模型后，分为 RSD 组和假手术组，RSD 组中仅有 1 只猪发生室性心动过速或心室颤动（1/7），假手术组有 5 只发生室性心动过速或心室颤动（5/6），与假手术组相比，RSD 有望降低 AMI 导致的室性心动过速或心室颤动。Ukena 等首次采用 RSD 治疗严重心力衰竭患者的电风暴，2 例频发室性心动过速、心室颤动的患者，接受 ICD 联合 RSD 治疗，6 个月内仅 1 例患者出现 1 次 ICD 放电事件。Hoffmann 等采用 RSD 治疗 1 例急性 ST 段抬高心肌梗死伴室性心动过速电风暴的患者，该患者心肌梗死后反复发生单形性室性心动过速和心室颤动，抗心律失常药物无效，行射频消融术后室性心动过速或心室颤动减少，但快室性心动过速和心室颤动反复出现，尽管应用最大量的抗心律失常药物，仍反复出现室性心动过速、心室颤动伴血流动力学不稳定，最后行 RSD，并置入 ICD，随访 6 个月，ICD 程控和 24h 动态心电图提示无室性心动过速、心室颤动发生。这些研究均表明 RSD 会降低交感神经活性，减少室性心律失常。

有研究人员证实，肾交感神经在餐后钠代谢中具有调节作用。Dibona 等证明，RSD 可促进心力衰竭失代偿期大鼠钠排泄恢复。Villarreal 等证明，在射血分数正常的心力衰竭犬中，RSD 通过对餐后利钠机制表达的抑制，导致高钠饮食后的钠排泄增强。随后的 Nozawa 等研究证实，RSD 可以减少心肌梗死后大鼠钠排泄量，但更重要的是，RSD 可减少左心室舒张末期内径，降低舒张末期压力，提高左心室短轴缩短率。Dai 等对犬室性心律失常的实验研究发现，RSD 能够减少心室间质纤维化，降低脑利钠肽、血管紧张素 II、醛固酮水平，增加 LVEF。Nozawa 等初步研究了 RSD 干预大鼠心肌梗死后心力衰竭的效果，发现 RSD 有改善左心室重构及左心室功能的作用。RSD 能改善心力衰竭患者 6min 步行试验结果。动物实验也表明，RSD 能够抑制心室基质重构，降低长期缺血，改善左心室舒张末期压力。

作为一种新的非药物治疗方法，RSD 对于难治性高血压的治疗在临床上已初显成果，对心力衰竭和室性心律失常的治疗也显示出广阔的前景。以上这些观察结果表明，RSD 能够抑制心脏结构重构，这可能是一个有效的治疗心力衰竭和室性心律失常的方法。

第22章　干预自主神经信号传导通路治疗心房颤动

心房颤动是最常见的心律失常，以心房快速、紊乱、不规则的电活动为其典型特征。尽管心房颤动发作时，房室结对每分钟300次的心房快速跳动能过滤和阻止每一跳均传递至心室，但心室率仍然可快到引起心悸、气短、晕厥等症状，严重者可出现心力衰竭。除此之外，心房颤动的致残致死率高，存在严重的并发症。寻找有效的心房颤动治疗手段是当前迫切需要解决的科学问题。

一、心房颤动发病机制的进展

了解心房颤动的发病机制有助于指导更精准的治疗。在过去的100年中，有许多假设可以解释心房颤动的发生机制。以前人们认为心房中存在异位节律点，以及独立的折返环或多个折返环。在现代，越来越多的解释趋向于多小波和具有传导性的原纤化折返环的理论，如像传导理论那样的具有纤维化的前导折返环，转子波围绕枢轴点稳定旋转，从而产生原纤化。如螺旋波传播到周围组织，肺静脉和左心房的交界处被认为是这样的支点，并且由此而来的螺旋波传播到心房，导致心房颤动。导管消融隔离了肺静脉和心房的交界处，即阻塞了解剖部位，可以终止心房颤动的发作，进一步支持了这些理论。另外，"房颤导致房颤"现象，一旦发生心房颤动就会出现心房重构，从而形成恶性循环，心房颤动继续发生。实际上，永久性心房颤动主要由阵发性心房颤动发展而来。心房颤动发生后的心房重构，包括电重构、结构重构和自主神经重构，在任何理论中都存在，同时还是心房颤动发生和维持的病理生理机制。

电重构始于心房颤动或其他快速性心律失常，这是离子通道表达和（或）功能改变的结果。在动作电位期间，高频心房电活动会导致大量 Ca^{2+} 流入和 Ca^{2+} 超负荷。同时，自主保护机制可通过下调 L 型钙通道的表达，以及 Ca^{2+} 电流失活和内向整流钾电流的增加来减少钙超载和动作电位的持续时间。但是，它可以减慢动作电位的持续时间，稳定心房折返循环，增强心房颤动的敏感性和稳定性。此外，钙治疗方法的改变反过来又促进异位触发中钙的释放，形成了恶性循环。电气重构的机制可以帮助解释一些重要的临床现象，如电复律后心房颤动的早期复发，心房颤动的长期治疗后的耐药性及阵发性心房颤动转变为持续性或永久性现象。

结构重构源自结构性心脏病和各种疾病累及心肌所导致的纤维化。反应性间质纤维化可以隔离肌肉束，而修复性间质纤维化可以代替死亡的心肌细胞，从而干扰电连续性并减慢传导。其中，成纤维细胞可与心肌细胞的电活动结合，增加进行电传导的细胞数量，并促进折返和（或）异位电活动的形成，这是由结构重构引起的异常电活动的基础。因此，对成纤维细胞离子通道的研究为治疗心律失常提供了新的靶点，如抑制由成纤维细胞与心肌细胞之间的电连接引起的心律失常，以及抑制胶原蛋白的产生。了解纤维化的进展不仅可以提供治疗目标，而且可以用作治疗反应的预测指标。心房颤动本身可以促进结构重构，建立长期的正反馈回路并永久发展。

心房颤动导致自主神经功能紊乱，致使自主神经重构。自主神经重构包括迷走神经放电，增强乙酰胆碱敏感钾通道（I_{KACh}）的活性，减慢动作电位的持续时间并稳定折返环。β肾上腺素能受体的激活可以增强舒张期钙的泄漏，并促进与延迟去极化相关的异位触发。自主神经重构有助于正反馈回路和负反馈回路的形成，这更有助于心房颤动的复发和维持。动物实验已经证实，自主神经节的消融效果取决于自主神经的变化。因此，自主神经在心房颤动的起源和维持中起着重要作用。

二、心房颤动起源与维持中重要解剖部位的自主神经属性

无论何种假说，肺静脉和左心房前壁在心房颤动的起源中起重要作用。由于其特殊的结构，以及分子和电生理特性，肺静脉和左心房前壁是心房颤动的基质。研究证实，相邻的肺静脉和左心房前壁具有独特的自主神经特征，这与其他心房部位不同，这有利于局部触发和维持微折返的起源。尽管正常的肺静脉具有明显的传导和复极化异质性，并且是折返的基质，但是它只能在乙酰胆碱和异丙肾上腺素存在的情况下维持微折返。因此，胆碱能刺激或交感神经刺激对于维持肺静脉病变的活动是必要的，这也是该区域自主神经的特征。目前，许多研究者集中在外科手术策略和射频导管消融肺静脉和心房，如心房神经的去神经。复杂的心房电描记图（complex fractionated atrial electrogram, CFAE）可以识别自主神经的活动区域，而该区域的消融可以显著提高心房颤动治疗的成功率。随着去神经策略的发展，自主神经系统在心房颤动中的作用越来越明显。

在正常的心脏和结构异常的心脏，自主神经系统对心房颤动的起源和维持都起着重要作用。早期研究表明，运动引起的心房颤动是由交感神经介导的，而在没有器质性心脏病的年轻人中，心房颤动是由迷走神经介导的。心脏交感神经活动被认为是心律失常，这是由于 Ca^{2+} 流入增加和从肌浆网自发释放 Ca^{2+} 引起的。然而动物实验已证实迷走神经通过缩短心房有效不应期和增加有效不应期的离散以形成折返而触发心房颤动。迷走神经刺激也可能导致局部心房触发。实际上越来越多的研究证实，交感神经和迷走神经在心房颤动的起源和维持中具有协同作用。通过动物实验中对迷走神经、交感神经节及心脏内在自主神经的神经活动记录，可见在心房颤动发生和发展中交感神经与迷走神经相互作用，而在自主神经系统中交感神经与迷走神经的不均衡效应也可导致心律失常。

三、自主神经信号传递过程中的 G 蛋白信号转导途径

G 蛋白信号转导途径是自主神经系统信号传递过程中重要的信号转导途径。自主神经激素的信号通过受体与 G 蛋白偶联，从而在细胞内产生第二个信使（如腺苷酸环化酶和磷脂水解系统），从而将信号跨膜传递到细胞并影响细胞活性。G 蛋白是一种与受体和腺苷酸环化酶密切相关的蛋白，位于细胞膜的脂质双层中，在信号转导中起分子开关

作用。G蛋白家族的成员由具有相似分子结构的α、β和γ亚基组成。由于不同的α亚基，定义了不同的G蛋白。目前，G蛋白家族有四个成员群，分别是Gαi/o、Gαs、Gαq/11和Gα12/13。抑制性G蛋白（Gαi/o）占主导地位。其表达最多，其次是Gαs、Gαq/11和Gα12/13。抑制性G蛋白本身有许多亚型，如Gαi1、Gαi2、Gαi3和Gαo。Gαo有GαoA和GαoB两个剪切异构体，Gαo主要存在于大脑中，而Gαi1、Gαi2和Gαi3高度同源，并分布在许多组织中，而Gαi2是心肌中最常见的。此外，还有一个主要与Gα结合的G蛋白信号传导（regulator of G-protein signaling，RGS）调节家族。RGS有20多种哺乳动物亚型，其中大多数在心脏中表达。特定的RGS作用于特定的Gα亚基，发挥GT酶激活蛋白的作用，并负调控G蛋白信号转导途径。

　　心脏中交感神经的时变力作用主要由β_1肾上腺素受体和β_2肾上腺素受体实现。在正常心房中，它们中的80%是β_1肾上腺素受体、G蛋白家族中的Gαs介导腺苷酸环化酶和随后的蛋白激酶A介导的L型钙通道、肌钙蛋白I和磷蛋白的磷酸化，从而导致钙流入增加及心肌收缩力增强。心房的这些影响可触发房性局灶性期前收缩。迷走神经的心脏调节主要由胆碱能受体实现，M_2受体主要在心肌中，介导心功能的迷走神经作用，而M_2R的作用与β肾上腺素能受体相反。M_2R通过激活G蛋白家族中对百日咳肉毒杆菌毒素敏感的Gαi/oβγ三聚体与乙酰胆碱结合并分解为Gαi/o和Gβγ。Gαi/o抑制腺苷酸环化酶、环状腺苷酸和蛋白激酶的活性，导致L型钙通道电流减弱。Gβγ可以激活乙酰胆碱敏感性钾通道（I_{KACh}），并最终延迟窦房结和房室结的传导，缩短心房的有效不应期，并增加弥散，这是形成折返并增加血流的基质（图22-1）。

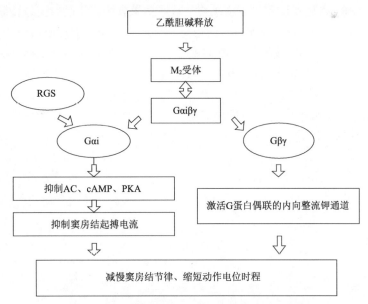

图22-1　交感神经作用于心脏的变时变力效应

四、调控G蛋白信号传导途径治疗心房颤动

对于心房颤动的治疗，不可避免的是，心脏去神经消融的手术策略会引起心肌损伤

和其他邻近组织结构的损伤，这使得可以利用分子生物学水平靶向干预自主神经的作用来实现手术去神经。调节性 G 信号传导途径可以预防和治疗心房颤动，这被称为"分子水平消融"。

Donahue 团队使用腺病毒载体过表达 Gαi 蛋白，从而改变了心脏自主神经的信号转导作用。将 Gαi2 基因腺病毒通过冠状动脉选择性转染到猪房室结区域细胞中，观察到抑制性 Gαi2 蛋白的高表达调节了房室结的传导特性。Gαi2 具有肾上腺素受体阻滞剂的作用。在房室结细胞中，高表达的 Gαi2 抑制了基本的房室传导，延长了房室结传导时间，并且在没有完全心脏传导阻滞的情况下减慢了心房颤动期间的心室率。但是，Arora 团队使用犬心外膜涂层和心外膜心肌注射两种方法，结合超声穿孔，电脉冲穿孔和其他物理方法，将 Gαi 肽段（Gαictp）转移到左心房前壁心肌细胞中，最终发现迷走神经介导的心房颤动的诱发率显著降低。Gary 继续上述实验，并通过心肌注射与电穿孔相结合将 Gαictp 基因转染到犬心肌细胞中，发现实验后 3 天迷走神经介导的心房颤动明显减少。其原因是 Gαictp 具有与 Gαi 相似的结构，竞争性抑制 Gαi 与 M_2R 的结合，干扰 Gαi/oβγ 三聚体的解离，阻碍信号转导途径，不能实现 Gαi 和 Gβγ 的变化，延长了心房有效不应期，减少了有效不应期的离散，并减少心房颤动。

与此同时，琼斯等发现 RGS 基因缺陷小鼠更可能发生心房颤动。Cifelli 等 RGS4 mRNA 的表达在心房其他部位明显升高。缺乏 RGS4 的小鼠表现出心律不齐、对卡巴胆碱的反应增加及窦房结细胞中 I_{KACh} 的改变。但是在 RGS6 缺陷小鼠的灌注心脏中观察到自发性抑制窦房结活动和房室传导阻滞。最重要的是，心房肌细胞中 G 蛋白偶联的内向整流钾通道（GIRK）较不敏感且失活缓慢。这些结果表明，G 蛋白信号转导通路的靶标调控可预防或治疗心房颤动，因此 G 蛋白信号转导通路可作为治疗心房颤动的分子靶标。

在心房颤动的治疗中，有许多干扰 G 蛋白信号转导途径的调控靶标。除了抑制 G 蛋白调节和 RGS 干预外，它还可以靶向 G 蛋白受体家族。尽管这种方法已经取得了一些成功，但我们仍然需要考虑以下两点：第一，靶向干扰自主神经的基因是否可以持续和长期表达；第二，基因治疗的途径是否安全，尤其是对 G 蛋白途径的干预是否会影响 G 蛋白介导的其他信号转导途径。

第23章　身心干预与心血管疾病

身心干预为影响整体健康的社会、精神、心理和行为因素之间相互作用的方式。国家补充和替代医学中心目前将身心疗法，如有氧运动、瑜伽、冥想、太极和气功等列为首要研究重点。身心疗法可促进健康日益，因而被人们所重视，也是心血管疾病一级和二级预防的主要措施，其对身体的有益作用可以通过对心血管自主神经的调节来实现，本章总结了身心疗法对心血管自主神经调节的影响，概述了心血管疾病患者神经网络的可塑性。

一、有氧运动"处方"

运动训练可促进身心健康，其对身心健康的有益作用可通过神经对心血管的调节来实现。许多研究是应用心脏自主神经调节参数来研究运动训练对神经心血管的调节作用，目前已知在许多心血管疾病中这些参数是变化的，并可被无创检测。这些参数包括心率变异性、频域、压力反射敏感性等。在进行频域检测时，心率变异性的频谱分析同时代表了交感神经和副交感神经调节。具体来说，RR 间期的低频成分和血压变量代表心脏和血管传出交感神经调节，高频成分和压力反射敏感性分别代表心脏迷走神经调节和心率的反射迷走神经调节。

（一）有氧运动与冠心病

冠心病引起的心室颤动仍然是世界范围内全因死亡及心血管死亡的主要原因。患有广泛性心肌缺血的冠心病患者有可能出现致命性心律失常和猝死。在心肌缺血或心肌梗死期间常伴有心律失常，迷走神经活动减少和相对交感神经优势为特征的心脏神经控制改变起主要作用。临床研究表明，短暂性心肌缺血发作时压力反射敏感性明显降低，心肌梗死后压力反射敏感性和心率变异性均降低。低心率变异性是心肌梗死后患者死亡率增加的独立预测指标。心肌梗死后自主神经张力和反射的前瞻性试验表明，压力反射敏感性降低与其他危险因素（如低射血分数和严重心律失常）无关，对心肌梗死后的心脏死亡率和心脏事件有预测价值。因此，增加这些自主神经活动间接参数的策略可能是冠心病的重要干预措施。

运动训练作为综合康复计划的一部分，通过改善心率变异性和压力反射敏感性的某些指标，对许多心血管疾病会产生有益影响，并改善心肌梗死后的预后。对实验性心肌梗死犬的研究表明，运动训练可以改善心脏副交感神经调节，恢复正常的 β 肾上腺素能受体平衡（β$_2$ 肾上腺素能受体的敏感性和表达量降低），并防止心室颤动的发生。迷走神经张力会通过运动训练得到改善，因为颈动脉压力敏感区的血管比训练前的顺应性更强，因而能够对血压升高做出更好的调节。这种变化反过来又增加了脑干的传入信号，引起迷走神经对心脏活动的反射增加，同时抑制心脏的交感神经活动。耐力训练还可以促进在脑干的心血管中心诱导抑制交感神经活动的适应。Ielamo 等进行随机对照研究表明，在有或无心肌梗死病史的冠心病患者中，有计划的有氧运动训练可增加压力反射敏感性、心率变异性及峰值摄氧量（peak oxygen consumption，peak VO$_2$）。自主神经系统失衡与致命性心律失常之间有明显的相关性，越来越多的证据表明，抑制迷走活性对心脏节律会产生不利的影响，高迷走神经活性对缺血性心肌病有保护作用。La Rovere 等研究表明，早期心肌梗死后运动训练可以使压力反射敏感性显著增加，还可以使 10 年死亡率显著降低。因此，运动训练可能是提高冠心病患者心脏迷走神经自主控制能力的有效非药物手段。运动导致压力反射敏感性增加，表现为更有力的迷走神经介导的压力反射应答，在缺血发作期间保护机体避免发生恶性心律失常。

（二）有氧运动与充血性心力衰竭

缺血性心肌病的终末阶段通常会发展成为充血性心力衰竭（CHF），由于心脏交感神经占优势、迷走神经调节减弱，有可能出现致命性心律失常和猝死。抑制心率变异性和压力反射敏感性是迷走神经控制窦房结的两个临床指标，与更高的心室颤动风险有关。有氧运动可改善充血性心力衰竭患者的心率变异性和压力反射敏感性，并可降低与充血性心力衰竭相关的自主神经紊乱所增加的心血管猝死风险。

然而，改善 CHF 患者心血管自主神经调节的最佳运动"剂量"仍未知。能否安全地改善神经-心脏调节及其他健康的运动训练强度目前尚不清楚，现在首先要解决的问题是确定最佳的运动强度。充血性心力衰竭患者的运动训练指南肯定了有氧训练对神经-心脏调节和其他生理及临床参数的有益作用，然而确切的方案尚待确定。由于变时性功能不全和 β 受体阻滞剂的应用，目前推荐的心率或心率储备指导的运动训练对充血性心力衰竭患者的运动训练仍是有限制的。因此，目前仍然缺乏数据来确定压力反射敏感性和心率变异性的剂量-反应曲线的形状，以及运动益处的上限是否存在及它们与体能提高的关系。

Iellamo 等研究了 CHF 患者个体运动"剂量"与心率变异性和压力反射敏感性之间的剂量-反应关系。该研究采用有氧连续训练（aerobic continuous training，ACT）和有氧间歇训练（aerobic interval training，AIT）两种有氧运动训练模式，并采用个性化训练脉冲（individualized training IMPulses，TRIMPi）方法，对运动"剂量"进行量化。TRIMPi 是 Manzi 等提出的一种训练方法，它是基于一个简单的算法：递增运动负荷中心率和血乳酸生成之间的指数关系，它可以将运动量和强度（如"剂量"）整合为一个以任意单位表示的单个术语。在该研究中，随着训练负荷的增加，在 6min 步行试验（6min walking test，6MWT）中观察到步行距离逐渐增加，在训练 9 周后步行距离增加显著，整个研究中有氧连续训练和有氧间歇训练之间没有显著差异。在第 9～12 周，在两种方案的训练中，6MWT 的步行距离都有差异，但没有显著性。有氧持续训练和有氧间歇训练的峰值摄氧量较基线显著增加（$P < 0.05$），两种训练方案之间无显著差异。心率变异性、压力反射敏感性及 RR 间期在两种训练方案中均显著增加，且与运动剂量高度相关，呈二阶回归模型（γ^2 范围为 0.75～0.96；$P < 0.001$），在有氧连续训练中呈钟形曲线，在有氧间歇训练

中呈渐近形曲线。该研究表明，运动训练可改善充血性心力衰竭患者在 β 受体阻滞剂治疗时的心率变异性和压力反射敏感性；心率变异性和压力反射敏感性与个体对运动训练的适应性呈非线性关系；运动量越高，心率变异性和压力反射敏感性的改善效果并不一定就越好。迄今为止对心脏病患者进行的所有研究中训练负荷与心率变异性和压力反射敏感性之间的关系的研究已有报道，即使锻炼组的所有患者都根据自身耐受水平调整到同样强度的体力活动，由于没有考虑个体训练量，结果呈现在患者组记录的数据并不能完全适用于该组的每个成员。

事实上，基于给定的 VO_{2max} 或 HR_{max} 百分比的有氧训练"处方"，即使在有氧能力相似的患者中，也会导致不同的生理反应。这些生理反应的差异可能是每个人所经历的内在训练负荷差异的结果。因此，适度的运动量（每周活动 4 次，每次运动强度为心率储备的 55%～60%，每次运动 40～45min）就足以在很大程度上改善心率变异性和压力反射敏感性，同时更剧烈的运动量并不会对心率变异性和压力反射敏感性有实质性的改善。这一发现与临床研究是相关的，因为心率变异性和压力反射敏感性反映的心脏迷走神经活动的增加可以防止致命性心律失常，而更剧烈的体力活动可能会导致高危充血性心力衰竭患者发生心律失常。因此，对于充血性心力衰竭患者，要权衡将训练负荷从中等强度增加到较高强度以提高运动性能的潜在益处，以及心脏迷走神经调节失衡可能增加的不良事件风险。

二、瑜伽干预

"瑜伽"一词，源于印度梵语，其含意为"统一""结合"或"联合"，结合了身体运动、呼吸和精神控制。它是一种身体姿势（体位）、呼吸练习（调息）和冥想（禅定）的结合，旨在达到身体与心灵之间的和谐，最终的目的是解放精神。虽然瑜伽的哲学和实践可以追溯到印度教传统中的前吠陀时代，但它在 19 世纪末 20 世纪初才传入西方。在过去的 10～15 年，"瑜伽"的概念在医学界越来越受到重视，因为人们对许多医学疾病中的身心联系有了更多的认识和理解。除了重新激起人们对瑜伽的兴趣外，这也促使医学科学界利用循证医学的现有模式来评估瑜伽的作用和益处。

哈他瑜伽在西方国家是最常见的，它本身包括许多不同的风格，如 Iyenger、Ashtang、Anasara、Kundalini、Integral、Hatha、Iyengar 和 Bikram，其中 Bikram 是在高温下练习，可能不适合心脏病患者。Hatha 的核心组成部分包括伸展运动和体位、调息、专注和冥想，有助于解毒身体，减轻慢性疲劳，增强耐力，改善器官和免疫功能。

（一）瑜伽对高血压的干预治疗

瑜伽在高血压治疗中存在短期和长期益处。在早期研究中，有报道称 Shavasana（挺卧式）能显著降低收缩压和舒张压。Thiyagarajan 等指出在 184 例高血压前期患者中，与单纯生活方式相比，和瑜伽联合治疗 12 周后，其收缩压有显著改善。在一项低偏倚风险试验中，对于 60 例一期高血压患者分为瑜伽组和抗高血压组进行研究，发现瑜伽组在 3 个月内与抗高血压治疗组相比降压效果更好。其他试验也发现了类似的效果，对 61 例泰国未经治疗的高血压患者进行的一项研究发现，每周 3 次，共 8 周的瑜伽干预治疗比普通高血压治疗更能降低收缩压和舒张压。虽然通过瑜伽不能大幅降低血压，但即使是血压的小幅下降也可以显著降低心血管疾病的风险，因为据估计在一般人群中收缩压降低 3mmHg 有可能降低 8% 的脑卒中死亡率和 5% 的冠心病死亡率。其降低血压的可能机制与降低交感神经活性和恢复压力感受器敏感性有关。在心血管疾病患者康复后，通过简单的电话随访，患者依从性可以加倍。为了保持瑜伽训练良好的降血压效果，采用电话随访似乎是一种有效的方法，此发现有助于增加瑜伽作为高血压患者非药物治疗选择的潜力，特别是对于那些接受了多种药物治疗但血压仍不能得到充分控制的高危患者。

（二）瑜伽在治疗高血压中的作用机制

健康人的血压是由自主神经系统调节的。交感神经系统和副交感神经系统不平衡，即自主神经系统交感分支的过度激活可使血压升高。自主神经系统的这种不平衡通常与慢性应激相关，可导致血管肥厚，以及外周阻力和血压逐渐升高。副交感神经活性增加和交感神经系统活性减少被认为是瑜伽作为一种治疗干预的主要机制。具体来说，瑜伽可以激活 γ-氨基丁酸（GABA）系统（主要的抑制性神经递质系统），从而增加副交感神经系统活性，抵消应激引起的交感神经系统过度激活。特别是缓慢呼吸、放松和冥想会短期增强副交感神经活性，但在瑜伽放松中补充瑜伽姿势并不会进一步使自主神经平衡向副交感神经分支转移。研究认为高血压患者瑜伽的主要作用机制在于呼吸和冥想技巧而非瑜伽姿势，也有研究显示只有结合瑜伽姿势才能对高血压产生长期的积极影响。

（三）瑜伽与心律失常

自律性增强、触发活动和再发是心律失常发生和维持的关键因素。瑜伽可以通过减少交感神经系统的活动和促进副交感神经的输出，降低自律性，从而减少心律失常的发生率。在"Yoga My Heart"研究中，Lakk Reddy 等前瞻性地纳入了 52 例症状性阵发性心房颤动患者，以检验 3 个月的瑜伽干预对心房颤动负担、生活质量指标、焦虑和抑郁的影响。控制 3 个月后，每周进行 2 次 Iyengar 瑜伽干预，每次 60min，持续 3 个月。从控制期结束到干预期结束，瑜伽显著减少了有症状[（3.8±3）比（2.1±2.6）]和无症状[（0.12±0.44）比（0.04±0.20）]心房颤动的发作次数。同样，焦虑和抑郁评分、血压和心率在此期间也有明显改善。该研究认为瑜伽是治疗阵发性心房颤动药物的有利辅助手段。此外，Wahlstrom 等报道了阵发性心房颤动患者在进行 12 周的瑜伽运动（包括轻度运动和深呼吸）后精神健康评分有所改善。Toise 等进行了一次随机对照研究，46 例接受置入型心律转复除颤器治疗致命性心律失常的患者中，有 36 例在 8 个月的随访中没有发现瑜伽治疗带来的死亡益处，但这些患者接受非致命性心律转复除颤器治疗的心室事件数量低于对照组。进一步的研究有必要确定瑜伽作为治疗心律失常的潜在治疗选择的重要性。

（四）瑜伽与冠心病

已确诊冠心病的患者未来发生冠状动脉事件和死亡的风险更高。二级预防包括药物治疗和生活方式的改变，能显著降低这种风险。Pal 等将 170 例冠心病患者以 1：1 的比例随机分为瑜伽组（35～40min/d，5 天/周）和非瑜伽组常规护理，6 个月后结果显示瑜伽组患者体重指数、收缩压、舒张压、心率、总胆固醇、三酰甘油和低密度脂蛋白显著降低。然而，研究的样本量和随访时间限制了瑜伽对反复冠状动脉事件影响的评估。Cramer 等对 510 例冠心病患者的 4 项随机对照试验进行系统回顾后得出结论：没有明显证据支持将瑜伽纳入传统医学疗法后对冠心病患者的死亡率有益，其中 1 项随机对照试验报道每周心绞痛发作次数明显减少，另一项随机对照试验发现瑜伽组的运动时间比对照组增加更多。随机实验表明，经常练习瑜伽可以显著降低早期动脉粥样硬化（通过颈动脉内膜中层厚度评估）。Manchanda 等表明与对照组相比，代谢综合征患者 1 年的瑜伽练习显著降低了颈动脉内膜中层厚度。2 项利用冠状动脉造影术治疗晚期动脉粥样硬化性冠心病的对照研究表明，与常规护理对照组相比，定期练习瑜伽并使用低脂素食会导致冠状动脉阻塞的进展和（或）退行性变缓。然而 Kwong 等未发现瑜伽对冠心病患者全因死亡率、心血管疾病死亡率、心血管疾病相关入院率方面有任何统计学意义的益处。

心率变异性和压力敏感性降低证明心脏自主神经功能障碍是心血管病死亡率和心肌梗死的独立预测因子。在心肌梗死患者中，如果迷走神经压力反射异常，则室性心动过速导致死亡的风险增加，此外动脉压力反射不敏感可能导致室性心律失常。

（五）瑜伽与心力衰竭

在一项以社区为基础的老年人群研究中，观察到收缩压持续升高与心力衰竭发病率有关。有研究显示，12 周的瑜伽治疗（包括体位和调息）可以显著降低心率、收缩压、舒张压、心率收缩压乘积、标准化低频功率、低频/高频比值和增加标准化高频功率。除了血流动力学紊乱，通过交感神经系统和肾素-血管紧张素系统增加神经激素的激活是心力衰竭进展的关键因素。β 受体阻滞剂和血管紧张素转化酶抑制剂或血管紧张素受体阻滞剂等药物可以阻断这种神经激素的激活，从而降低 CHF 患者的发病率和死亡率。瑜伽通过对自主神经系统的调节作用，可以降低心力衰竭患者的心率和血压。在标准药物治疗的基础上增加瑜伽治疗，导致心率、血压、标准化低频功率、低频/高频比值显著降低，心率变异性的标准化高频功率显著增加，从而向副交感神经优势转变。达到标准心力衰竭治疗标准的 8 周瑜伽课程可以提高 VO_2 峰值、运动能力、柔韧性并减少炎症标志物。心率、血压和呼吸频率间隔都受副交感神经系统和交感神经系统的影响。动脉压力反射调节迷走神经到窦房结的传导。结合瑜伽姿势与呼吸练习可以减弱交感神经的激活，并可能导致心室充盈压力降低，这可能是运动能力提高的部分原因（与对照组相比，瑜伽组 VO_2 峰值显著改善）。然而，瑜伽对心力衰竭的长期影响，特别是对再住院率和死亡率的影响还没有得到充分的研究。

（六）瑜伽研究的局限性

目前，瑜伽对心血管健康的影响缺乏高质量证据。大多数研究的样本量小，随访时间短；非盲法又可导致观察者的偏倚；此外来自印度的研究显示瑜伽更有效，可能是由于瑜伽是印度精神和哲学传统的一部分，瑜伽在该区域影响力更大，教练技术更成熟，研究者更愿意发表关于瑜伽的阳性实验结果；参与者主要是受过良好教育的女性，比高血压患者更易成为典型的瑜伽练习者，这降低了研究结果的可推广性。回顾性研究中的各种方法学缺陷严重影响了瑜伽对心血管疾病临床益处的结论的可靠性。

（七）瑜伽纳入当代医疗实践和心脏康复的机遇与挑战

心脏康复（cardiac rehabilitation，CR）是一种通过对患者的教育、对危险因素的干预、缓解心理压力和进行运动训练的综合措施，并可根据患者不同的需求进行调整。美国心脏病协会和美国心脏病学会的相关指南已经确认 CR 在治疗冠心病和收缩期心力衰竭中的作用。由于瑜伽是一种整体性的、影响心血管危险因素和提高整体舒适感的身心干预的方法，因此它是 CR 项目中的潜在工具。在一项包括 250 例 35～65 岁加入 CR 的男性冠状动脉旁路移植术术后患者的单盲、前瞻性、随机、平行对照研究中，与对照组（标准 CR）相比，瑜伽组患者在 1 年后的 LVEF 有显著改善。同一项研究的 5 年随访发现，在常规 CR 的基础上增加长期瑜伽的生活方式规划，可以更好地改善生活质量和降低压力水平。然而，该研究不包括女性患者和射血分数＜35% 的患者。到目前为止，对于何时及如何将瑜伽纳入心脏旁路移植术后的 CR 尚未达成共识，但该研究表明，术后立即纳入 5 年及以上规范的瑜伽项目是可以有效改善生活质量的。

尽管有潜在的好处，但将瑜伽纳入 CR 仍缺乏标准化。这一问题的核心是通过这种多因素的身心训练，在患者中普遍缺乏标准的指导，并且 CR 可能会受到心血管疾病的影响。教练和患者应该把瑜伽作为整体训练的一种方法，而不是把它作为运动的替代品。瑜伽风格和强度的选择、教练的专业性、瑜伽干预的特定组成部分、根据患者年龄及体能特征制订个性化计划均对治疗效果至关重要。此外，虽然瑜伽可能在城市人群中被接受，但在农村就面临缺乏足够资源（主要是训练有素的教练）、患者对其治疗作用认识不足及缺少资金等问题。

瑜伽似乎是一种相对安全的干预措施，可以纳入心血管疾病的一级和二级预防策略。但仍有必要在不同群体中进行大规模随机对照研究以评估长期的临床效益，从而明确瑜伽的益处及其在当前心血管疾病预防和心脏康复领域中的作用。

三、冥想

冥想是实现入定的途径，作为综合性心理和行为训练方法，冥想放松训练有利于患者将注意力集中于冥想对象并通过控制自身意识和注意力来获得躯体放松和心理平静的状态。正念的内涵与冥想交叉重叠（小于冥想），目前常被交替使用，并诞生了以干预为主的正念减压法（mindfulness-based stress reduction，MBSR），以及以治疗为主的辩证行为疗法（dialectical behavior therapy，DBT）、正念认知疗法（mindfulness-based cognitive therapy，MBCT）、接纳与承诺疗法（acceptance and commitment therapy，ACT）等当代著名心理干预和治疗方法。仅正念减压法在欧美等国家就有 700 多家医院和相关机构在运用，已成为主流心身医学的一部分。正念冥想（mindfulness meditation）是一组以正念为核心的冥想练习方法，主要包括禅修（Zen）、内观及现代的正念疗法。总体来说，正念冥想源于佛教，与现代心理学理论融合后，逐渐去宗教化。近些年，随着神经科学研究方法的不断发展，正念冥想得到了快速的发展，不仅在商业、创新、领导力等领域推广应用，还拓展到军队、警察系统。2014 年 2 月美国著名杂志《时代周刊》（*Time*）封面上就呈现出"The Mindful Revolution"。目前正念冥想已经普及到"健康人"（真正健康的和亚健康状态的）。研究表明冥想练习可以控制心血管疾病危险因素，如高血压、糖尿病、代谢综合征、肥胖症、心理社会应激、血脂异常、氧化应激等。

　　早期的一项研究表明，在超越冥想（transcendental meditation，TM）期间，受试者的心率降低，同时耗氧量也降低，TM 与降低死亡率和降低血压及改善胰岛素抵抗有关。对 202 例患有高血压的受试者（平均年龄为 72 岁）进行了 2 项独立的汇总分析，平均随访 7.6 年，发现与联合对照组受试者相比，TM 和其他行为干预使全因死亡率降低 23%，心血管死亡率降低 30%。一项涉及 9 个随机对照试验 Meta 分析提示，与对照组相比，TM 使收缩压降低 4.7mmHg（95%CI：1.9～7.4），舒张压降低 3.2mmHg（95%CI：1.3～5.6）。

　　美国心脏病协会推荐 TM 作为冠心病二级预防的一部分。据报道，在对患有冠心病的非裔美国人进行的 TM 和健康教育的随机对照实验中，随访 5.4 年，发现全因死亡率、心肌梗死和脑卒中的风险降低了 48%。在一项对 23 例射血分数＜40% 的非裔美国患者的研究中，与接受 6 个月标准健康教育的患者相比，TM 组在 6min 步行、抑郁评分和生活质量测试方面有显著改善。此外，在 6 个月的随访期内 TM 组的再住院率较低。

　　在小规模的研究中，冥想在降低血压和心血管死亡率方面显示出益处，也显示了对严重心力衰竭患者有益处。尽管高质量的证据是有限的，但在对 A～D 阶段的心力衰竭患者几乎没有损害。在另一项研究中，19 例心力衰竭患者被随机分为常规治疗组和冥想组。在治疗 12 周结束时，冥想组的运动量增加，生活质量提高，血浆去甲肾上腺素水平降低。慢性心力衰竭研究中的支持、教育和研究是对心力衰竭患者进行为期 8 周的以正念为基础的心理教育干预。与常规治疗组相比，冥想减少了焦虑和抑郁。虽然这种治疗效果在 1 年后减弱，但在 12 个月时心力衰竭症状控制得更好，减少了患者 1 年后死亡率或再住院率。

　　Blaine 等认为冥想对迷走神经活动产生影响，因为观察到冥想在校正呼吸频率后对呼吸性窦性心律不齐（respiratory sinus arrhythmia，RSA）有显著影响。Grossman 等观察到在许多实验条件下呼吸校正后的 RSA 值的变化与 β 肾上腺素能阻断后心率的变化密切相关，所有的结果中前射血期（pre-ejection period，PEP）增加最为显著。冥想的生理学研究显示冥想可降低呼吸频率；降低皮肤电导，作为交感神经张力的替代测量；减低总外周阻力；改变激素水平，包括皮质醇和去甲肾上腺素减少。对于年轻健康人群，血浆去甲肾上腺素水平在练习冥想时明显低于对照组，也可减少腓神经微神经造影和股静脉去甲肾上腺素浓度测量的 MSNA。在老年慢性心力衰竭患者中，冥想可以减少交感神经过度激活，降低血浆去甲肾上腺素水平，提高生活质量和通气效率。二氧化碳通气当量斜率（VE/VCO$_2$ slope）的改善可能与冥想控制呼吸有关。控制呼吸能减少化学反射的激活及肌肉交感神经活性，并增加压力反射的敏感性，这可能是通过迷走神经活动的相对增加和交感神经活动的减少产生的，即由于潮气量的增加及吸气时肺容量的增加，补偿了呼吸频率的降低，并激活了肺迷走神经传入，反射性地抑制了交感神经活性。

四、太极拳

太极拳是中医理论中武术与气相结合的另一种锻炼方式。它通过整合呼吸、精神和身体活动使锻炼者获得内心的平静。它作为一种保健方法和减少心血管疾病症状和控制危险因素的方法已被广泛接受并应用于实践。

Meta 分析显示太极拳可以降低心血管疾病的危险因素，提高生活质量。因此，太极拳是治疗心血管病患者的一种有效的无创治疗手段，并在冠心病或充血性心力衰竭患者的康复计划中作为一种辅助运动方式。

研究显示，冠心病患者定期进行太极拳可以通过增强副交感神经活动、减少交感神经活动来调节心血管自主神经张力。较低的静息心率和运动后心率的恢复是许多患者重要的预后因素，即太极拳锻炼 3 个月后，可以开始对运动后心率恢复有良好的影响，这与心血管疾病相关。在太极拳训练 9 个月后，静息和太极拳后的标准化低频功率、标准化高频功率和低频/高频变化与基线，与 3 个月和 6 个月时相比，有显著性差异，即交感神经-迷走神经平衡向副交感神经优势方向转移。这样的变化也反映在 9 个月时低频/高频比值与其他三个时间点的差异上。3 个月和 6 个月时交感神经-迷走神经平衡的变化不显著，提示太极拳训练的短期效益需要超过 6 个月的常规训练。虽然 9 个月的训练可观察到太极拳的短期效果，但从静息心率变异性指数来看未发现其长期效益。Malfatto 认为自主神经系统的紧张性和反射性活动是分开的，由于涉及外周神经系统和中枢神经系统更大的神经通路网络，因此需要更长时间的训练来影响自主神经的紧张性。

太极拳可以通过改善患者的生活质量和运动能力，使患者在心力衰竭的各个阶段受益。太极拳可以降低抑郁评分，改善生活质量，提高运动耐力。对在过去 12 个月内住院的 CHF 患者的生活方式和身心技能采取富有同情心的处理方法，即对患者每周进行 8 次探视，并集中于对药物、饮食、运动、睡眠、压力管理和身心训练的教育，结果发现抑郁程度、疲劳程度和生活满意度均有所改善。有研究人员将 16 例患有舒张性心力衰竭的患者随机分为进行 12 周的太极拳组和有氧运动组两组，发现与有氧运动组相比，太极拳组 6min 步行和生活质量都有所改善，同时 BNP 水平降低，提示太极拳后心脏充盈压力的改善，且太极拳组在睡眠中有增加短期心率变异性的趋势，提示心脏迷走神经有所改善。在回顾性睡眠分析中，笔者发现进行 12 周的太极拳可以改善睡眠稳定性，睡眠稳定性的增加可能是整体睡眠质量改善的有力标志。对于心力衰竭患者，不稳定的睡眠可能通过呼吸和非呼吸机制引起过度的血流动力学应激，并可能与室性心律失常有关。相反，稳定的睡眠与稳定的呼吸及血流动力学相关，可以防止触发心律失常。改善睡眠稳定性可能对慢性心力衰竭的病理生理学有潜在的重要的恢复作用。

第 24 章　心脏交感神经-高级中枢间交互作用假说

心肌梗死危害严重，心脏交感神经损伤所引起的梗死区交感神经重构是梗死后恶性室性心律失常发生的主要原因，但具体机制不明。心脏性猝死是全球最严重的公共健康问题，由其引起的死亡占所有死亡的 10%。我国每年因心脏性猝死而死亡的人群约为 54.4 万。心肌梗死是心脏性猝死最常见的原因，80% 的心脏性猝死由急性心肌梗死后的恶性室性心律失常[室性心动过速和（或）心室颤动]所致。心脏性猝死的发生给患者、家庭、社会均带来了沉重的负担。心肌梗死后恶性室性心律失常发生的危险因素主要包括心脏结构异常因素、自主神经功能失调因素及表征易发因素等。因此，探讨心肌梗死后恶性室性心律失常的发生机制，制定相应的预防和治疗措施，以减少梗死后心脏性猝死，有效改善患者不良预后，是临床亟待解决的问题。

课题组前期研究发现：心肌梗死后心脏交感神经再支配、星状神经节交感神经重构和交感神经活性异常激活参与心肌梗死后恶性室性心律失常的发生，提示心肌梗死后心脏交感神经重构与中枢神经系统间交互作用的神经解剖环路变化是梗死后恶性室性心律失常发生的关键。心肌梗死造模成功 4 周时同步记录心电图、颈部迷走神经干及节后心脏交感神经（由星状神经节发出）活动，假手术组交感神经放电持续时间比例明显高于对照组和肾去交感神经组（对照组：中位数为 0.3474，四分位间距为 0.1482～0.5638，IQR 为 0.1367～0.5061；Sham：中位数为 0.6168，四分位间距为 0.8509～0.3927，$P<0.05$），提示犬心肌梗死后交感神经活性显著增强，自发性室性心律失常发生率明显增加。心肌梗死后心脏交感神经再支配及星状神经节交感神经重构是心肌梗死后恶性室性心律失常发生的重要机制。笔者所在课题组的前期研究发现肾去交感神经组酪氨酸羟化酶（tyrosine hydroxylase，TH）蛋白及磷酸化的 TH 蛋白在心室肌梗死交界区及双侧星状神经节的表达较假手术组明显减少，并且在梗死交界区及双侧星状神经节肾去交感神经组 GAP-43 阳性神经密度远低于假手术组，证实去肾交感神经术可通过显著降低星状神经节及心室肌内 NGF 而有效抑制梗死周边区交感神经再支配，降低心肌梗死后恶性室性心律失常易感性。交感神经过度激活和局部心脏神经过支配都会触发心肌梗死后的室性心律失常发生。但梗死后交感神经重构的具体神经解剖环路及其受中枢调控的机制有待进一步明确，因此交感神经祛除术治疗心肌梗死后恶性室性心律失常仍存在局限性。由此可见，阐明心肌梗死后交感神经重构及受中枢调控的机制具有十分重要的理论意义及潜在的临床转化价值。

中枢-外周神经系统广泛表达的 BDNF-TrkB 轴已经成为调控自主神经功能，改变自主神经活性研究领域的热点，但在心肌梗死后交感神经再生方面的研究尚未见报道。

一、心肌梗死后交感神经重构参与恶性室性心律失常发生

心肌梗死后，梗死区变性坏死去神经，梗死周边区神经发生神经鞘增殖和轴突再生，致梗死周边区 TH 阳性神经纤维密度增加，此为交感神经重构（sympathetic remodeling）。交感神经重构可直接或间接激活交感神经系统，导致：①心肌细胞内钙离子电流、钾离子电流及氯离子电流通道增强，膜电位异常，诱发恶性室性心律失常；②快钠电流减弱，晚钠电流增强，致传导阻滞和折返形成，维持恶性室性心律失常；③交感神经重构伴生的 β 受体重构形成易感基质，进一步易化恶性室性心律失常。由此可见，心肌梗死后的交感神经重构在恶性室性心律失常的发生和维持中起至关重要的作用。

二、神经生长因子促进交感神经重构

在心肌梗死后交感神经重构过程中，神经生长因子是诱导神经末梢芽生、轴突生长的重要因素。动物实验证实，心肌梗死引起神经生长因子大量释放，逆向轴突运动激活左侧星状神经节，并反向顺轴突释放，加剧心肌梗死区交感神经重构，这种恶性反馈环的形成最终导致交感神经活性异常增高，伴发的自发性恶性心律失常也显著增多。

三、BDNF-TrkB 信号通路参与心肌梗死后交感神经重构活动

脑源性神经生长因子（brain-derived neurotrophic factor，BDNF）是中枢神经系统内神经营养素超家族中的一员。中枢神经系统内，可由大脑皮质、海马、杏仁核及小脑等区域的功能神经元/胶质神经元释放。BDNF 的作用受体由 P75 神经营养因子受体（P75 neurotrophin receptor，P75NTR）和酪氨酸激酶受体家族 B（Tyrosine kinase receptor B，TrkB）构成，广泛分布于中枢神经系统。BDNF 特异性结合高亲和力受体 TrkB 介导并触发下游一系列磷酸化级联反应，这些下游信号通路能够保护神经细胞、维持中枢和周围神经系统正常生理功能及神经前体细胞和神经元树突的分化和连接作用。近年来，研究证实 BDNF 和 TrkB 是心血管系统中发挥调控作用的关键因子。增加交感神经激活会导致肾素-血管紧张素-醛固酮系统上调，大脑肾素-血管紧张素-醛固酮系统和长期过度活跃的肾素-血管紧张素-醛固酮系统通过积极的生物反馈相互作用,协同维持疾病状态。研究发现,向延髓腹外侧头端(rostral ventrolateral medulla，RVLM)和内侧孤束核(nucleus of the solitary tract，NTS)显微注射 BDNF 会升高血压，BDNF 还可以通过减少下丘脑室旁核（paraventricular nucleus of the hypothalamus，PVN）神经元中的 β 受体信号传导来改变压力反射敏感性。β 肾上腺素能受体信号减少部分是由于 PVN 中 β_1 肾上腺素能受体 mRNA 表达下调，而其他肾上腺素能受体的表达不受 BDNF 的影响。交感神经活动伴随着心脏功能损害的进展而激增，BDNF-TrkB 轴可能是抵消心肌梗死后急性肾素-血管紧张素-醛固酮系统激活不良反应的内在机制。研究发现 BDNF 低的受试者有更高的 NT-pro-BNP 水平和不良的早期和亚临床左心室重构，为 BDNF 作为早期和亚临床心脏重构过程中心脏神经损伤的生物标志物提供了新的证据。在交感神经系统中，BDNF

通过影响 RVLM 整合的传入信息，改变 RVLM 中交感激动性神经元活性，影响脊髓中间外侧柱交感节前神经元发出的交感神经，调控左侧星状神经节功能，进而影响心脏功能；迷走神经系统中，BDNF 通过影响谷氨酸能或 γ-氨基丁酸（γ-amino butyric acid，GABA）能传入信号，调节疑核内迷走节前心脏抑制性神经元活性，进而影响迷走节前神经元发出的迷走神经调控心脏。BDNF-TrkB 信号转导通路介导神经元功能变化和交感神经或迷走神经驱动变化，调节自主神经系统的神经活性，特别是左侧星状神经节的活性，从而维持中枢和心脏各层级神经调控平衡的稳定性。

四、岛叶后区参与心脏自主神经之间调控

心脏的神经支配环路可分为三个层次，第一层次为高级中枢（大脑）和（低级中枢）脊髓的调节，第二层次为心外（胸内神经池）的调节，第三层次为内源性心脏自主神经系统的调节。"中枢神经系统—心外或胸内自主神经系统—心脏内源性自主神经"环路中各层次的交互作用和动态平衡是调控心脏生理活动的基础，确保心脏内神经元功能的协调和电稳定性，维持心脏正常功能。

随着对中枢神经功能的深入研究，目前已证实岛叶在边缘系统—自主神经系统的整合中起关键作用，岛叶参与了包括心血管系统在内的内脏运动和感觉的调节。既往的解剖学和电生理研究显示，岛叶后区是重要的心血管投射中心。根据岛叶不同病变分区的进一步研究证实，左侧岛叶皮质后区以调节心脏副交感神经活性为主，右侧岛叶皮质后区以调节心脏和内脏交感神经活性为主。刺激大鼠右侧岛叶后区可引起交感神经张力增加，刺激大鼠左侧岛叶可引起心脏交感神经和副交感神经活性增强，但主要增强副交感神经活性。人体研究显示，右侧大脑功能异常可引起血压上升和心率变异性中高频成分比率增加，左侧大脑半球功能异常可引起血压、心率变异性和心率变异性中低频成分比率均降低，且有证据表明岛叶受损通过降低血管中心压力感受器的灵敏度引起自主神经系统功能失调。

五、科学假说

综合前期实验结果及国内外研究进展的综合分析，笔者认为，岛叶后区是调控心血管功能的关键中枢，右侧岛叶后区主要引起交感神经活性的变化。右侧岛叶后区过度激活所致的偏侧化调控可能是心脏自主神经功能失衡的重要原因。因此，笔者推测：心肌梗死后的交感神经重构与"岛叶后区—心外交感神经系统—心内交感神经系统"这一支配环路间 BDNF-TrkB 通路表达变化有关。既往研究未见类似报道。由此，我们提出科学假设：大鼠心肌梗死后心脏交感神经与中枢神经系统之间的传入神经通路沿着"心脏交感神经—左侧星状神经节—脊髓中间外侧柱—RVLM—岛叶后区"这条神经解剖环路传导，并通过 BDNF-TrkB 信号通路的调控而发挥作用。

为了实现在大脑皮质中精确定位岛叶，并给予靶向识别和干预，笔者所在课题组拟将光遗传学技术应用于目前研究的神经元操作部分。光遗传学技术的高时空分辨率、高选择特异性、毫秒级快速响应的优势，能够减少传统自主神经系统检测方法（如深部脑刺激术或者功能磁共振）干扰大、定位范围模糊的缺点，在心肌梗死后交感神经再生时，能够优选、检测出皮质功能区域，并实现定位的可视化。

六、科学意义与应用前景

（一）科学意义

目前，我们的研究拟阐明心肌梗死后心脏交感神经重构与中枢神经系统间交互作用的神经解剖环路，以及由此而引起的心肌细胞离子和分子水平的变化，为揭示调控心脏交感神经重构的"中枢源头"提供理论依据也为探究高级中枢调控心脏自主神经的具体机制提供科学证据。

（二）应用前景

通过干预外周自主神经系统治疗心肌梗死后室性心律失常的方法一直是心血管领域研究的热点，如肾去交感神经术、左侧颈胸交感神经切除术、心脏神经节丛消融术等，尽管动物实验和临床研究证实，干预外周神经治疗心肌梗死后室性心律失常有效，但其疗效有限，其局限性在于神经原位的高度重构。目前我们的研究拟从心肌梗死后交感神经重构角度切入，探寻中枢调控下级神经层级及效应器官的靶点，验证其可能依据的神经环路及分子机制，为神经重构的发生提供更多合理的科学解释，为最终临床治疗方式的更新和转化奠定理论基础。

第25章 肾去交感神经术治疗心房颤动的新进展

心房颤动是最常见的心律失常，2010 年调整年龄后全球患病率估计为 0.5%，全球患病人数近 3350 万例。然而患病率仍然可能被低估，因为大部分无症状和症状轻微的患者没有得到诊断。心房颤动和年龄呈明显正相关，随着我国人口老龄化，心房颤动发病率也逐渐增加，其所带来的社会负担和经济负担也不断增加。交感神经系统在心房颤动的发生、发展中扮演着重要的角色，特别是肾交感神经。肾交感传出神经过度激活可引起心脏自主神经系统失衡。心房颤动时肾传入神经的激活可反射性引起交感神经活性增加，促进心房颤动进展。肾去交感神经术（renal sympathetic denervation，RSD）能够选择性阻断肾交感神经，调节心脏自主神经系统的平衡，有可能成为治疗心房颤动的新策略。

一、交感神经与心房颤动

心房颤动的发病机制包括心脏电重构和结构重构，炎症和代谢，氧化应激，家族遗传，自主神经失衡等。Chen 等对犬进行间歇性快速心房起搏，在起搏器关闭时直接监测心脏自主神经活动，发现在心房颤动发作之前都有交感神经张力的增加或迷走神经张力的降低，表明交感神经激活是阵发性房性心动过速和阵发性心房颤动的触发点。体外研究表明交感神经激活联合乙酰胆碱灌注可促进心房颤动的发生，可能是通过后期 3 期早期去极化导致的。这些结果提示交感神经联合放电可能触发阵发性心房颤动。Wijffels 等发现山羊心脏持续快速心房起搏会导致显著的神经重构，包括广泛的交感神经增生和过度激活，以及有效不应期逐渐缩短，使心房颤动持续时间增加。交感神经系统过度激活在心房颤动中的病理生理作用机制已得到证实。

二、肾交感神经与心房颤动

肾动脉分布有肾交感传入与传出神经，激活肾交感传出神经导致血管收缩、心率加快、肾血流减少、肾素释放、水钠潴留等；肾交感神经激活还会导致肾素-血管紧张素 II 水平升高，影响中枢神经系统，导致系统交感活性增高，外周血管阻力增加，血管和左心室重构加重。Yu 等将 28 条比格犬分为实验组（进行双侧肾动脉电刺激 3h，后行肾交感神经刺激）和对照组。在心房和肺静脉部位测量有效不应期和心房易损窗口，并测定左上神经节、左侧星状神经节的神经活性，结果显示心房有效不应期 P（atrial ERP，AERP）显著缩短，心房颤动易感性明显增加，左上神经节、左侧星状神经节的神经活动频率和幅度明显增加，肾动脉刺激导致的肾交感神经激活可促进心房颤动的发生。肾交感传入神经系统主要分布于肾盂、输尿管的近段及肾大血管周围。肾脏缺血、缺氧、氧化应激及腺苷等刺激信号可以激活肾传入神经，直接影响脑干交感神经流出至肾和其他交感神经支配的器官。总之，肾交感神经的过度激活可以通过潜在的通路破坏心血管自主神经系统的平衡，促进心房颤动的发生、发展。

三、肾去交感神经术治疗心房颤动的研究进展

（一）基础研究

肾去交感神经术（RSD）是一种经皮微创手术，射频能量通过单端电极导管或多电极系统传到肾动脉壁，选择性地破坏交感神经末梢，可用于治疗预激综合征、室上性和室性心律失常等，还可用于治疗难治性高血压。

近年来，有实验证明 RSD 可以改善心房颤动症状。Hou 等通过对 16 条犬进行左侧星状神经节刺激和快速心房起搏 3h，建立交感神经过度激活的心房颤动模型。RSD 组（$n=8$）行射频消融 RSD，对照组（$n=8$）除射频消融外均行相同手术，发现 RSD 组较对照组心房颤动诱导率明显降低，左侧星状神经节刺激导致 AERP 缩短和有效不应期离散度变化，RSD 组较对照组有所减弱，表明 RSD 能显著降低心房颤动诱导能力，逆转交感神经过度激活引起的心房电生理变化。另一项 RSD 对长期间歇性心房起搏的犬心房颤动的研究中，RSD 组与对照组相比心房颤动发作次数更少，持续时间更短。并且免疫组织化学结果显示 RSD 组心肌中 Cx43 的分布异质性明显降低，表明 RSD 能抑制长期间歇性心房起搏引起的纤维化和超微结构改变。Zhao 等证实，在起搏器引起快速心房起搏的心房颤动中，RSD 可以减少心房颤动的发作频率和持续时间。RSD 显著降低了心房颤动的诱发率，并缩短肾损害的持续时间，降低了交感神经活性，抑制肾素-血管紧张素-醛固酮系统活性，抑制了心房组织的炎症活性和纤维化通路。Zhou 等在急性缺血后引起的心房颤动模型犬中发现，RSD 可以减少心脏交感神经活性，降低心房、心室和肾脏中肾上腺素和去甲肾上腺素的浓度，降低心房颤动发病率。Liang 等观察了 RSD 对缺血性肾功能损害犬的心房颤动诱发率的影响，发现 RSD 通过降低交感神经的活性和肾素-血管紧张素-醛固酮系统活性，抑制心房组织炎症和纤维化通路的激活，显著降低心房颤动的诱发率，阻止肾损害模型的心房电生理改变。综上所述，研究证实 RSD 逆转了心脏交感神经活动的改变，以及由左侧星状神经节刺激、快速心房起搏、长期间歇性心房起搏、心力衰竭、急性缺血性心肌梗死、肾损害等引起的心房颤动的诱发率和心脏电生理变化，可减少心房颤动的发生频率。

（二）临床研究

一些临床试验也明确了 RSD 能改善心房颤动的症状。Vollmann 等报道了 1 例 58 岁女性，患有难治性高血压、肺动脉高压和阵发性心房颤动，在行双侧 RSD 后恢复窦性心律。Schirmer 等观察了 66 例无心房颤动病史的因难治性高血压接受双侧 RSD 治疗的患者，结果表明 RSD 显著降低了心房颤动的发生率。Pokushalov 等首次运用 PVI+RSD 联

合治疗顽固性高血压伴心房颤动，并进行了一项前瞻、双盲随机对照试验。随访 1 年后，PVI+RSD 联合治疗组比 PVI 治疗组心房颤动复发率更低（31%比 71%），并且 PVI+RSD 联合治疗组收缩压和舒张压分别下降了（25±5）mmHg 和（10±2）mmHg，而 PVI 组无明显变化。该试验证实 PVI 联合 RSD 术不但有明显降压和消除心房颤动的触发因素作用，而且可能通过影响心脏电生理等多个环节减少心房颤动术后复发。Kiuchi 等通过采用单中心、前瞻性、纵向、随机、双盲研究，比较 PVI+RSD 与单独 PVI 对并发心房颤动和慢性肾病患者的影响，发现 RSD 通过调节交感神经过度激活，可减少慢性肾病和高血压患者心房颤动的复发。Kiuchi 等采用单中心、前瞻性、纵向、随机、双盲研究，将慢性肾病合并心房颤动患者随机分为 PVI+螺内酯（n=36）和 PVI+RSD（n=33），所有患者均随访 1 年，结果显示 PVI+RSD 在降低血压、降低心房颤动发生率、减轻心房颤动负荷、改善肾功能等方面均优于 PVI+螺内酯，RSD 可能通过调节交感神经过度激活来降低心房颤动复发。近期的一项 RSD 导管消融术可改善高血压合并心房颤动患者的临床疗效的 Meta 分析，纳入 6 项随机研究和 2 项前瞻性非随机研究，包括 432 例患者（RSD+PVI 组 186 例、PVI 组 246 例），随访时间≥1 年，结果显示与 PVI 相比，RSD+PVI 可显著降低心房颤动复发风险且 2 组患者的并发症无显著差异。RSD 联合 PVI 对于治疗高血压合并阵发性和持续性心房颤动是安全、有效的。

在 2019 美国心律学会第 40 届年会上，来自罗切斯特大学医学院的 Jonathan Steinberg 博士公布了 ERADICATE-AF（经导管 RSD 术治疗心房颤动）这一单盲、随机临床研究的随访结果。ERADICATE-AF 试验由 5 家中心参与，共 302 例症状性阵发性心房颤动伴难治性高血压患者随机分为单纯 PVI 组和 PVI+RSD 组，随访 1 年，结果显示，与 PVI 组患者相比，PVI+RSD 组患者心房颤动复发率更低（72.1%比 56.5%，HR=0.57；95%CI：0.38～0.85），心血管事件住院率更低（5.2%比 11.7%）。对于阵发性心房颤动合并高血压的患者，联合应用 PVI 和 RSD 能显著降低患者的心房颤动复发率。RSD 可能还具有抗心律失常的作用。

四、结论

交感神经系统的过度激活是心房颤动的重要特征，其中肾交感神经系统在全身交感神经系统中起关键作用。经导管 RSD 能够选择性的阻断肾交感神经，降低肾交感神经活性，继而降低心脏及全身交感神经系统活性，促进神经再平衡，以达到防治心房颤动的发生、发展。既往研究表明，除治疗难治性高血压外，RSD 也可用于治疗心房颤动，对室性心律失常、心力衰竭等也有一定疗效，有利于改善心房颤动患者的预后。虽然多项研究表明 RSD 治疗心房颤动的数据结果是阳性的，但是这些都是以高血压的病理生理为背景的研究，PVI+RSD 能够更有效地降低心房颤动复发率，究竟是更多的归因于 RSD 的降压作用，还是 RSD 对交感兴奋性的抑制作用，仍不明确。目前尚没有大型的临床随机对照研究专门探讨 RSD 治疗心房颤动的长期有效性和安全性，仍需进一步的随机双盲对照试验，用以评估该技术在心房颤动领域的安全性及有效性。

参 考 文 献

阿曼姑丽·亚森, 2019. 低强度迷走神经刺激调控慢性心力衰竭犬电重构及结构重构机制的研究[D]. 乌鲁木齐: 新疆医科大学.

布阿杰尔古丽·纳斯尔, 2019. 经皮耳迷走神经刺激对心梗后室性心律失常的影响及机制研究[D]. 乌鲁木齐: 新疆医科大学.

曹克将, 陈明龙, 江洪, 等, 2016. 室性心律失常中国专家共识[J]. 中国心脏起搏与心电生理杂志, 20(4): 279-326.

程新春, 张玲, 汤宝鹏, 等, 2018. 增龄对房颤犬心房有效不应期的影响[J]. 新疆医科大学学报, 41(7): 816-819.

范国辉, 张林峰, 2015. 心源性猝死的流行病学研究进展[J]. 中华流行病学杂, 1(36): 87-89.

郭继鸿, 2008. 交感神经重构[J]. 临床心电学杂志, 17(4): 311-316.

郭继鸿, 2011. 心力衰竭的电重构[J]. 临床心电学杂志, 20(1): 61-72.

何姗姗, 余娅, 高进, 等, 2018. 右侧颈交感干离断对大鼠心肌梗死后炎症反应的抑制作用及对 HMGB1/TLR4/NF-κB 通路的影响[J]. 中国病理生理杂志, (3): 403-409.

侯晓鸿, 宁娜, 李杨, 等, 2018. β1-肾上腺素受体自身抗体通过激活内质网应激诱导心肌细胞凋亡[J]. 中国病理生理杂志, 34(11): 1921-1927.

黄德嘉, 张澍, 2018. 慢性心力衰竭最佳药物治疗与心脏性猝死的预防[J]. 中华心律失常学杂志, 22(1): 4-7.

刘冬冬, 梅岩艾, 2017. 生长分化因子-15 在神经系统、心血管疾病以及癌症进程中的作用[J]. 生理学报, 69(1): 109-121.

马杰, 2017. 红景天苷及心复力颗粒对大鼠急性心梗后心室重构心肌纤维化作用及机制研究[D]. 北京: 北京协和医学院; 中国医学科学院; 清华大学医学部; 北京协和医学院中国医学科学院.

孟庆军, 张玲, 贾索尔·肖克热提, 等, 2018. 低强度迷走神经刺激对阻塞性睡眠呼吸暂停诱发犬心房颤动的影响[J]. 中国医药导报, 15(5): 4-8.

邱会卿, 刘娜, 张立海, 等, 2019. 脑小血管病患者情绪与心脏自主神经功能变化的相互关系研究及其与体内物质代谢的相关性[J]. 临床和实验医学杂志, 18(5): 42-45.

王力明, 张守德, 安艳丛, 2008. 心肌梗死后室性心律失常的治疗[J]. 中国心血管病研究, 6(2): 144-146.

王瑞, 温速女, 刘文林, 等, 2018. 心力衰竭与交感神经相关的研究进展[J]. 中国医药导报, 469(11): 27-30+59.

王文锐, 王波, 陈洁, 等, 2017. 糖尿病心脏自主神经病变患者抑郁及焦虑状态分析[J]. 健康研究, 37(1): 67-70.

王晓明, 石红玲, 崔吉君, 2012. 心肌梗死后自主神经功能失调与室性心律失常[J]. 中国循证心血管医学杂志, 4(4): 385-387.

王晓莹, 何文博, 鲁志兵, 2018. 血管迷走性晕厥的研究进展[J]. 中国心血管病研究, 16(4): 292-295.

王雪生, 周祁娜, 顾琦, 等, 2018. 经皮迷走神经耳支刺激抑制心肌梗死后室性心律失常发生及机制[J]. 中华心律失常学杂志, 22(2): 161-166.

王雪生, 周祁娜, 汤宝鹏, 2018. 迷走神经刺激治疗室性心律失常的进展与展望[J]. 中华心律失常学杂志, 22(1): 83-85.

王兆佳, 武烨, 刘丹, 等, 2019. 不同浓度 β₁-肾上腺素受体自身抗体对心肌细胞存活影响的差异性[J]. 首都医科大学学报, 40: 402-408.

王振亚, 江洪, 2019. 自主神经再平衡与缺血性室性心律失常[J]. 心血管病学进展, 40(2): 268-272.

熊波, 2017. 高血压肾交感神经的病理三维重建及组织学和功能学重塑研究[D]. 重庆: 重庆医科大学.

熊亮, 刘育, 孔彬, 等, 2018. 靶向损毁心交感神经元对犬心肌梗死后心室电生理性质的影响[J]. 中华心律失常学杂志, (1): 63-68.

中华心血管病杂志编辑委员会, 中国生物医学工程学会心律分会, 中国老年学和老年医学学会心血管病专业委员会, 等, 2019. 晕厥诊断与治疗中国专家共识(2018)[J]. 中华心血管病杂志, 47(2): 96-107.

中华医学会心血管病学分会, 2018. 中国慢性心力衰竭诊断和治疗指南 2018[J]. 中华心血管病杂志, 46(10): 760-789.

中华医学会心血管病学分会心力衰竭学组, 中国医师协会心力衰竭专业委员会, 中华心血管病杂志编辑委员会, 2018. 中国心力衰竭诊断和治疗指南 2018[J]. 中华心血管病杂志, 46(10): 760-789.

庄镇裕, 杨燕南, 王学佼, 等, 2016. 自主神经对粒淋比的影响与肿瘤关系的研究进展[J]. 广东医学, 37(24): 3769-3771.

Al-Khatib SM, Stevenson WG, Ackerman MJ, et al, 2018. 2017 AHA/ACC/HRS Guideline for Management of Patients With Ventricular Arrhythmias and the Prevention of Sudden Cardiac Death[J]. Circulation, 138(13): 392-414.

Amaravathi E, Ramarao NH, Raghuram N, et al, 2018. Yoga-based postoperative cardiac rehabilitation program for improving quality of life and stress levels: fifth-year follow-up through a randomized controlled trial[J]. Int J Yoga, 11(1): 44-52.

Atti V, Turagam MK, Garg J, et al, 2019. Renal sympathetic denervation improves clinical outcomes in patients undergoing catheter ablation for atrial fibrillation and history of hypertension: A meta-analysis[J]. J Cardiovasc Electrophysiol, 30(5): 702-708.

Bahls M, Könemann S, Markus MRP, et al, 2019. Brain-derived neurotrophic factor is related with adverse cardiac remodeling and high NT-pro-BNP[J]. Sci Rep, 9(1): 1-9.

Cai X, Huang L, 2019. Cardiac sympathetic innervation and arrhythmogenesis [J]. J Physiol, 597(17).

Cao JM, Fishbein MC, Han JB, et al, 2000. Relationship between regional cardiac hyperinnervation and ventricular arrhythmia[J]. Circulation, 101(16): 1960-1969.

Chen M, Zhou X, Yu L, et al, 2016. Low-level vagus nerve stimulation attenuates myocardial ischemic reperfusion injury by antioxidative stress and antiapoptosis reactions in canines[J]. Journal of Cardiovascular Electrophysiology, 27(2): 224-231.

Chen PS, Chen LS, Cao JM, et al, 2001. Sympathetic nerve sprouting, electrical remodeling and the mechanisms of sudden cardiac death[J]. Cardiovascular Research, 50(2): 409-416.

Daniella T, Nicholas C C, Zachary E, et al, 2019. BDNF downregulates β-adrenergic receptor-mediated hypotensive mechanisms in the paraventricular nucleus of the hypothalamus[J]. Am J Physiol Heart Circ Physiol, 317(6): 1258-1271.

Gaetano MD, Veronica D, Marta R, et al, 2020. Risk factors for primary ventricular fibrillation during a first myocardial infarction: Clinical findings from PREDESTINATION(primary ventricular fibrillation and sudden death during first myocardial infarction)[J]. International Journal of Cardiology, 302: 164-170.

Hoffmann BA, Steven D, Willems S, et al, 2013. Renal sympathetic denervation as an adjunct to catheter ablation for the treatment of ventricular electrical storm in the setting of acute myocardial infarction[J]. J Cardiovasc Electrophysiol, 24: 1175-1178.

Hu F, Zheng LH, Liang EP, et al, 2019. Right anterior ganglionated plexus: the primary target of cardioneuroablation?[J]. Heart Rhythm, 16(10): 1545-1551.

Huang J, Qian J, Yao W, et al, 2015. Vagus nerve stimulation reverses ventricular electrophysiological changes induced by hypersympathetic nerve activity[J]. Experimental Physiology, 100(3): 239-248.

Huffman WJ, Subramaniyan S, Rodriguiz RM, et al, 2019. Modulation of neuroinflammation and memory dysfunction using percutaneous vagus nerve stimulation in mice[J]. Brain Stimul, 12(1): 19-29.

Jie C, Jiang ZL, Lu RX, et al, 2019. Effects of selectively resecting the lower half of stellate ganglion on fast ventricular rate in canines with persistent atrial fibrillation[J]. Chinese Journal of Clinical Thoracic and Cardiovascular Surgery, 26(1): 88-91.

Katare RG, Ando M, Kakinuma Y, et al, 2009. Vagal nerve stimulation prevents reperfusion injury through inhibition of opening of mitochondrial permeability transition pore independent of the bradycardiac effect[J]. Thorac Cardiovasc Surg, 137(1): 223-231.

Kent KM, Epstein SE, 1976. Neural basis for the genesis and control of arrhythmias associated with myocardial infarction[J]. Cardiology, 61(1): 61-74.

M Zhou, Liu Y, He Y, et al, 2019. Selective chemical ablation of transient receptor potential vanilloid 1 expressing neurons in the left stellate ganglion protects against ischemia-induced ventricular arrhythmias in dogs[J]. Biomedicine & pharmacotherapy, 120: 109500.

Mompeo B, Maranillo E, Garcia-Touchard A, et al, 2019. The morphogenesis of the renal plexus: Renal artery and sympathetic fibers[J]. Clin Anat, 32(2): 272- 276.

Nademanee K, Taylor R, Bailey WE, et al, 2000. Treating electrical storm: sympathetic blockade versus advanced cardiac life support - guided therapy[J]. Circulation, 102: 742-747.

Nasi-Er BG, Zhang WH, Sun HX, et al, 2019. Vagus nerve stimulation reduces ventricular arrhythmias and increases ventricular electrical stability[J] Pacing Clin Electrophysiol, 42(2): 247-256.

Pearson MJ, Smart NA, 2018. Exercise therapy and autonomic function in heart failure patients: a systematic review and meta-analysis[J]. Heart Fail Rev, 23(1): 91-108.

Sahu AKK, Mishra AK, Lal A, 2020. Newer Insights Into Takotsubo Cardiomyopathy[J]. The American Journal of Medicine, 133(6): 318.

Sarah S, Wolfgang MB, Claudia P, 2019. Effect of telerehabilitation on long-term adherence to yoga as an antihypertensive lifestyle intervention: Results of a randomized controlled trial[J]. Complement Ther Clin Pract, 35: 148-153.

Shang L, Zhang L, Shao M, et al, 2020. Elevated β_1-Adrenergic Receptor Autoantibody Levels Increase Atrial Fibrillation Susceptibility by Promoting Atrial Fibrosis[J]. Front Physiol, 11: 76.

Shinlapawittayatorn K, Chinda K, Palee S, et al, 2013. Low-amplitude, left vagus nerve stimulation significantly attenuates ventricular dysfunction and infarct size through prevention of mitochondrial dysfunction during acute ischemiareperfusion injury[J]. Heart Rhythm, 10(11): 1700-1707.

Singh RB, Hristova K, Fedacko J, et al, 2019. Chronic heart failure: a disease of the brain[J]. Heart Fail Rev, 24(2): 301-307.

Sun G, LiuF, Xiu C, 2019. High thoracic sympathetic block improves coronary microcirculation disturbance in rats with chronic heart failure[J]. Microvascular Research, 122: 94-100.

Tian Y, Wittwer ED, Kapa S, et al, 2019. Effective use of percutaneous stellate ganglion blockade in patients with electrical storm[J]. Circ ArrhythmElectrophysiol, 12: e007118.

Uitterdijk A, Yetgin T, Te LHM, et al, 2015. Vagal nerve stimulation started just prior to reperfusion limits infarct size and no-reflow[J]. Basic Res Cardiol, 110(5): 508.

Wang Z, Yu L, Wang S, et al, 2014. Chronic intermittent low-level transcutaneous electrical stimulation of auricular branch of vagus nerve improves left ventricular remodeling in conscious dogs with healed myocardial infarction CLINICAL PERSPECTIVE[J]. Circ Heart Fail, 7(6): 1014-1021.

Zhang L, Lu Y, Sun J, et al, 2016. Subthreshold vagal stimulation suppresses ventricular arrhythmia and inflammatory response in a canine model of acute cardiac ischaemia and reperfusion[J]. Exp Physiol, 101(1): 41-49.

Zhao M, He X, Bi XY, et al, 2013. Vagal stimulation triggers peripheral vascular protection through the cholinergic antiinflammatory pathway in a rat model of myocardial ischemia/reperfusion[J]. Basic Res Cardiol, 108(3): 345.

Zhou MM, Liu Y, He Y, et al, 2019. Selective chemical ablation of transient receptor potential vanilloid 1 expressing neurons in the left stellate ganglion protects against ischemia-induced ventricular arrhythmias in dogs[J]. Biomed&Pharmacother, 7: 120.

附录　经皮耳迷走神经刺激对心梗后室性心律失常的影响及机制研究

　　急性心肌梗死是冠状动脉的急性、持续性缺血缺氧所引起的心肌坏死，易伴发多种心律失常，室性心律失常的发生率高，也是致猝死及危及患者生命的重要因素之一。AMI后室性期前收缩的发生率为 10%～93%，室性心动过速的发生率为 3%～39%，室性心房颤动的发生率为 4%～36%。心室颤动为心肌梗死猝死的主要原因。交感神经张力和交感神经支配的增加与心肌梗死后室性心律失常的增加有关。最近一项动物研究发现低强度迷走神经刺激可降低室性心房颤动发生率。因此，本研究主要研究耳迷走神经刺激对心肌梗死后室性心律失常发生的影响并探讨其所在的潜在机制。

1　资料与方法

1.1　实验对象

　　选取 14 只健康的成年比格犬（性别随机，体重在 10～15kg）为实验对象。实验动物均由新疆医科大学动物实验科学系提供。新疆医科大学第一附属医院伦理委员会审核并批准该动物实验。成功建立急性心肌梗死模型 1 周后，根据随机数字表法将实验犬随机分为两组：①经皮耳迷走神经刺激组（AB-VNS，$n=7$）：每隔 1 天给予 1h 的迷走神经耳支刺激，共 30 天；②对照组（$n=7$）：不给予任何刺激。

1.2　方法

1.2.1　心肌梗死后室性心律失常模型建立

　　欲行手术前动物禁食水 12h。剔除犬毛并建立静脉通道，用戊巴比妥钠（20mg/kg）液麻醉目标犬，并给予正压呼吸器协助呼吸（氧气流速为 4～6L/min）。术中持续给予低速 0.9%氯化钠液。采用 Lead7000 电生理仪记录和监测体表心电图。常规消毒铺巾，通过左前外侧第 4～5 肋间切口进入胸腔，识别心脏主要血管和分支，以及冠状动脉左前降支，于左心耳下方 3mm 处给予结扎。观察到左前降支供血区域心肌表面相对变白，心脏跳动变慢，T 波改变，提示已成功结扎左前降支。观察 30min，ST 段持续抬高，提示成功建立心肌梗死模型（附图 1）。当发生心室颤动时，可给予 1%利多卡因注射液，持续无法恢复窦性心律者给予除颤仪双向（250J）除颤，但大多数心室颤动可自行恢复窦性心律。术后给予吗啡镇痛，观察手术犬的精神、饮食及活动情况，连续 3 天给予青霉素 20 万 IU/kg，以预防感染。

1.2.2　经皮耳迷走神经刺激

　　动物进行麻醉后给予机械通气，建立静脉通道。本实验用远程控制系统监测犬的血压、心率。左侧或右侧耳屏用 2 个鳄鱼夹刺激器每隔 1 天给予 1h 电刺激，共 30 天，刺激强度为 80% 的阈值电压（刺激频率为 20Hz，脉宽为 1ms）。刺激的电压阈值是达到窦房传导速度减慢 20% 以上的最低电压。在刺激过程中用 Lead7000 记录体表心电图。

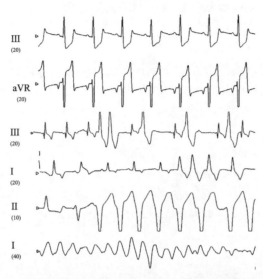

附图 1　犬冠状动脉闭塞后室性心律失常的代表性体表心电图

从上到下依次为 ST 段压低、ST 段抬高、频发室性期前收缩、自发性非持续性室性心动过速、自发性持续性室性心动过速、左心内膜电极快速起搏致心室颤动的代表性体表心电图

1.2.3　24h 动态心电图记录自发性室性心律失常

通过使用 Century 3000 Holter 记录仪，在犬清醒状态间歇性地记录 24h 动态心电图（手术前后第 1 周和第 2 周，以及刺激后每周 1 次，持续 4 周）。记录并评估自发性室性心律失常的发生情况。

1.2.4　心电图记录及心室刺激

将多极电极缝合到心室的自由壁以给出程序化的心室刺激，并通过 LEAD7000 记录体表动态心电图。进行程序化刺激以确定心室有效不应期，并将有效不应期定义为未能做出反应的最长 S1S2 间期。基础心脏周长（S1S1）为 300ms，刺激率比为 8∶1，步长为 –10ms。测量 3 次，然后取平均为最终的有效不应期。

1.2.5　单相动作电位

单相动作电位通过接触式电极从心外膜开始监测，即 S1S2 从 350ms 开始，并以步长 10ms 依次递减。测量单相动作电位复极 90% 的时限（$MAPD_{90}$）。使用 Origin pro 8.0 将 MAP（MAPD）恢复曲线（S_2-$MAPD_{90}$ 与舒张期前相比）的持续时间拟合到单个指数曲线上。通过分析拟合曲线的一阶导数来测量最大恢复斜率。

1.2.6　组织病理学和免疫组化研究

采用伊文氏蓝和三苯基氯化四唑（TTC）染色测定心肌梗死范围。测定心肌缺血危险区（AAR）重量（伊文氏蓝未染区心肌组织），同时测定梗死区（IR）重量（TTC 未染区心肌组织）。以缺血危险区心肌与左心室心肌（LV）重量的百分比（AAR/LV）

表示心肌缺血范围，以梗死区心肌与缺血危险区心肌重量的百分比（IR/AAR）表示心肌梗死范围。取新鲜心脏组织，以多聚甲醛固定保存，石蜡切片，利用 HE 染色和观察组织的大体结构和形态改变。采用免疫组化和荧光免疫组化技术，检测上述组织中的酪氨酸羟化（tyrosinehydroxylase，TH）和胆碱乙酰转移酶（choline acetyltransferase，ChAT）。

1.2.7　RT-PCR

利用反转录-聚合酶链反应（reverse transcription-polymerase chain reaction，RT-PCR）方法监测 CHRNA7（烟碱型乙酰胆碱受体 7）或 β_1-肾上腺素受体（Adrenergic receptor $\beta 1$，ADRB1）或 β_3-肾上腺素受体（ADRB3）等自主神经相关的蛋白和 mRNA 的表达水平。

1.3　统计学方法

应用 SPSS19.0 统计分析软件处理数据，计量资料以 $\bar{x} \pm s$ 表示，计数资料以构成比表示。采用重复测量方差分析（ANOVA）比较各组及其组间因变量随时间变化的数据。采用 RXC 表卡方检验比较自发性室性心律失常的发生情况。$P < 0.05$ 被认为差别有统计学意义。

2　结果

2.1　自发性室性心律失常的发生

在两组中进行组内比较，心肌梗死 30min 后总心搏和平均心率明显高于基础水平组，刺激 4 周又明显低于心肌梗死后 30min 组（均有统计学意义）。两组组内比较，单个室性期前收缩、成对室性期前收缩、二联律、三联律、室性心动过速，心肌梗死 30min 后有所增加，刺激 4 周后降低。两组组间比较，刺激 4 周后实验组室性心律失常的发生明显低于对照组（附表 1，$P < 0.05$）。

附表 1　自发性室性心律失常

	对照组			AB-VNS 组		
	基础	心肌梗死后 30min	刺激 4 周后	基础	心肌梗死后 30min	刺激 4 周后
总心搏（次/24 小时）	89 031.17 ±7885.25	125 090.83 ±17840.77[a]	93 404 ±7724.68[b]	91 442.50 ±6275.58	131 141.50 ±15 257.97[a]	77 708.67 ±5257.09[b]
平均心率（次/分）	86.67 ±11.47	115.00 ±17.49[a]	92.67 ±11.89[b]	89.00 ±15.31	118.33 ±18.48[a]	82.67 ±9.89[b]
单个室性期前收缩（次/24 小时）	752	7661	5953	502	7979	2421[c]
成对室性期前收缩（次/24 小时）	23	1070	689	14	2041	69[c]
二联律（次/24 小时）	2	627	232	4	489	39[c]
三联律（次/24 小时）	0	169	93	0	197	35[c]
VT（次/24 小时）	9	493	256	5	778	19[c]

a. $P < 0.05$，代表与基础水平相比；b. $P < 0.05$，代表与心肌梗死后相比；c. $P < 0.05$，代表相同时间时与对照组相比

2.2　心内膜及心外膜有效不应期

对照组与 AB-VNS 组分别在基础、心肌梗死后 30min 和刺激 4 周后心内膜及心外膜有效不应期如附表 2、附图 2 所示。

附表 2　不同部位心内膜及心外膜的有效不应期

	对照组			AB-VNS 组		
	基础	心肌梗死后 30min	刺激 4 周后	基础	心肌梗死后 30min	刺激 4 周后
心外膜-1(ms)	152.78±9.53	156.67±11.25	162.22±7.50	154.06±11.45[c]	151.79±5.58	180.00±12.82[ab]
心外膜-2(ms)	155.00±5.05	156.67±7.23	161.11±10.26	157.22±14.21[bc]	143.89±11.63[ac]	178.89±8.61[ab]
心外膜-3(ms)	160.00±9.89[bc]	136.67±8.07[a]	138.89±6.21[a]	162.22±15.44[bc]	135.56±10.33[ac]	181.67±6.91[ab]
心内膜-1(ms)	158.33±5.87[bc]	130.56±6.81[a]	134.44±5.84[a]	156.67±9.19[bc]	134.44±8.07[ac]	180.56±12.89[ab]
心内膜-2(ms)	158.89±6.21[bc]	132.22±4.04[a]	138.33±4.59[a]	157.22±10.20[bc]	138.89±6.21[c]	177.22±9.76[ab]
dERP(ms)	33.33±6.21[b]	43.33±4.04[a]	46.67±4.59	36.67±10.20[b]	42.94±6.21[a]	40.00±9.76[d]

a. $P<0.05$，代表与基础水平相比；b. $P<0.05$，代表与心肌梗死后 30min 相比；c. $P<0.05$，代表与刺激 4 周后相比；d. $P<0.05$，代表相同时间时与对照组相比

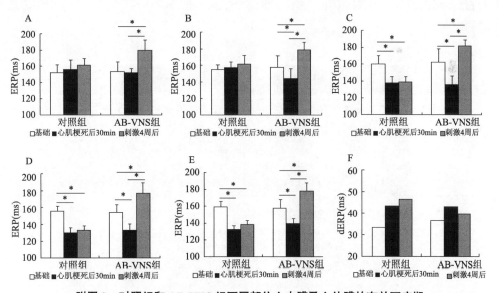

附图 2　对照组和 AB-VNS 组不同部位心内膜及心外膜的有效不应期
A. 心外膜-1；B. 心外膜-2；C. 心外膜-3；D. 心内膜-1；E. 心内膜-2；F. dERP。*代表有统计学意义

实验组刺激 4 周后心外膜-1、心外膜-2 的有效不应期明显升高，与基础及心肌梗死后 30min 组相比均有统计学差异，然而对照组有效不应期没有明显变化。刺激 4 周后，对照组心外膜-3、心内膜-1、心内膜-2 的有效不应期降低，实验组此处有效不应期明显升高，与实验组组内基础水平和心肌梗死后 30min 相比，差异均有统计学意义。4 周后实验组 dERP 明显高于对照组（$P<0.05$）。

2.3 单项动作电位时程

S1S2 为 350ms 和 300ms 时起搏，分别记录对照组及 AB-VNS 组心外膜的 $MAPD_{90}$。

如附图 3A 所示，对照组与 AB-VNS 组之间的 $MAPD_{90}$ 无统计学差异。附图 3B 是各组一只犬 $MAPD_{90}$ 恢复曲线图。对照组 $MAPD_{90}$ 恢复曲线斜率为 1.78，AB-VNS 组的为 1.27。

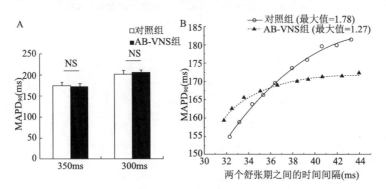

附图 3 单向动作电位对比

A 为对照组与 AB-VNS 组之间的 $MAPD_{90}$；B 为各组一只犬 $MAPD_{90}$ 恢复曲线数据。NS.无统计学差异

2.4 免疫组化

左心室心肌跟耳部迷走神经的 Chat 染色如附图 4 所示。对左心室心肌而言，AB-VNS 组的 Chat 阳性表达低于对照组。然而对迷走神经而言，AB-VNS 组的 Chat 阳性表达高于对照组。

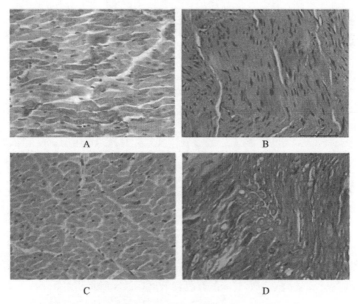

附图 4 左心室心肌及迷走神经耳支的 Chat 染色图

A. 对照组左心室 Chat 染色；B. 对照组迷走神经 Chat 染色；C. AB-VNS 组左心室 Chat 染色；
D. AB-VNS 组迷走神经 Chat 染色

左心室心肌及迷走神经 TH 染色如附图 5 所示。就左心室心肌及迷走神经而言，

AB-VNS 组的 TH 阳性表达低于对照组。

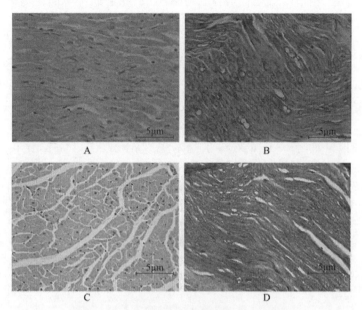

附图 5　左心室心肌及迷走神经的 TH 染色图

A. 对照组左心室 TH 染色；B. 对照组迷走神经 TH 染色；C.AB-VNS 组左心室 TH 染色；D.AB-VNS 组迷走神经 TH 染色

HE 染色显示两组迷走神经（ABVN）纤维耳支显微结构的正常图像（附图 6A、C）。超微结构图像显示对照组正常无髓神经和髓神经纤维（附图 6B）。而 AB-VNS 组在视觉下，神经元轴突内线粒体轻度肿胀（附图 6D）。

通过 TTC 染色来确定心肌梗死的存在（附图 7），白颜色显示所心肌梗死的心肌，

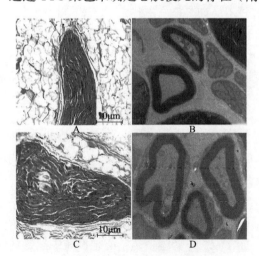

附图 6　耳屏 HE 染色神经束形态及超微结构透射电镜图像

A. 对照组 HE 染色神经束形态；B. 对照组超微结构透射电镜图像；
C.AB-VNS 组 HE 染色神经束形态；D. AB-VNS 组 HE 染色神经束形态

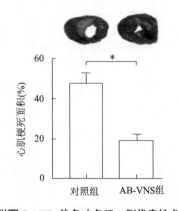

附图 7　TTc 染色（各组 1 例代表性犬）

*. 实验组心梗面积明显小于对照组心梗面积

暗红色显示正常的非梗死的心肌。肉眼可见 AB-VNS 组心肌梗死面积明显小于对照组。进一步进行心肌梗死面积的统计学分析，AB-VNS 组心肌梗死面积仍然显著小于对照组，差异有统计学意义（$P<0.05$）。

2.5 RT-PCR

RT-PCR 结果（附表 3）显示，CHRNA7 是乙酰胆碱能受体，是烟碱型乙酰胆碱受体与乙酰胆碱结合，即迷走神经神经末梢释放的乙酰胆碱与之结合。β_1 和 β_3 受体是与交感神经释放的儿茶酚胺类物质结合。AB-VNS 组心肌梗死区 CHRNA7 的阳性表达高于对照组。NMI 区域的 CHRNA7 表达 AB-VNS 组低于对照组。AB-VNS 组心肌梗死区 β_1 及 β_3 受体均高于对照组。对 LV 而言，AB-VNS 组 β_1 受体表达高于对照组（0.683 比 0.514）。

附表 3 RT-PCR 结果

	CHRNA7			β_1 受体			β_3 受体		
	MI	NMI	LV	MI	NMI	LV	MI	NMI	LV
对照组	0.951	0.769	0.251	0.702	0.648	0.514	1.701	0.689	0.409
AB-VNS	1.435	0.422	0.242	0.931	0.299	0.683	2.146	0.388	0.411

3 讨论

在心肌受到损伤时，基因表达变化引起的分子、细胞和间质改变可导致心肌梗死区与非心肌梗死区域的心肌结构及形态的变化。电重构与心肌结构重构相似，在心脏的不同层面，如离子通道和细胞及组织和特殊传导系统等方面发生适应性的电功能改变电重构。研究证实自主神经张力在心脏电稳定性中具有重要作用。在冠状动脉闭塞中，迷走神经张力的增加可增加心脏电稳定性并减少自发性心室颤动的发生率，反之相反。本研究结果支持既往实验结论，心肌梗死后有效不应期降低，电稳定的不均一性增加，然而迷走神经刺激 4 周后，可逆转上述现象，即增加心脏电稳定性，降低心脏电稳定的不均一性。$MAPD_{90}$ 恢复曲线可看出，迷走神经刺激组曲线达到一定程度后趋向于平缓，即可提示相对不易发生室性心律失常。相应地，迷走神经刺激 4 周后 AB-VNS 组各类室性心律失常的发生显著低于对照组。

心脏交感神经对于缺血十分敏感，容易发生缺血性损伤。损伤后交感神经修复活跃，在形态和功能方面形成重构。Cao 等证实，患病心肌和血管周围观察到交感神经的区域性增加。在动物研究中，交感神经阻滞或迷走神经刺激可增加心室颤动阈值。交感神经重构，神经纤维分布异常、神经纤维异常增生与心肌梗死后室性心律失常的发生密切相关。本研究结果显示：Chat 染色提示 AB-VN 组的迷走神经的 Chat 阳性表达高于对照组，然而在 TH 染色中 LV 及交感神经中的阳性表达均低于对照组。RT-PCR 结果显示，迷走神经刺激组乙酰胆碱受体高于对照组。而 β_1 及 β_3 受体表达，心梗区域中迷走神经组的表达高于对照组的，提示迷走神经刺激可明显增加心肌梗死后迷走神经活性、降低交感神经活性的增加状态，改善心梗后心脏神经分布的不均一性，从而对心梗后心肌发生室性心律失常的发生起到保护作用。

长时间心肌缺血、缺氧可引起心肌坏死，导致心室结构重构。心肌梗死组 LVEF、

LVFS 显著降低，LVIDS 增加，提示心肌梗死后左心室重构的存在。最新研究亦证实，心肌梗死后梗死区域及梗死周边心肌和间质紊乱，能见到大量的增生的纤维组织。颈部迷走神经刺激（cVNS）引起显著的心率降低，或刺激强度比降低心率所需的阈值低 50%～80%，抑制炎症反应，减少活性氧的释放，抑制和减弱细胞凋亡。迷走神经刺激治疗明显降低梗死边缘区组织纤维化和间质纤维化体积分数，著减弱了 CRP 增加趋势，提示慢性间歇性 LL-TS 治疗明显改善了心肌梗死后犬的心功能，减轻了心肌纤维化，减轻了左心室重构。LL-TS 治疗逆转左心室细胞重构，可减少左心室纤维化，表现为替代纤维化和间质纤维化体积分数降低。本研究得到相似的研究成果，即迷走神经刺激组心肌梗死面积显著低于对照组，提示迷走神经刺激可降低心梗面积，减轻心室重构。

经皮耳迷走神经刺激可降低心梗后心脏的电重构及神经重构。增加电稳定性，改善心梗后心脏的神经分布异常，减轻心脏结构重构，进一步防止室性心律失常，从而对心梗心肌起到保护作用。因此，此种非侵入性刺激可能是一种简便、经济、有效、新颖的治疗方法。